社区安全用药指导

高 血 压

总主编 赵志刚 王爱国 张向东
主 编 林 阳 王 文
编 委 (以姓氏笔画为序)

丁 全　马 力　马 辉　王 文　王及华
王艳春　王梓凝　王鸿懿　史丽敏　白小贤
冯 欣　冯婉玉　任晓蕾　刘 靖　刘皈阳
阮 焱　孙路路　李 荣　李 莎　李 靖
李 静　李昭屏　吴久鸿　汪宇鹏　张 杨
陈 明　陈 植　陈世才　陈步星　林 阳
赵志刚　赵荣生　郝立志　胡 欣　施秋萍
娄友群　黄 佳　常利杰　崔一民　韩朝宏
曾 荣　曾学寨　薛文鑫　戴媛媛　魏京海
魏娟娟

策 划 北京药师沙龙

ABD Apollo Brand Development
品牌推广机

U0210290

人民卫生出版社

图书在版编目（CIP）数据

高血压/林阳，王文主编．—北京：人民卫生出版社，2015
（社区安全用药指导）

ISBN 978-7-117-20578-8

Ⅰ．①高⋯ Ⅱ．①林⋯②王⋯ Ⅲ．①高血压 – 用药法
Ⅳ．① R544.105

中国版本图书馆 CIP 数据核字（2015）第 069761 号

人卫社官网	www.pmph.com	出版物查询，在线购书
人卫医学网	www.ipmph.com	医学考试辅导，医学数
		据库服务，医学教育
		资源，大众健康资讯

高 血 压

总 主 编：赵志刚　王爱国　张向东
主　　编：林 阳　王 文
出版发行：人民卫生出版社（中继线 010-59780011）
地　　址：北京市朝阳区潘家园南里 19 号
邮　　编：100021
E - mail：pmph @ pmph.com
购书热线：010-59787592　010-59787584　010-65264830
印　　刷：三河市潮河印业有限公司
经　　销：新华书店
开　　本：787×1092　1/32　**印张**：19
字　　数：306 千字
版　　次：2015 年 6 月第 1 版　2015 年 6 月第 1 版第 1 次印刷
标准书号：ISBN 978-7-117-20578-8/R · 20579
定　　价：53.00 元

打击盗版举报电话：010-59787491　E-mail：WQ @ pmph.com
（凡属印装质量问题请与本社市场营销中心联系退换）

倡导安全用药
保护人民健康

全国人大常委会副委员长
中国药学会理事长
中国工程院院士

桑国卫
己丑秋

序

2009年是我国启动新医药卫生体制改革的开头之年,将全面推进以三大体系(包括公共卫生体系、医疗服务体系和医疗保障体系)和一项基本制度(指国家基本药物制度)建设为重点的医药卫生体制改革。其中医疗服务体系建设将以完善城市社区卫生和农村医疗服务体系为重点,增加政府投入,保障人员和业务经费,实行收、支两条线管理,维护公益性质;同时加强基层医疗卫生人才队伍建设,提高服务质量和效率,降低服务收费标准,建立分级医疗制度,增强基层医疗卫生机构的基本医疗卫生服务功能,逐渐让大医院把主要精力投入到加强学科建设和攻克疑难病症,开展科学研究以及对危重患者的有效救治上来。为此,国家将对基层医疗卫生工作持续关注,全面加大发展基层医疗服务的力度,以此作为医改突破口,以期解决医疗资源分配不合理和看病难、看病贵的社会问题。

为了提高社区医务人员的工作能力和业务水

平,促进社区医院与三甲医院的广泛合作,宣传、普及"合理用药、安全用药"的理念与知识,指导社区卫生服务机构科学用药,由中华医学会、中国药学会、中国健康促进与教育协会、中国非处方药物协会等大力支持、"北京中青年药师沙龙"和首都医科大学附属北京天坛医院药剂科承担的"北京社区医院药物利用与评价研究课题暨安心用药工程",已经于2008年12月18日在北京正式启动。"安心用药工程"活动以医学界、药学界知名专家学者为顾问,以中青年药学专家为核心,将整合三级和二级医院专家资源,对社区常见病、慢性病开展系列合理用药科学知识教育。

"安心用药工程"活动开展至今,得到了社会各界、各级领导乃至党和国家领导人的高度重视。2009年10月27日,全国人大常委会副委员长、中国药学会理事长、中国工程院院士桑国卫欣然为"安心用药工程"活动题词"倡导安全用药　保护人民健康",体现了国家领导人对民生事业和人民身体健康的高度关注,我们衷心感谢各级领导的大力支持和鼓励! 我们有决心、有信心把这项惠民事业做实、做好,不辜负各级领导的亲切关怀和厚爱!

"安心用药工程"的特点:一是长期,用长远的眼光,进行长期的规划;二是公益,免费面向社区药师、医生、护士提供继续教育。"安心用药工程"包括社区医务人员专业知识和大众健康知识教育,通过联合三级医院药学和临床医学专家、社区管理工作者、社区一线工作者等共同讨论社区常见疾病的防治,编写相关疾病用药指导手册,并组织各种形式的培训。编辑出版《社区安全用药指导》丛书是"安心用药工程"的重点工作,本丛书共分为十册,疾病种类基本囊括了社区常见病、慢性病。

《社区安全用药指导》丛书各分册名录如下:

《前列腺相关疾病》

《脑卒中》

《高血压》

《高脂血症》

《糖尿病》

《哮喘》

《肝炎》

《妇科相关疾病》

《疼痛》

《皮肤相关疾病》

本丛书中介绍的药物包括国家基本药物和非国家基本药物,目的是帮助社区医务人员全面了解相关知识和提高医技水平。

本丛书内容来源于指南、专家共识、循证医学结果和药品说明书,重点突出各种常见疾病的规范化治疗和预防,以及不同治疗药物的差异和特殊注意事项。本丛书以漫画、图表、文字等形式编写,形式新颖、简洁、实用,既可作为社区医务人员案头参考用书,也可用于大众健康知识教育的教材。相信本套丛书的出版,将为基层医务人员、广大患者防治常见病和慢性疾病发挥积极的作用!

总主编　赵志刚　王爱国　张向东

2011 年 8 月

前言

随着人们生活方式的变化,老龄化及城镇化进程加快,我国人群高血压患病率呈增长态势,2012年估算全国现患2.7亿人,在政府的惠民政策及专业团体及全社会的共同努力下,我国人群高血压知晓率、治疗率和控制率,较10年前有较大的提高,但任重而道远。我国每年心脑血管病死亡350万人,其中2/3与高血压有关,实践证明控制高血压是我国心脑血管病预防的切入点。我国80%以上的高血压患者应在基层(社区和乡村)就诊,基层是高血压防治的主战场,基层医护人员是高血压防治的主力军。国内外临床试验证据与临床实践经验均表明,降低高血压患者的血压水平可预防40%的脑卒中发生风险,20%心肌梗死风险和50%心力衰竭风险。而规范化管理和合理使用降压药则是血压达标的关键。为社区医药卫生工作者提供实用简便的工具书是本书编撰的出发点。

《高血压》由临床与药学专业人员共同编著,

涉及面广,内容丰富。内容有以下特点:①既有高血压临床内容,又有抗高血压药物的内容;②临床内容既有原发性高血压,也包括了几种常见的继发性高血压;③抗高血压药物内容既有各种降压药的临床应用,也包括了常见用药问题的解答和注意事项;④附录中有药品说明书,也有药师特别提示。这些内容为社区医药人员提供了便捷的参考。

本书的编撰得到中国健康促进基金会和北京市药学会的支持,北京天坛医院药事部主任赵志刚教授做了精心的设计,有关医院的临床和药学专家花费了大量时间撰稿和修稿,北京安贞医院药学和临床专家做了大量的统稿工作。

本书简明易懂,适用于社区医生、药师及有关人员参考。由于时间仓促,书中难免有不妥之处,请批评指正。

王 文

2015 年 4 月

目　录

第一章
高血压概述

高血压(hypertension)是最常见的慢性病,是一种以动脉压持续升高为特征的进行性"心血管综合征",常伴有其他危险因素、靶器官损害或临床疾患,不仅致残、致死率高,而且严重消耗医疗和社会资源,需要进行综合干预。

第一节 高血压的定义和分类

根据2010年修订版《中国高血压防治指南》(第三版),高血压的相关定义指在未使用降压药物的情况下,非同日3次测量血压,收缩压(systolic blood pressure,SBP)≥140mmHg和(或)舒张压(diastolic blood pressure,DBP)≥90mmHg。收缩压≥140mmHg和舒张压<90mmHg为单纯性收缩期高血压。患者既往有高血压病史,目前正在使用降压药物,血压虽然低于140/90mmHg,也诊断为高血压。

　　绝大多数患者高血压的病因不明,称为原发性高血压(primary hypertension),占高血压患者的90%以上。另外有5%~10%的高血压患者病因是明确的,称为继发性高血压(secondary hypertension)。继发性高血压的常见病因为肾实质性、内分泌性、肾血管性高血压和睡眠呼吸暂停综合征,以及精神心理问题而引发的高血压。有效去除或控制病因后,作为继发症状的高血压可被治愈或明显缓解。高血压患者在某些诱因作用下血压突然和显著升高(一般超过180/120mmHg),同时伴有进行性心、脑、肾等重要靶器官受损的表现,称为高血压急症。高血压亚急症是指血压显著升高超过180/120mmHg,但不伴靶器官损害。

　　根据血压升高的水平,又进一步将高血压分为 1、2 和 3 级(表 1-1)。

表 1-1　血压水平分类和定义

分类	收缩压(mmHg)	舒张压(mmHg)
正常血压	<120 和	<80
正常高值	120~139 和(或)	80~89
高血压	≥140 和(或)	≥90
1 级高血压(轻度)	140~159 和(或)	90~99
2 级高血压(中度)	160~179 和(或)	100~109
3 级高血压(重度)	≥180 和(或)	≥110
单纯收缩期高血压	≥140 和	<90

注:当收缩压和舒张压分属于不同级别时,以较高的分级为准

第二节 流行病学

高血压在我国和世界上大多数国家都是常见病、多发病。通常,高血压的患病率随年龄增长而升高;女性在更年期前的患病率略低于男性,但在更年期后迅速升高,甚至高于男性;高纬度寒冷地区的患病率高于低纬度温暖地区;钠盐和饱和脂肪酸摄入量越高,平均血压水平也越高。近 20 年来,我国高血压患者的检出、治疗和控制都取得了显著的进步。

2002 年全国营养调查统计,我国 18 岁以上成人的高血压患病率为 18.8%。高血压的患病率随年龄增高而上升,其中 18~24 岁组最低,为 9.7%;75 岁以上的人群最高,为 72.8%。男性的患病率为 35.1%,高于女性的患病率 31.8%。城市的高血压患病率为 34.7%,与农村的患病率 32.9% 无明显差异。东部、中部和西部地区的高血压患病率分别为 36.2%、34.1% 和 28.8%,由东向西逐渐降低。

相对于较高的患病率,我国高血压的知晓率、治疗率和控制率都较低,特别是经济文化发展水平较低的农村或边远地区情况尤为严重。2002 年全国营养调查数据相比 1991 年全国高血压抽样调查数据,高血压患者的知晓率也仅由 26.3% 提高到了 30.2%,治疗率由 12.1% 提高到 24.7%,控制率则由 2.8% 提高到 6.1%。当前面临的高血压防治任务仍十分艰巨。

第三节 高血压的相关危险因素和靶器官损害

1. 高血压发病的危险因素　高血压发病的危险因素除了高钠及低钾膳食、超重和肥胖、饮酒、精神紧张之外,其他危险因素包括年龄、高血压家族史、缺乏体力活动等。大部分高血压患者除了高血压外,还有血压升高以外的心血管危险因素,如吸烟、血脂异常、糖尿病和肥胖等。

2. 高血压的靶器官损害　长期的高血压可以导致心脏、脑、肾、血管等靶器官的损害(见图 1-1),明确靶器官的损害对于评估患者的心血管风险、早期积极治疗具有重要意义。

(1) 心脏:高血压对心脏的损害主要包括左心室肥厚、心力衰竭、冠状动脉疾病和心律失常。每年有至少 150 万例心血管死亡与高血压相关。高血压引起的左心室肥厚分为向心性左室重构(左室重量正常,相对左室壁厚度增加)、向心性左室肥厚(左室重量和相对左室壁厚度均增加)和离

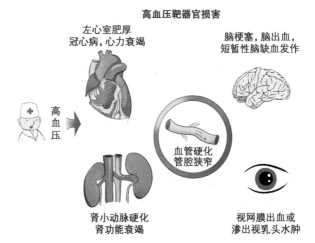

图1-1 高血压靶器官损害

心性左室肥厚(左室重量增加,相对左室壁厚度正常)三种类型;高血压引起的心力衰竭多为舒张功能不全性心力衰竭(射血分数保留的心力衰竭)。超声心动图检查可以明确心肌肥厚的类型和有无舒张功能障碍。高血压导致的冠状动脉疾病主要与动脉粥样硬化直接相关,心律失常和心肌缺血有关。

(2) 脑:脑卒中是高血压的常见损害,年发病率为 250/10 万,包括出血性脑卒中(脑出血)和缺血性脑卒中(脑梗死和一过性脑缺血发作)。出血性脑卒中与高血压直接相关,而缺血性脑卒中与动脉粥样硬化有关。头颅磁共振成像和头颅磁共振血管造影有助于发现脑血管狭窄、钙化和斑块病变。

(3) 肾脏：高血压引起的肾脏损害包括良性肾小动脉硬化和恶性肾小动脉硬化。可以发生水肿、蛋白尿和管型尿。晚期由于病变的肾单位越来越多，肾血流量逐渐减少，肾小球滤过率逐渐降低，严重者可以出现尿毒症。微量白蛋白尿已被证实是心血管事件的独立预测因素。

(4) 血管：高血压对血管的损害主要表现为血管的动脉粥样硬化和管腔狭窄，严重的高血压还可以导致主动脉夹层形成并破裂。彩色多普勒超声可以明确动脉粥样硬化的情况。脉搏波传导速度增快是心血管事件的独立预测因素，踝/臂血压指数（ABI）能有效筛查外周动脉疾病，评估心血管风险。

(5) 眼底：高血压导致视网膜动脉发生硬化，视网膜病变可反映小血管病变的情况。常规眼底镜检查可见视网膜动脉迂曲、变细，动静脉交叉处静脉呈受压现象，严重者视网膜渗出和出血、视乳头发生水肿、视物出现模糊。

第四节 高血压的诊断评估和危险分层

　　高血压患者诊断性评估的内容包括以下三个方面：①确定血压水平及其他心血管危险因素；②判断高血压的病因，明确有无继发性高血压；③寻找靶器官损害以及相关的临床情况。通过详细的病史询问、正确的体格检查和必要的辅助检查，来作出高血压病因的鉴别诊断和评估患者的心血管风险度，以指导诊断与治疗。高血压患者的心血管风险分层有利于确定启动降压治疗的时机，有利于采用优化的降压治疗方案，有利于确立合适的血压控制目标，有利于实施危险因素的综合管理。

　　2010 年修订版《中国高血压防治指南》(第 3 版)将高血压患者按心血管风险分层，根据血压水平、心血管危险因素、靶器官损害、临床并发症和糖尿病，分为低危、中危、高危和很高危四个层次（表 1-2 和表 1-3）。

表 1-2 影响高血压患者心血管预后的重要因素

心血管危险因素	靶器官损害（TOD）	伴临床疾患
• 高血压（1~3级） • 男性 >55 岁，女性 >65 岁 • 吸烟 • 糖耐量受损（2 小时血糖 7.8~11.0mmol/L）和（或）空腹血糖异常（6.1~6.9mmol/L） • 血脂异常 　TC≥5.7mmol/L（220mg/dl）或 LDL-C>3.3mmol/L（130mg/dl）或 HDL-C<1.0mmol/L（40mg/dl） • 早发心血管病家族史（一级亲属发病年龄 <50 岁） • 腹型肥胖 （腰围：男性 ≥90cm，女性 ≥85cm）或肥胖（BMI≥28kg/m²）	• 左心室肥厚 　心电图：Sokolow-Lyons>38mV 或 Cornell>2440mm·mms 　超声心动图 LVMI：男 ≥125g/m²，女 ≥120g/m² • 颈动脉超声 IMT≥0.9mm 或动脉粥样斑块 • 颈 - 股动脉脉搏波速度 ≥12m/s（* 选择使用） • 踝 / 臂血压指数 <0.9（* 选择使用） • 估算的肾小球滤过率降低 　[eGFR<60ml/（min·1.73m²）] 或血清肌酐轻度升高：男性 115~133μmol/L（1.3~	• 脑血管病： 　脑出血 　缺血性脑卒中 　短暂性脑缺血发作 • 心脏疾病： 　心肌梗死史 　心绞痛 　冠状动脉血运重建史 　充血性心力衰竭 • 肾脏疾病： 　糖尿病肾病 　肾功能受损 　血肌酐： 　男性 ≥133μmol/L（1.5mg/dl），女性 ≥124μmol/L（1.4mg/dl）

续表

心血管危险因素	靶器官损害（TOD）	伴临床疾患
血同型半胱氨酸升高（≥10μmol/L）	1.5mg/dl)，女性 107~124μmol/L（1.2~1.4mg/dl） • 微量白蛋白尿：30~300mg/24h 或白蛋白/肌酐比：≥30mg/g（3.5mg/mmol）	蛋白尿（≥300mg/24h） • 外周血管疾病； • 视网膜病变：出血或渗出，视乳头水肿 • 糖尿病 空腹血糖：≥7.0mmol/L（126mg/dl） 餐后血糖：≥11.1mmol/L（200mg/dl） 糖化血红蛋白:（HbA1c）≥6.5%

注:TC:总胆固醇;LDL-C:低密度脂蛋白胆固醇;HDL-C:高密度脂蛋白胆固醇;LVMI:左心室质量指数;IMT:颈动脉内膜中层厚度;eGFR:估算的肾小球滤过率;BMI:体质量指数

社区安全用药指导 ○ 高血压

表1-3　高血压患者的心血管风险水平分层

其他危险因素和病史	1级高血压	2级高血压	3级高血压
无	低危	中危	高危
1~2个其他的危险因素	中危	中危	很高危
≥3个其他的危险因素，或靶器官损害	高危	高危	很高危
临床并发症或合并糖尿病	很高危	很高危	很高危

第五节　高血压的治疗

　　高血压是可以预防和控制的疾病，降低高血压患者的血压水平，可明显减少脑卒中及心脏病事件，显著改善患者的生存质量，有效降低疾病负担。

　　1. 高血压治疗的基本原则　高血压治疗的基本原则是：①高血压作为"心血管综合征"，常伴有其他危险因素、靶器官损害或临床疾患，需要进行综合干预；②抗高血压治疗包括非药物和药物治疗两种方法，大多数患者需长期甚至终身治疗；③定期测量血压，规范治疗，坚持长期平稳有效地控制血压。

　　2. 高血压患者的降压目标　在患者能耐受的情况下，逐步降压达标。具体目标值各国的高

10

血压指南并不统一。2010 年中国高血压指南规定一般高血压患者应将血压降至 140/90mmHg 以下；65 岁及 65 岁以上老年人的 SBP 应控制在 150mmHg 以下，如能耐受还可进一步降低；伴有肾脏疾病、糖尿病或病情稳定的冠心病患者一般可以将血压降至 130/80mmHg 以下，脑卒中后的高血压患者血压目标值为 <140/90mmHg。处于急性期的冠心病或脑卒中患者，应按照相关指南进行血压管理。DBP 低于 60mmHg 的冠心病患者，应在密切监测血压的前提下逐渐实现 SBP 达标。

3. 高血压治疗的策略 对高血压患者实施降压治疗的目的是通过降低血压，有效预防或延迟脑卒中、心肌梗死、心力衰竭、肾功能不全等并发症的发生；有效控制高血压的疾病进程，预防高血压急症、亚急症等重症高血压的发生。研究显示，DBP 每降低 5mmHg、SBP 每降低 10mmHg，可使脑卒中和缺血性心脏病的风险分别降低 40% 和 14%。

血压降低到目标水平可以显著降低心脑血管并发症的风险，但并非越快越好。大多数高血压患者应根据病情在数周至数月内将血压逐渐降至目标水平，年轻、病程较短的高血压患者可较快达标，老年人、病程较长或已有靶器官损害或并发症的患者降压速度宜适度缓慢。

　　高危、很高危或 3 级高血压患者应立即开始降压药物治疗；确诊的 2 级高血压患者应考虑开始药物治疗；1 级高血压患者可在生活方式干预数周后，血压仍≥140mmHg 时再开始降压药物治疗（图 1-2）。

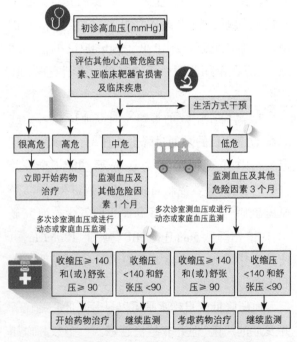

图 1-2　初诊高血压患者的评估及监测程序

注：24 小时动态血压监测的高血压诊断标准为 24 小时平均血压≥130/80mmHg，白天≥135/85mmHg，夜间≥120/70mmHg；家庭血压监测的高血压诊断标准为≥135/85mmHg

4. 非药物治疗 主要指生活方式干预,即去除不利于身体和心理健康的行为与习惯。其不仅可以预防或延迟高血压的发生,还可以降低血压,提高降压药物的疗效,从而降低心血管风险。具体包括减少钠盐摄入,控制体重,不吸烟,限制饮酒,体育运动,减轻精神压力,保持心理平衡。非药物治疗应贯穿于所有级别的高血压患者和高血压治疗的整个过程中。

5. 药物治疗 高血压患者多数要应用降压药物治疗。临床上常用的降压药物包括钙通道阻滞药(calcium channel blocker,CCB)、血管紧张素转化酶抑制剂(angiotensin converting enzyme inhibitors,ACEI)、血管紧张素Ⅱ受体拮抗剂(angiotensinⅡ receptor blocker,ARB)、利尿药和β受体阻断药五大类,以及由上述药物组成的固定配比复方制剂,均可以作为初始或维持治疗的选择。此外,α受体阻断药或其他种类的降压药有时亦可应用于某些高血压人群;肾素抑制剂为一类新型的降压药,通过降低血浆肾素水平,进而减少血管紧张素Ⅰ和血管紧张素Ⅱ,发挥降压作用。常用降压药物的使用方法详见后面章节。

降压药物的应用需遵循以下原则:①小剂量:初始治疗时通常应采用较小的有效治疗剂量,并根据需要逐步增加剂量。②优先应用长效制剂:尽可能使用每天 1 次给药而有持续 24 小时降压作用的长效药物,以有效控制夜间血压与晨峰血压,更能有效预防心脑血管并发症的发生。如使用中、短效制剂,则需每天 2~3 次给药,以达到平稳控制血压。③联合用药:可增加降压效果又不增加不良反应,在低剂量单药治疗不满意时,可以采用 2 种或多种降压药物联合治疗。事实上,2 级以上高血压为达到目标血压常需联合治疗;对血压≥160/100mmHg、高于目标血压 20/10mmg 或高危及以上患者,起始即可采用小剂量的 2 种药物联合治疗,或用固定配比复方制剂。④个体化:根据患者的具体情况和耐受性及个人意愿或长期承受能力,选择适合患者的降压药物(图 1-3、表 1-4、表 1-5)。

表 1-4　降压联合治疗方案推荐参考

优先推荐	一般推荐	不常规推荐
D-CCB+ARB	利尿药 +β 受体阻断药	ACEI+β 受体阻断药
D-CCB+ACEI	α 受体阻断药 +β 受体阻断药	ARB+β 受体阻断药
ARB+ 噻嗪类利尿药	D-CCB+ 保钾利尿药	ACEI+ARB
ACEI+ 噻嗪类利尿药	噻嗪类利尿药 + 保钾利尿药	中枢作用药 +β 受体阻断药
D-CCB+ 噻嗪类利尿药		
D-CCB+β 受体阻断药		

注:D-CCB:二氢吡啶类钙通道阻滞药;ACEI:血管紧张素转化酶抑制剂;ARB:血管紧张素Ⅱ受体拮抗剂

14

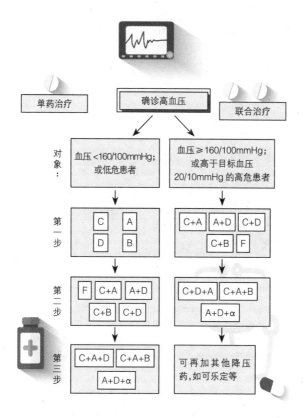

图1-3 选择单药或联合降压治疗流程图

注:A:ACEI 或 ARB(血管紧张素转化酶抑制剂或血管紧张素Ⅱ受体拮抗剂);B:β 受体阻断药;C:二氢吡啶类钙通道阻滞药;D:噻嗪类利尿药;α:α 受体阻断药;F:低剂量固定复方制剂。第一步均为小剂量开始,药物治疗后血压未达标者,可使原药的基础上加量或另加一种降压药,如血压达标,则维持用药;第二步也是如此

15

表 1-5　常用降压药的适应证

适应证	CCB	ACEI	ARB	D	β 受体阻断药
左心室肥厚	+	+	+	±	±
心绞痛	+	+[a]	+[a]	−	+
心肌梗死后	−[b]	+	+	+[c]	+
心力衰竭	−	+	+	+	+
心房颤动预防	−	+	+	−	−
慢性脑血管病	+	+	+	+	±
颈动脉内膜增厚	+	+	+	−	−
蛋白尿 / 微蛋白尿	−	+	+	−	−
肾功能不全	±	+	+	+[d]	−
老年人	+	+	+	+	±
糖尿病	±	+	+	±	−
血脂异常	±	+	+	−	−

注：CCB：二氢吡啶类钙通道阻滞药；ACEI：血管紧张素转化酶抑制剂；ARB：血管紧张素 Ⅱ 受体拮抗剂；D：噻嗪类利尿药；+：适用；−：缺乏证据或不适用；±：可能适用；[a]：冠心病二级预防；[b]：对伴心肌梗死病史者可用长效 CCB 控制高血压；[c]：螺内酯；[d]：袢利尿药

第六节 | 特殊人群高血压的治疗

不同高血压人群的治疗方式略有区别，以下将重点介绍特殊人群高血压的具体治疗。

1. 高血压伴脑卒中　对一般脑卒中后的高血压患者，应进行积极的常规降压治疗。对缺血性或出血性脑卒中、男性或女性、任何年龄的患者均应给予降压治疗。但对老年尤其是高龄患者、双侧颈动脉或颅内动脉严重狭窄的患者、严重的直立性低血压患者应谨慎降压治疗。降压药应从小剂量开始，可以选择任何一种一线降压药物。密切观察血压水平与不良反应，根据患者的耐受性调整降压药及其剂量。同时综合干预有关的危险因素及处理并存的临床疾患，如抗血小板治疗、调脂治疗、降糖治疗、心律失常处理等。脑卒中急性期应根据相应的指南进行降压治疗。

2. **高血压伴冠心病** 研究表明，血压在 115/75~180/115mmHg 范围内，冠心病的危险呈持续上升的趋势，且每增加 20/10mmHg，冠心病的危险增加 1 倍。目前建议稳定性冠心病、不稳定型心绞痛、非 ST 段抬高型和 ST 段抬高型心肌梗死的高血压患者目标血压水平一般可为 <130/80mmHg，但治疗宜个体化。如患者冠状动脉严重病变或年龄 >65 岁，DBP 尽量维持在 60mmHg 以上。对于老年高血压且伴脉压大的患者，降压治疗可导致 DBP 过低(<60mmHg)。因此，临床医师必须警惕，并仔细评估各种反应，尤其那些与心肌缺血共存的不良症状和体征。降压治疗对于高龄老年高血压患者降低脑卒中的发生率也是有效的，但是否也能降低冠心病事件尚缺乏充分的证据。合并冠心病的高血压患者，降压药物

应首选 β 受体阻断药和 ACEI/ARB 等具有冠心病二级预防作用的药物。

3. 高血压合并心力衰竭　降压治疗可降低高血压患者心力衰竭的发生率,也可减少高血压合并心力衰竭患者的心血管事件,降低病死率和改善预后。对于既往患心力衰竭或目前仍有心力衰竭症状与体征的高血压患者,应积极控制高血压。降压的目标水平为 <130/80mmHg。对于持续性高血压患者,或高血压伴左心室肥厚,或伴左心室功能障碍但无心力衰竭症状和体征的患者,治疗目标亦为 <130/80mmHg。对于伴有心力衰竭或左心室射血分数降低的患者,选择肾素 - 血管紧张素 - 醛固酮系统(renin-angiotensin aldosterone system,RAAS)抑制剂,如 ACEI 或 ARB、醛同酮受体拮抗剂(螺内酯、依普利酮)、β 受体阻断药等。高血压伴心力衰竭的患者通常需合用 2 或 3 种降压药物。RAAS 阻滞药和 β 受体阻断药均应从极小剂量开始,为通常降压治疗剂量的 1/8~1/4,且应根据血压、心率和肾功能情况缓慢地增加剂量,直至达到抗心力衰竭治疗所需要的目标剂量或最大耐受剂量。

4. 高血压伴肾脏损害　高血压与肾脏损害存在伴发关系,高血压可引起肾脏损害,肾脏损害又使血压进一步升高,并难以控制。严格控制血压是延缓肾脏病变进展、预防心血管事件发生风险的关键。高血压患者如出现肾功能损害的早期表现,如微量白蛋白尿或肌酐水平轻度升高,应积极控制血压,在患者能够耐受的情况下可将血压降至 130/80mmHg 以下,必要时可联合应用 2~3 种降压药物,其中应包括 1 种 RAAS 阻滞药(ACEI 或 ARB)。ACEI 或 ARB 既有降压又有降低蛋白尿的作用,因此,对于高血压伴肾脏病的患者,尤其有蛋白尿的患者,应作为首选,但不推荐这两类药物联合应用。如血压不能达标,可加用长效 CCB 和利尿药。若肾功能显著受损,如血肌酐 >3mg/dl(265μmol/L)或肾小球滤过率低于 30ml/(min·1.73m^2),此时宜首先用二氢吡啶类 CCB;噻嗪类利尿药可改用袢利尿药(如呋塞米)。对于终末期肾病的降压治疗,未透析者一般不用 ACEI 或 ARB 及噻嗪类利尿药,可用 CCB、袢利尿药等降压治疗。对肾脏透析患者,可以应用 ACEI 或 ARB,但应密切监测血钾水平,降压目标值 <140/90mmHg。

5. 难治性高血压　在改善生活方式的基础上,应用了足够剂量且合理的 3 种降压药物(包括利尿药)后,血压仍在目标水平之上,或至少需要 4 种药物才能使血压达标时,称为难治性高血压(或顽固性高血压)。针对这部分患者,首先要判断是否为假性难治性高血压,如测压方法不当(测量时姿势不正确、上臂较粗者未使用较大的袖带)或单纯性诊室(白大衣)高血压,结合家庭自测血压、动态血压监测可以明确;其次要寻找影响血压的原因和并存的疾病因素,包括未坚持服药、降压药物使用不当,以及同时应用拮抗降压的药物(如口服避孕药、肾上腺类固醇类、可卡因、甘草、麻黄等)。排除上述因素后,应启动继发性高血压的筛查。顽固性高血压的处理原则为:①此类患者最好转高血压专科治疗;②多与患者沟通,提高长期用药的依从性,并严格限制钠盐摄入;③选用适当的联合方案,先采用 3 种药的方案,例如 ACEI 或 ARB+CCB+噻嗪类利尿药,效果仍不理想者可再加用 1 种降压药,如螺内酯、β 受体阻断药、α 受体阻断药或交感神经抑制剂(可乐定);④调整联合用药方案。目前,对顽固性高血压还可以尝试介入治疗,肾动脉交感神经射频消融术是一项新的治疗顽固性高血压的技术,通过阻断肾交感神经的传出和传入纤维降低肾脏局部及全身的交感神经活性而发挥降压作用。一系列的临床研究证实肾动脉交感神经射频消融术有一定的降压作用,但还有待于大规模的临床试验证实。

6. 高血压急症 高血压患者在某些诱因作用下血压突然和显著升高(一般超过 180/120mmHg),

同时伴有进行性心、脑、肾等重要靶器官受损的表现,称为高血压急症。高血压急症的患者应进入急诊抢救室或加强监护室,持续监测血压及其他生命体征,视临床情况的不同使用短效静脉降压药物。由于已经存在靶器官的损害,过快或过度降压容易导致组织灌注压降低,诱发缺血事件。所以起始的降压目标不是使血压正常,而是渐进地将血压调控至不太高的水平,最大限度地防止或减轻心、脑、肾等靶器官的损害。一般情况下,初始阶段(数分钟到 1 小时内)血压控制目标为平均动脉压的降低幅度不超过治疗前水平的 25%;在随后的 2~6 小时内将血压降至较安全的水平,一般为 160/100mmHg 左右;如果可耐受这样的血压水平,临床情况稳定,在以后的 24~48 小时逐步降低血压达到正常水平。降压时需充分考虑患者的年龄、病程、血压升高的程度、靶器官损害和合并的临床状况,因人而异地制订具体的方案。如果为脑卒中,应按相应的指南降压治疗;如果患者为主动脉夹层,在患者可以耐受的情况下,降压的目标应该低至收缩压为 100~110mmHg,一般需要联合使用降压药,并要重视足量 β 受体阻断药的使用。一旦达到初始靶目标血压值,可以开始口服药物,静脉用药逐渐减量至停用。

参 考 文 献

1. 中国高血压防治指南修订委员会.中国高血压防治指南 2010. 中华高血压杂志,2011,19(8):701-743

2. James PA,Oparil S,Carter BL,et al. 2014 Evidence-Based Guideline for the Management of High Blood Pressure in Adults:Report From the Panel Members Appointed to the Eighth Joint National Committee (JNC 8). JAMA,2014, 311(5):507-520

3. Mancia G,Fagard R,Narkiewicz K,et al. 2013 ESH/ESC Guidelines for the management of arterial hypertension. Blood Press,2013,22:193-278

第二章
原发性高血压

第一节 诊疗的基本知识

一、诊断

1. 病史采集 大多数高血压患者起病隐匿，症状缺如或不明显，仅在体检或因其他疾病就医时才被发现。有的患者可出现头痛、头晕、心悸、后颈部疼痛、后枕部或颞部搏动感，有的还表现为神经系统症状如失眠、健忘或记忆力减退、注意力不集中、耳鸣、情绪易波动或烦躁易怒以及神经质等。病程后期有心、脑、肾等靶器官受损或有并发症时可出现相应的症状。

体格检查时常可见左心室肥厚的表现，如心尖区抬举性搏动，表现为心尖区搏动明显增强、搏动范围扩大以及心尖区搏动向左下移位；主动脉瓣区第2心音可增强,带有金属调;合并冠心病时可有心绞痛、心肌梗死和猝死;晚期可发生心力衰竭而出现相应的症状。继发性高血压还可表现为库欣综合征面容、甲亢性突眼症等,听诊动脉(如颈动脉、腹主动脉、肾动脉等)可有相应的杂音。

并发症常见脑血管并发症、眼底血管病变以及肾脏受累。脑血管并发症可出现一过性脑缺血发作、脑血栓形成、脑栓塞(包括腔隙性脑梗死)、高血压脑病及脑出血等;累积眼底血管时可出现视力进行性减退;肾脏受累时尿液中可有少量蛋白和红细胞,严重者可有肾功能减退的临床表现。

原发性高血压患者常存在高血压家族史。

2. 实验室检查　尿液检查可出现镜下或肉眼血尿、蛋白尿等;肾小管浓缩功能障碍时可出现尿比重降低;某些继发性高血压可表现为尿酸碱度(pH)的改变(如原发性醛固酮增多症尿呈中性或碱性)等。

生化检查中血脂、血糖可能有相应的改变。

3. X线胸片　心胸比 >0.5 多提示左心室肥厚和扩大(左心增大)。

4. 超声心动图　可诊断左心室肥厚,还可评价高血压患者的心功能,包括收缩功能、舒张功能和左室射血分数等。

5. 心电图　可发现左心室高电压(肥厚)、左心房负荷过重以及心律失常。

6. 眼底检查　可发现眼底血管病变和视网膜病变。

二、鉴别诊断

在确诊高血压之前应排除各种继发性高血压。

1. 肾血管性高血压　肾血管性高血压是指一侧或双侧肾动脉主干或分支狭窄、阻塞所致,是继发性高血压的常见原因之一。听诊肾动脉常有杂音,肾动脉多普勒超声可明确。

2. 肾实质性高血压　慢性肾小球肾炎、慢性肾盂肾炎、糖尿病肾病、原发性高尿酸血症以及多囊肾均可引起高血压。早期多有很明显的肾脏病变的表现(如血尿、蛋白尿、管型等),中、后期出现高血压,晚期可出现肾功能不全。实验室检查尿常规异常具有提示作用,必要时可肾穿刺明确。

3. 嗜铬细胞瘤　嗜铬细胞瘤多见于肾上腺髓质。发作时血压常表现为突然升高,可伴有头痛、心悸、恶心、多汗、四肢冰冷等,可由情绪改变诱发。实验室检查可见血、尿儿茶酚胺水平增高,肾上腺 B 超或 CT 等影像检查可见结节。对于肾上腺外嗜铬组织可以采用间碘苄胍放射性核素显像示踪定位。

4. 原发性醛固酮增多症　原发性醛固酮增多症常表现为难治性高血压,常伴有无法解释的低血钾,多尿或夜尿增多,24 小时尿钾排泄增多。血浆醛固酮 / 肾素活性比筛查和肾上腺 CT 可明确。

5. 睡眠呼吸暂停综合征　睡眠呼吸暂停综合征表现为睡眠间反复发生的以咽部肌肉塌陷为特点的呼吸紊乱综合征,可引起低氧、高碳酸血症,甚至心、肺、脑多脏器损害。也是近年来确认的常见的继发性高血压的病因之一。临床上患者多肥胖、脖颈短粗、睡眠打鼾并伴有呼吸停顿,确诊需行多导睡眠图检查。

6. 库欣综合征　库欣综合征由肾上腺皮质分泌过量糖皮质激素(主要为皮质醇)所致。典型者可有向心性肥胖、满月脸、水牛背、痤疮、骨质疏松、糖尿病、高血压等表现。实验室检查 24 小时尿游离皮质醇升高,小剂量地塞米松抑制试验或影像学检查可明确。

第二节 药物治疗

一、原发性高血压药学管理确认

1. 确认患者的自觉症状 了解患者有无头痛头晕、耳鸣眼花、心悸胸闷、夜尿增多、尿中有泡沫、乏力、活动时腿痛等症状。

2. 确认患者的客观数据资料 进一步从患者处获得高血压及相关疾病的检测数据，以确认患者的病情，包括生化检测、尿蛋白、眼底检查、心电图、动态血压监测、家庭血压监测、颈动脉超声、下肢动脉超声、超声心动图等选择性项目。

3. 确认患者的风险因素 了解患者合并存在的心血管疾病危险因素以及高血压导致的靶器官损害或疾病，包括血脂、血糖情况，肝、肾功能情况，心功能情况等。

4. 确认患者正在服用的药物有无药物之间的相互作用 向患者确认目前正在服用的其他药物，以辨别药物之间的相互作用，提出合理的用药指导。

5. 确认患者是否在服用 OTC 药物或者健康产品 向患者确认目前有无服用 OTC 药物或其他健康产品，以辨别是否影响目前的治疗效果。

6. 确认患者之前的药物治疗情况　对于复诊的患者,确认患者之前的药物治疗情况,包括患者服用药物的安全性、有效性和依从性等,以便于了解药物疗效,提供药物治疗方案的调整依据。

7. 确认患者对药物治疗相关的理解度　确认患者对所服用药物的理解程度,包括药物名称、药效、用法用量、使用注意事项、忘记服药的处理方法等,以保证治疗的效果。

8. 确认患者的生活习惯,进行合理的健康宣教　对患者进行日常健康生活方式的教育,避免不良生活习惯,从而提高血压达标率。

附:原发性高血压药学管理确认扩展资料

1. 自觉症状说明　高血压常常缓慢发展,无明显症状。部分患者可以由于血压增高出现无头痛、头晕、耳鸣等表现,而部分治疗中的患者由于血压降低过多或过快也会出现头晕不适,故有症状时测量血压尤其重要,是进一步调整药物治疗的根据。

高血压导致器官损害后可以有相应的临床表现,眼底动脉如有渗出、水肿,可以出现视物不清;合并冠心病、心功能不全可以出现活动时心悸气短、胸痛胸闷、乏力等;高血压肾脏损害早期出现夜尿增多,进一步发展可以出现蛋白尿,表现为尿中有泡沫;下肢动脉粥样硬化严重者可以出现间歇跛行,即快走或走长路后腓肠肌疼痛。

已经服用降压药物的患者可以出现药物不良反应相关的症状,如服用钙拮抗剂后头痛、心悸、下肢浮肿等,服用血管紧张素转化酶抑制剂后咳嗽,服用β受体阻断药后乏力、困倦等。

2. 客观数据资料说明

(1)生化检查:主要关注患者的肾功能、血糖、血脂情况。

(2)尿蛋白:高血压早期肾小球损害首先出现尿白蛋白/肌酐比升高。

(3)家庭血压监测和动态血压监测:了解患者的血压波动性,鉴别白大衣高血压和隐性高血压,全面提供患者日常生活状态的血压情况和降压药物的疗效。

(4)心电图:了解有无心律失常和左心室肥厚、左心房扩大。

(5)血管超声:了解是否存在大动脉粥样硬化。

(6)超声心动图:了解心脏结构和功能,重点是左心房与左心室大小、室间隔厚度、左室射血分数。

3. 危险因素说明

(1)心血管疾病危险因素:包括年龄男性 >55 岁,女性 >65 岁;吸烟;糖耐量受损(2 小时血糖 7.8~11.0mmol/L)和(或)空腹血糖异常(6.1~6.9mmol/L);血脂异常(总胆固醇≥5.7mmol/L 或低密度脂蛋白胆固醇 LDL-C>3.3mmol/L 或高密度脂蛋白胆固醇 HDL-C<1.0mmol/L);早发心血管病家族史(指一级亲属的发病年龄 <50 岁);腹型肥胖(腰

围男性≥90cm，女性≥85cm）或肥胖（BMI≥28kg/m²）；高同型半胱氨酸（≥10μmol/L）。

（2）高血压靶器官损害：包括左心室肥厚（心电图或超声心动图检查）；颈动脉超声内中膜厚度≥0.9mm或出现动脉粥样硬化斑块；颈 - 股动脉搏波速度≥12m/s；踝/臂血压指数<0.9；估算的肾小球滤过率降低［eGFR<60ml/（min·1.73m²）］或血清肌酐轻度升高（男性115~133μmol/L，女性107~124μmol/L）；微量白蛋白尿30~300mg/24h或白蛋白/肌酐比≥30mg/g（3.5mg/mmol）。

（3）高血压的临床并发症：包括脑血管病（脑出血、缺血性脑卒中、短暂性脑缺血发作）；心脏疾病（心肌梗死史、心绞痛、冠状动脉血运重建史、慢性心力衰竭）；肾脏疾病［糖尿病肾病、肾功能受损（血肌酐男性≥133μmol/L，女性≥124μmol/L；蛋白尿≥300mg/24h）］；外周血管疾病；视网膜病变（出血或渗出、视乳头水肿）；糖尿病（空腹血糖≥7.0mmol/L或餐后血糖≥11.1mmol/L或糖化血红蛋白HbA1c≥6.5%）。

4. 药物相互作用说明　由于合并存在其他危险因素和疾病，高血压患者常常合并使用其他药物，了解患者的合并用药情况才能发现不合理的联合用药，以免出现不良反应或影响疗效。详细的药物相互作用参见本节的相关内容。

5. 既往药物治疗情况说明　高血压患者既往用药的反应对于调整今后的治疗至关重要。应该选用既往应用疗效好、无不良反应的药物。如需联合用药，也尽量选择这些药物的联合。

药物治疗的依从性是达到长期平稳降压的保证。依从性差的原因包括忘记服药、担心不良反应或担心药物依赖、不相信药物作用、症状控制后擅自停药以及经济原因等。药师和医师需与患者多进行沟通，了解其依从性不佳的确切原因并给予指导。

6. 患者对药物治疗的理解度　不了解导致不能正确使用，在医师开具药物后，药师发药时确认患者对所服用药物的理解程度，包括药物名称、药效、用法用量、使用注意事项、忘记服药的处理方法等，能够提高患者治疗的依从性，保证治疗的正确性，从而提高疗效。

7. 合理的健康宣教　药物治疗要在生活方式干预的基础上进行。高血压患者健康的生活方式包括少盐多动、戒烟限酒、平衡心态等几个方面。对患者进行日常健康生活方式的教育，避免不良生活习惯，可以提高血压达标率。

二、常规药物治疗方案

（一）药物治疗原则

1. 采用较小的有效剂量以获得疗效而使不良反应最小，逐渐增加剂量或联合用药，争取 1~3 个月内血压达标。

2. 为了有效地防止靶器官损害，要求每天 24

小时内血压稳定于目标范围内,积极推荐使用一天给药 1 次而药效能持续 24 小时的长效药物。若使用中效或短效药,每天须用药 2~3 次。

3. 为使降压效果增大而不增加不良反应,可以采用两种或多种不同作用机制的降压药联合治疗。实际治疗过程中 2 级以上高血压或高危患者要达到目标血压,常需要降压药联合治疗。

4. 个体化治疗,根据患者的具体情况选用更适合该患者的降压药。

(二)药物治疗方法

1. 根据患者的总体心血管风险确定初始治疗时机。高危、很高危患者立即开始降压药物治疗;中危患者先进行为期 1 个月的观察和生活方式调整,如血压仍在 140/90mmHg 以上,则开始药物治疗;低危患者进行为期 3 个月的观察和生活方式调整,如血压仍在 140/90mmHg 以上,则开始药物治疗。尽可能进行 24 小时动态血压监测和家庭血压测量,以全面了解血压情况。

2. 联合用药的原则是降压作用机制具有互补性,即具有相加的降压作用,并可互相抵消或减轻不良反应。推荐的联合用药方式为钙拮抗剂联合 ACEI 或 ARB、ACEI 或 ARB 联合小剂量利尿药、钙拮抗剂(二氢吡啶类)联合 β 受体阻断药、钙拮抗剂联合小剂量利尿药。

3. 高血压治疗血压达标的时间为一般情况下,1~2级高血压争取在4~12周内血压逐渐达标,并坚持长期达标;若患者治疗耐受性差或老年人的达标时间可适当延长。

三、药物治疗的目标

高血压治疗的主要目标是血压达标,以期最大限度地降低心脑血管病发病及死亡的总危险。对于不同的高血压患者,具体的降压目标值如下:

1. 普通高血压患者的血压降至 140/90mmHg 以下。

2. 老年(≥65 岁)高血压患者的血压降至 150/90mmHg 以下。

3. 年轻人或糖尿病、脑血管病、稳定性冠心病、慢性肾病患者的血压降至 130/80mmHg 以下。

4. 如能耐受,以上全部患者的血压水平还可进一步降低,建议尽可能降至 120/80mmHg 以下。降压治疗的血压低限值尚未确定,但冠心病或高龄患者的舒张压低于 60mmHg 时应予以关注。

四、药物分类介绍

见表 2-1~ 表 2-8。

表 2-1　高血压治疗药物分类

药品类别	通用名	常用的商品名	医保目录
	氨氯地平	络活喜、施舒安、兰迪、压氏达、安内真	乙类
	左旋氨氯地平	施慧达、玄宁	乙类
	硝苯地平片	久保卡迪、康麦尔	甲类
	硝苯地平控释片	拜新同、欣然	乙类
	硝苯地平缓释片	得高宁、利焕、纳欣同、圣通平、宜欣、伲福达	乙类
	非洛地平片	联环尔定、可立平	乙类
CCB类	非洛地平缓释片	波依定、康宝得维	乙类
	尼卡地平片		乙类
	尼卡地平缓释片	佩尔、卡尼亚	乙类
	尼卡地平注射液	佩尔、贝尔平、卡舒泰、泰尼	乙类
	盐酸贝尼地平片	可力洛、元治	乙类
	尼群地平胶囊	舒麦特	甲类

续表

药品类别	通用名	常用的商品名	医保目录
	拉西地平片	乐息平、司乐平	乙类
	乐卡地平	再宁平	乙类
	西尼地平片	久悦、致欣、西乐、欣无忧	乙类
	盐酸地尔硫䓬片	合心爽、沁尔康、焙尔心、心泰	乙类
	盐酸地尔硫䓬缓释胶囊	合贝爽、艾克朗、奥的镇、迪尔松、蒂尔丁	乙类
	盐酸地尔硫䓬缓释片	焙尔新、迪尔欣	乙类
	注射用盐酸地尔硫䓬	贝洛信、合贝爽、健尔信、普生欣康	乙类
	盐酸维拉帕米片	异搏定、戊脉安	甲类
	盐酸维拉帕米缓释片	缓释异搏定、盖衡	乙类
	盐酸维拉帕米注射液		甲类
CCB类			

续表

药品类别	通用名	常用的商品名	医保目录
血管紧张素转化酶抑制剂类	卡托普利	开博通	甲类
	依那普利	悦宁定	甲类
	贝那普利	洛汀新	乙类
	福辛普利	蒙诺	乙类
	赖诺普利	捷赐瑞、金捷安	乙类
	雷米普利	瑞泰、瑞素坦	乙类
	咪达普利	达爽	乙类
	培哚普利	雅施达	乙类
	西拉普利	一平苏	乙类
	喹那普利	益恒	乙类

续表

药品类别	通用名	常用的商品名	医保目录
血管紧张素Ⅱ受体拮抗药	厄贝沙坦	安博维	乙类
	氯沙坦钾	洛沙坦	甲类
	缬沙坦	代文、怡方	乙类
	替米沙坦	美卡素	乙类
	坎地沙坦酯	维尔亚、必洛斯	乙类
	奥美沙坦酯	兰沙、傲坦	乙类
利尿药	氢氯噻嗪		甲类
	吲达帕胺	寿比山、伊特安(2.5mg片剂)、希尔达、纳斯力妥安泰达(2.5mg胶囊)、平至、纳催离、圣畅(1.5mg缓释片)、悦南珊、雅朿(1.5mg缓释胶囊)	甲类
	呋塞米	阿西亚(注射剂)	甲类
	氨苯蝶啶		甲类
	盐酸阿米洛利		甲类
	螺内酯	安体舒通	甲类

续表

药品类别	通用名	常用的商品名	医保目录
β 受体阻断药	比索洛尔	康忻、博苏	甲类
	美托洛尔片	倍他乐克	甲类
	美托洛尔缓释片	倍他乐克	乙类
	阿替洛尔	宁新宝	甲类
	普萘洛尔	心得安	甲类
	艾司洛尔	爱络	甲类
α 受体阻断药	哌唑嗪	降压新、脉宁平	甲类
	特拉唑嗪	高特灵、马沙尼	甲类
	多沙唑嗪	可多华	甲类
	乌拉地尔	利喜定	乙类
	酚妥拉明	利其丁针	甲类

续表

药品类别	通用名	常用的商品名	医保目录
	肼屈嗪（肼苯哒嗪）	硫酸双肼屈嗪片 盐酸肼屈嗪片 盐酸肼屈嗪注射液	乙类
	米诺地尔	米诺地尔片	乙类
	二氮嗪		乙类
	硝普钠	注射用硝普钠	甲类
其他降高血压药物	利血平	利血平片	乙类
	利血平	利血平注射液	甲类
	硫酸镁	硫酸镁注射液	甲类
	地巴唑	地巴唑片	乙类
复方制剂	复方卡托普利	开富特	乙类
	复方利血平氨苯蝶啶	北京降压0号	甲类
	复方利血平	复方降压片	甲类

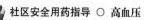
续表

药品类别	通用名	常用的商品名	医保目录
	马来酸依那普利叶酸片	依叶	乙类
	缬沙坦氢氯噻嗪片	复代文	乙类
	氯沙坦钾氢氯噻嗪片	海捷亚	乙类
	氨氯地平阿托伐他汀钙片	多达一	乙类
	缬沙坦氨氯地平片（Ⅰ）	倍博特	乙类
复方制剂	厄贝沙坦氢氯噻嗪片	安博诺	乙类
	替米沙坦氢氯噻嗪片	美嘉素	乙类
	培哚普利吲达帕胺片	百普乐	未收录
	复方盐酸阿米洛利片	武都力	甲类

表 2-2 药物的适应证以及禁忌证比较

药品类别	药品名称	适应证	禁忌证
	氨氯地平	1. 原发性高血压 2. 慢性稳定型心绞痛及变异型心绞痛 3. 冠心病	对本品过敏者禁用
	左旋氨氯地平	1. 高血压 2. 自发性心绞痛	对本品过敏者禁用
CCB 类	硝苯地平片/控释片/缓释片	1. 心绞痛,包括变异型心绞痛、不稳定型心绞痛、慢性稳定型心绞痛 2. 高血压	对硝苯地平过敏者禁用
	非洛地平片/缓释片	1. 高血压 2. 缺血性心脏病 3. 心力衰竭	对本品有过敏反应者、严重的低血压者、主动脉狭窄者禁用

续表

药品类别	药品名称	适应证	禁忌证
CCB 类	尼卡地平片/缓释片	1. 高血压 2. 心绞痛 3. 脑血管疾病、脑血栓形成或脑出血后遗症及脑动脉硬化症	对本品有过敏反应者;重度主动脉瓣狭窄、颅内出血尚未完全止血者;脑卒中等颅压增高患者;孕妇,哺乳期妇女禁用
	尼卡地平注射液	1. 手术时异常高血压的急救处置 2. 高血压急症	对本品有过敏反应者;重度主动脉瓣狭窄、颅内出血尚未完全止血者;脑卒中等颅压增高患者、孕妇,哺乳期妇女禁用
	盐酸贝尼地平片	1. 原发性高血压 2. 心绞痛	心源性休克患者;孕妇或有可能妊娠的妇女、哺乳期妇女禁用
	尼群地平胶囊	高血压	对本品过敏及严重主动脉瓣狭窄的患者禁用
	拉西地平片	高血压	对本品有过敏反应者,严重主动脉瓣狭窄的患者禁用
	乐卡地平片	轻、中度原发性高血压	对本品过敏者;左室流出道梗阻、未治疗的充血性心力衰竭,不稳定型心绞痛,重度肝肾功能损害,心肌梗死 1 个月内均禁用

续表

药品类别	药品名称	适应证	禁忌证
	西尼地平片	高血压	对本品有过敏反应者禁用;孕妇禁用;高空作业、驾驶机动车及操作机器工作时应禁用
	盐酸地尔硫䓬片/缓释片/缓释胶囊	1. 心绞痛 2. 轻、中度高血压	对本品过敏者;病态窦房结综合征未安装起搏器者;二或三度房室传导阻滞未安装起搏器者;收缩压低于 12kPa(90mmHg)、心率低于 50 次/分者;充血性心力衰竭患者禁用
	注射用盐酸地尔硫䓬	1. 室上性心动过速 2. 手术时异常高血压的急救处置 3. 高血压急症 4. 不稳定型心绞痛	严重的低血压或心源性休克患者;二和三度房室传导阻滞或病态窦房结综合征;严重的心肌病患者;孕妇或可能妊娠中的任一成分过敏者;孕妇或可能妊娠的妇女禁用
CCB 类	盐酸维拉帕米片	1. 心绞痛,包括变异型心绞痛、不稳定型心绞痛、慢性稳定型心绞痛 2. 心律失常,与地高辛合用控制慢性心房颤动和(或)心房扑动时的心室率,预防阵发性室上性心动过速的反复发作 3. 原发性高血压	严重的左心室功能不全;低血压(收缩压<90mmHg)或心源性休克;病态窦房结综合征(已安装并行使功能的心脏起搏器患者除外);二或三度房室阻滞(已安装并行使功能的心脏起搏器患者除外);心房扑动或心房颤动患者合并房室旁路通道;已知对维拉帕米过敏者禁用

续表

药品类别	药品名称	适应证	禁忌证
	盐酸维拉帕米缓释片	原发性高血压	已知对维拉帕米或本品中的其他任何成分过敏者；心源性休克，低血压，左心衰竭；严重的传导障碍；病态窦房结综合征；充血性心力衰竭；房颤/房扑与Wolff-Parkinson-White综合征并发者禁用。在使用本品的治疗过程中应避免静脉给予β受体阻断药（除非在重症监护条件下）
CCB类	盐酸维拉帕米注射液	1. 快速性阵发性室上性心动过速的转复 2. 心房扑动或心房颤动心室率的暂时控制，心房扑动或心房颤动合并有房室旁路路道通时除外	重度充血性心力衰竭（继发于室上性心动过速且可被维拉帕米纠正者除外）；严重的低血压（收缩压<90mmHg）或心源性休克；病态窦房结综合征（已安装并行使功能的心脏起搏器患者除外）；二度或三度房室阻滞（已安装并行使功能的心脏起搏器患者除外）；心房扑动或心房颤动患者合并有房室旁路路道通；已用β受体阻断药或洋地黄中毒者；室性心动过速；已知对盐酸维拉帕米过敏者禁用

续表

药品类别	药品名称	适应证	禁忌证
ACEI 类	卡托普利	1. 高血压 2. 心力衰竭	对本品过敏者禁用;孕妇、哺乳期妇女慎用;全身性红斑狼疮及自身免疫性结缔组织疾病患者慎用;肾动脉狭窄者用药后可致肾衰竭,应禁用
	依那普利	1. 各期原发性高血压 2. 肾血管性高血压 3. 心力衰竭 4. 预防左心室功能不全患者的冠状动脉缺血事件	对本品或其他 ACEI 药物或其中任一成分过敏者;已知的血管神经性水肿病史;肾动脉狭窄(双侧或单侧肾的主动脉或二尖瓣狭窄,或肥厚型心肌病;原发性醛固酮增多症;原发性肝脏疾患或肝衰竭;孕妇、哺乳期妇女禁用。用依那普利治疗期间,同时使用聚丙烯腈或甲基丙烯酸甲酯钠化的高通量滤膜(如 AN69)进行透析或存在出现过敏反应的风险
	贝那普利	1. 各期高血压 2. 充血性心力衰竭 3. 作为对洋地黄和(或)利尿药反应不佳的充血性心力衰竭患者(NYHA 分级 II ~ IV)的辅助治疗	对本品或任何辅料过敏者,有药物引起的血管性水肿病史者,孕期禁用

续表

药品类别	药品名称	适应证	禁忌证
ACEI类	福辛普利	1. 高血压 2. 心力衰竭	对本品或其他ACEI类过敏者、孕妇及哺乳期妇女禁用
	赖诺普利	1. 原发性高血压及肾血管性高血压 2. 作为充血性心力衰竭的辅助治疗 3. 本品用于治疗急性心肌梗死后24小时内血流动力学稳定的患者,能预防左室功能不全或心力衰竭的发展并提高生存率	对本品中的任何成分过敏者或曾使用ACEI治疗而引起血管神经性水肿的患者禁用
	雷米普利	1. 原发性高血压 2. 急性心肌梗死(2~9天)后出现的轻到中度心力衰竭(NYHA II~III) 3. 非糖尿病肾病患者,尤其是伴	1. 对本品、其他成分过敏者或其他ACEI过敏史者;有血管神经性水肿病史的患者;肾动脉狭窄(双侧或单肾患者单侧);肾移植后,或肥厚型心肌病;血流动力学相关的主动脉或二尖瓣狭窄,或肥厚型心肌病;原发性醛固酮增多症;孕妇、哺乳期妇女;正接受

续表

药品类别	药品名称	适应证	禁忌证
ACEI类	雷米普利	有动脉高血压的患者 4. 在心血管危险因素增加的患者如明显的冠心病病史、糖尿病同时有至少1个额外的危险因素、外周动脉闭塞性疾病或者脑卒中，降低心肌梗死、脑卒中或者心血管疾病死亡的可能性	留体、非留体抗炎药物、免疫调节剂、细胞毒性化合物治疗的肾病患者；透析；原发性肝脏疾病或肝功能损害；未经治疗的失代偿性心力衰竭；儿童禁用 对于急性心肌梗死后到中度心力衰竭患者，禁用于持续的低血压(收缩压低于90mmHg)；直立性低血压(坐位1分钟后收缩压降低≥20mmHg)；严重的心力衰竭(NYHA Ⅳ)；不稳定型心绞痛；致命的室性心律失常；肺源性心脏病
	咪达普利	1. 原发性高血压 2. 肾实质性病变所致的继发性高血压	对本药物成分有过敏史的患者；有用其他ACEI引起血管神经性水肿病史的患者；用葡萄糖硫酸纤维素进行LDL治疗中的患者(可能引起休克)；用丙烯腈甲基丙烯酸钠膜(AN69)进行血液透析治疗中的患者(可能出现过敏症状)；孕妇或可能妊娠的妇女禁用

续表

药品类别	药品名称	适应证	禁忌证
ACEI 类	培哚普利	1. 高血压 2. 充血性心力衰竭	对培哚普利过敏者;有与使用 ACEI 有关的血管神经性水肿 (奎根水肿) 病史;孕妇、哺乳期妇女;双侧肾动脉狭窄或单肾肾动脉狭窄;钾盐、锂盐、雌莫司汀禁用。不推荐与保钾利尿药、钾盐合用
	西拉普利	1. 原发性高血压 2. 肾性高血压 3. 与洋地黄和 (或) 利尿药合用作为治疗慢性心力衰竭的辅助药物	对本品或其他 ACEI 类过敏者;患有腹水的患者;孕妇、哺乳期妇女禁用
	喹那普利	1. 高血压 2. 充血性心力衰竭	对本品相关成分过敏者,既往使用 ACEI 出现血管神经性水肿者禁用
ARB 类	厄贝沙坦	1. 原发性高血压 2. 合并高血压 2 型糖尿病病	对本品成分过敏;怀孕 4~9 个月的孕妇、哺乳期妇女禁用
	氯沙坦钾	原发性高血压	对本品成分过敏,妊娠状态禁用
	缬沙坦	轻、中度原发性高血压	对本品成分过敏,妊娠状态禁用

续表

药品类别	药品名称	适应证	禁忌证
ARB 类	替米沙坦	成年人原发性高血压	对本成分过敏;中、晚期妊娠妇女;胆道梗阻性疾病患者;严重的肝功能受损患者;严重的肾功能不全者;对其他血管紧张素受体拮抗药过敏者禁用
	坎地沙坦酯	原发性高血压	对本成分过敏;孕妇或可能妊娠的妇女;重度肝损害和胆汁淤滞患者禁用
	奥美沙坦酯	高血压	对本成分过敏、妊娠状态禁用
利尿药	氢氯噻嗪	1. 水肿性疾病 2. 高血压 3. 中枢性或肾性尿崩症 4. 肾石症	对含磺酰胺基类药物过敏者,无尿者禁用
	吲达帕胺	1. 高血压 2. 充血性心力衰竭时的水钠潴留浮肿	对磺胺过敏者;严重的肾功能不全;肝性脑病或严重的肝功能不全;低钾血症患者禁用

续表

药品类别	药品名称	适应证	禁忌证
利尿药	呋塞米	1. 水肿性疾病 2. 高血压 3. 高钾血症及高钙血症 4. 稀释性低钠血症 5. 抗利尿激素分泌过多症 6. 急性药物、毒物中毒	对本品及噻嗪类利尿药或其他磺酰胺类药物过敏者；低钾血症；肝性脑病；超量服用洋地黄者；无尿者禁用
	氢氯噻嗪	1. 水肿性疾病 2. 充血性心力衰竭 3. 肝硬化腹水 4. 肾病综合征 5. 糖皮质激素治疗过程中发生的水钠潴留	对本品过敏者；高钾血症；严重的肝、肾功能不全者禁用
	阿米洛利	高血压、心力衰竭、肝硬化等病所致的水肿和腹水	高钾血症；严重的肾功能减退患者禁用

续表

药品类别	药品名称	适应证	禁忌证
利尿药	螺内酯	1. 水肿性疾病 2. 高血压 3. 原发性醛固酮增多症 4. 低钾血症的预防	对本品过敏者；高钾血症患者；肾衰竭者；肾衰竭者[严重]排泄功能严重损害者禁用
β受体阻断药	比索洛尔	1. 高血压 2. 冠心病（心绞痛）	急性心力衰竭；心源性休克者；二或三度房室传导阻滞者；病态窦房结综合征患者；窦房传导阻滞者；心动过缓者；血压过低者；严重的支气管哮喘；代谢性酸中毒者；对比索洛尔过敏者禁用
	美托洛尔片	1. 高血压 2. 心绞痛 3. 心肌梗死 4. 心力衰竭	心源性休克，病态窦房结综合征；二、三度房室传导阻滞，不稳定的失代偿性心力衰竭患者；有症状的心动过缓或低血压；怀疑急性心肌梗死的患者；严重的外周血管疾病；对本品过敏者禁用
	美托洛尔缓释片	1. 高血压 2. 心绞痛 3. 慢性心力衰竭	心源性休克，病态窦房结综合征；二、三度房室传导阻滞，不稳定的失代偿性心力衰竭患者；有症状的心动过缓或低血压；怀疑急性心肌梗死的患者；严重的外周血管疾病；对本品过敏者禁用

续表

药品类别	药品名称	适应证	禁忌证
	阿替洛尔	1. 高血压 2. 心绞痛 3. 心肌梗死 4. 心律失常	二~三度心脏传导阻滞；心源性休克；病态窦房结综合征及严重的窦性心动过缓患者禁用
β 受体阻断药	普萘洛尔	1. 高血压 2. 劳力型心绞痛 3. 室上性快速性心律失常、室性心律失常 4. 甲状腺危象	支气管哮喘；心源性休克；心脏传导阻滞；重度或急性心力衰竭；窦性心动过缓患者禁用
	艾司洛尔	1. 用于心房颤动、心房扑动时控制心室率 2. 围术期高血压 3. 窦性心动过速	支气管哮喘或有支气管哮喘病史；严重的慢性阻塞性肺疾病；窦性心动过缓；二~三度房室传导阻滞；难治性心功能不全；心源性休克；对本品过敏者禁用

续表

药品类别	药品名称	适应证	禁忌证
α受体阻断药	哌唑嗪	1. 高血压，作为第二线药物，常在第一线药物治疗不满意时采用或合用或是严重的难治性患者 2. 充血性心力衰竭，主要是重的难治性患者 3. 也用于治疗麦角胺过量	对本药过敏者；机械性梗阻引起的充血性心力衰竭患者禁用
	特拉唑嗪	1. 高血压 2. 良性前列腺增生	对α受体阻断药过敏者禁用；孕妇禁用本品，哺乳期妇女使用本品时应停止授乳
	多沙唑嗪	1. 高血压 2. 良性前列腺增生	已知对喹唑啉或本品过敏者禁用；近期发生心肌梗死者禁用；有胃肠道梗阻、食管梗阻或任何程度的胃肠道腔狭窄的患者禁用
	乌拉地尔	注射剂：高血压危象、重度和极重度高血压、难治性高血压、控制围术期高血压；口服片剂/胶囊：原发性高血压、肾性高血压、嗜铬细胞瘤引起的高血压	患有主动脉狭窄或动静脉分流者、孕妇和哺乳期妇女禁用

续表

药品类别	药品名称	适应证	禁忌证
α受体阻断药	酚妥拉明	注射剂: 1. 用于诊断嗜铬细胞瘤及治疗其所致的高血压发作,包括手术未切除时出现的高血压,也可根据血压对本品的反应应用于协助诊断嗜铬细胞瘤 2. 左心衰竭 3. 防治因静脉注射去甲肾上腺素、去氧肾上腺素,间羟胺等静脉给药外溢而引起的皮肤坏死	严重的动脉硬化及肾功能不全者;低血压,冠心病,心肌梗死,胃炎或胃溃疡以及对本品过敏者禁用
其他降高血压药物	肼屈嗪	1. 高血压 2. 心力衰竭	对本品有过敏史;哺乳期妇女;主动脉瘤;脑卒中;冠心病;严重的肾功能障碍;系统性红斑狼疮患者禁用
	米诺地尔	高血压	对本品过敏者,嗜铬细胞瘤患者禁用

续表

药品类别	药品名称	适应证	禁忌证
	二氮嗪	1. 恶性高血压 2. 幼儿特发性低血糖症和胰岛素细胞瘤引起的严重低血糖	对本品及其所含的成分过敏;充血性心力衰竭;糖尿病;肾功能不全的重型高血压患者;孕妇,哺乳期妇女禁用
	硝普钠	1. 高血压急症 2. 急性心力衰竭	对本品及其所含的成分过敏;代偿性高血压,如动脉分流或主动脉缩窄;孕妇,哺乳期妇女;严重的维生素 B_{12} 缺乏患者禁用
	利血平	高血压和高血压危象	对本品及萝芙木制剂过敏;抑郁症;活动性溃疡;溃疡性结肠炎;严重的肾功能障碍;孕妇禁用
	硫酸镁	1. 抗惊厥 2. 妊娠高血压 3. 低镁血症	对本品过敏;严重的心功能不全患者禁用
其他降高血压药物	地巴唑	1. 轻度高血压 2. 脑血管痉挛 3. 胃肠平滑肌痉挛 4. 脊髓灰质炎后遗症 5. 外周颜面神经麻痹 6. 妊娠后高血压综合征	血管硬化症患者禁用

续表

药品类别	药品名称	适应证	禁忌证
	复方利血平片	早期和中期原发性高血压	对本品过敏者，胃及十二指肠溃疡患者禁用
	复方利血平氨苯蝶啶	轻、中度高血压	对本品过敏者禁用；活动性溃疡、溃疡性结肠炎、抑郁症，严重的肾功能障碍者禁用
	复方卡托普利片	1. 高血压 2. 心力衰竭	对本品或其他血管紧张素转化酶抑制剂过敏者禁用；无尿，双侧肾动脉狭窄者禁用
复方制剂	马来酸依那普利叶酸片	伴有血浆同型半胱氨酸水平升高的原发性高血压	对本品过敏者禁用；以前用某一血管紧张素转化酶抑制剂治疗发生血管神经性水肿的患者禁用；遗传性或自发性血管神经性水肿的患者禁用
	缬沙坦氢氯噻嗪片	轻、中度原发性高血压	对缬沙坦氢氯噻嗪类药物或本品中的任一成分过敏，其他磺胺类药物受体，严重的肝功能受损，胆汁性肝硬化或胆汁淤积；严重的肾表竭（肌酐清除率＜30ml/min）或无尿；难治性低钾血症低钠血症或高钙血症和症状性高尿酸血症患者禁用

续表

药品类别	药品名称	适应证	禁忌证
	氯沙坦钾氢氯噻嗪片	高血压	对本品过敏者；无尿患者；对其他磺胺类药物过敏的患者禁用
	氨氯地平阿托伐他汀钙片	氨氯地平用于高血压、慢性稳定型心绞痛及血管痉挛性心绞痛；阿托伐他汀用于高胆固醇血症、冠心病或冠心病等危症	伴有活动性肝脏疾病或原因不明的肝脏氨基转移酶持续升高的患者；对本品过敏者禁用
复方制剂	缬沙坦氨氯地平片（Ⅰ）	治疗单药治疗不能充分控制血压的原发性高血压	对本品过敏者禁用；遗传性血管神经性水肿患者及服用 ACEI 或血管紧张素Ⅱ受体拮抗剂治疗早期即发展成血管性水肿的患者禁用
	厄贝沙坦氢氯噻嗪片	治疗厄贝沙坦单药治疗不能充分控制血压的原发性高血压	已知对本品过敏或对其他磺胺胺衍生物过敏者；无尿患者；严重的肾功能损害（肌酐清除率<30ml/min）；顽固低钾血症、高钙血症；严重的肝功能损害、胆汁性肝硬化和胆汁淤积；怀孕的第4~9个月禁用

续表

药品类别	药品名称	适应证	禁忌证
	替米沙坦氢氯噻嗪片	治疗替米沙坦单药治疗不能充分控制血压的原发性高血压	已知对本品过敏或对其他磺胺衍生物过敏者;胆汁淤积性疾病以及胆道梗阻性疾病;重度肝功能损伤;重度肾功能损伤(肌酐清除率 <30ml/min);难治性低钾血症,高钙血症患者禁用
复方制剂	培哚普利吲达帕胺片	治疗培哚普利单药治疗不能充分控制血压的原发性高血压	对培哚普利、其他任何血管紧张素转化酶抑制剂或磺胺类药物过敏者;有与使用血管紧张素转化酶抑制剂相关的血管神经性水肿(奎根水肿)的既往病史;遗传性或特发性血管神经性水肿;联合使用保钾利尿药、钾盐、锂盐;严重的肾衰竭(肌酐清除率 <30ml/min);肝性脑病;严重的肝功能损伤患者禁用
	复方盐酸阿米洛利等病所致的水肿和腹水	原发性高血压、心力衰竭及肝硬化等病所致的水肿和腹水	高钾血症、严重肾功能减退患者禁用

表 2-3 药物使用剂量及过量使用的处置方法

药品类别	药品名称	剂型	正常的用法用量	基本疗程	过量用药的症状及处置方法
CCB类	氨氯地平	口服常释剂型	一次 5~10mg，一日 1 次	根据患者的病情及血压情况来决定用药疗程	严重过量能导致外周血管过度扩张，继而出现显著而大的全身性低血压。使用本品过量可洗胃；引起明显的低血压时，要有积极的心血管支持治疗，包括心肺功能监护，抬高肢体，注意循环血量和尿量；为恢复血管张力和血压，在无禁忌证时亦可采用血管收缩剂；静脉注射葡萄糖酸钙对逆转钙结抗剂的效应也是有益的
	左旋氨氯地平	口服常释剂型	一次 2.5~5mg，一日 1 次	根据患者的病情及血压情况来决定用药疗程	对本品过量可洗胃；引起明显的低血压时，要有积极给予心血管支持治疗，包括心肺功能监护，抬高肢体，注意循环量和尿量；为恢复血管张力和血压，在无禁忌证时可采用血管收缩剂

续表

药品类别	药品名称	剂型	正常的用法用量	基本疗程	过量用药的症状及处置方法
CCB类	硝苯地平片	常释片剂	一次10~30mg/次，一日3~4次口服；如果病情紧急，可嚼碎服或舌下含服10mg/次，根据患者对药物的反应决定再次给药。在严密监测下的住院患者，可根据心绞痛或缺血性心律失常的控制情况，每隔4~6小时增加1次，每次10mg	根据患者的病情及血压情况来决定用药疗程	尚无足够的研究资料。现有文献表明，增加剂量可使外周血管过度扩张，导致或加重低血压状态。药物过量导致临床上出现低血压的患者，包括心肺监测，治疗心血管支持治疗，注意循环血容量和尿量；若无禁忌，可用血管收缩剂（去甲肾上腺素）恢复血管张力和血压；肝功能损害的患者药物清除时间延长；血液透析不能清除硝苯地平
CCB类	硝苯地平控释片	控释片剂	一次30~60mg，一日1次，整片吞服。该药片不能咀嚼或掰断后服用	根据患者的病情及血压情况来决定用药疗程	发生严重的硝苯地平中毒时可见下述症状：意识障碍甚至昏迷，血压下降，心动过速/心动过缓性心律失常，高血糖，代谢性酸中毒，低氧血症/心源性休克伴肺水肿。成人过量后的救治

续表

药品类别	药品名称	剂型	正常的用法用量	基本疗程	过量用药的症状及处理方法
CCB类	硝苯地平控释片				措施:在针对硝苯地平过量的救治中,应首先考虑到活性成分的排出及恢复心血管状态的稳定。给予洗胃后,如必要可给予小肠灌肠,尤其对于硝苯地平等缓释片中毒者的处理应尽可能全面,包括灌肠,以防止其他活性成分的吸收。血液透析意义不大,因为透析不能排出硝苯地平,但可进行血浆置换(高血浆蛋白,而相对低的分布容积)。心动过缓性心律失常可给予β拟交感神经药物治疗,对于危及生命的心动过缓可安置临时心脏起搏器。由心源性休克和动脉扩张导致的低血压可给予钙制剂治疗(缓慢静脉推注10%葡萄糖酸钙10~20ml,必要时可

续表

药品类别	药品名称	剂型	正常的用法用量	基本疗程	过量用药的症状及处置方法
	硝苯地平控释片				重复），血钙可达到正常（血压上限或轻度升高。如果应用钙拮抗剂后血压升高不明显，应考虑患者予拟交感神经性血管收缩剂，如多巴胺、去甲肾上腺素，剂量依据疗效而定。因为有心脏超负荷的危险，所以补充液或补充血容量时应慎重
CCB类	硝苯地平缓释片	缓释片剂	一次 20~60mg，一日 1 次。本品应整粒吞服，不得嚼碎	根据患者的病情及血压情况来决定用药疗程	暂无资料
	非洛地平片	口服常释剂型	一次 2.5~5mg，一日 2 次	根据患者的病情及血压情况来决定用药疗程	对症处理：如伴有心动过缓应静脉滴注阿托品；可扩充血容量；如仍不见效，可给予肾上腺素受体激动药

续表

药品类别	药品名称	剂型	正常的用法用量	基本疗程	过量用药的症状及处置方法
	非洛地平缓释片	缓释控释剂型	最初剂量为一次 5mg，一日 1 次；可根据患者的反应将剂量减少至每日 2.5mg 或增加至一日 10mg	根据患者的病情及血压情况来决定用药疗程	对症处理：如伴有心动过缓应静脉滴注阿托品；如效果不明显，可扩充血容量，如仍不见效，可给予肾上腺素受体激动药
	尼卡地平片	口服常释剂型	一次 20~40mg，一日 3 次	根据患者的病情及血压情况来决定用药疗程	对症治疗：如排空胃内容物，抬高四肢，注意循环血量和尿排出量，心脏和呼吸功能的监测，血管静脉补液，对严重的低血压患者给予血管升压药
CCB 类	尼卡地平缓释片	缓释控释剂型	一次 10mg，一日 1 次，整片吞服，不可嚼碎	根据患者的病情及血压情况来决定用药疗程	对症治疗：如排空胃内容物，抬高四肢，注意循环血量和尿排出量，心脏和呼吸功能的监测，血管静脉补液，对严重的低血压患者给予血管升压药

续表

药品类别	药品名称	剂型	正常的用法用量	基本疗程	过量用药的症状及处置方法
CCB类	尼卡地平注射液	注射剂型	本品用生理盐水或5%葡萄糖注射液稀释至浓度为0.01%~0.02%的溶液进行静脉滴注。手术时异常高血压的紧急处理:滴速为1分钟2~10μg/kg,将血压降到目标值后,边监测血压边调节滴速;如需迅速降低血压,则将本品以10~30μg/kg的剂量进行静脉给予;高血压急症:每分钟0.5~6μg/kg,根据血压调节滴注速度	根据患者的病情及血压情况来决定用药疗程	对症治疗:如排空胃内容物、抬高四肢,注意循环血量和尿排出量,心脏和呼吸功能的监测,血管静脉补液,对严重的低血压患者给予血管升压药
	盐酸贝尼地平片	常释片剂	早饭后口服,一日2~8mg,一日1次	根据患者的病情及血压情况来决定用药疗程	过量用药有可能引起血压过度降低。若出现严重的血压降低,应抬高下肢,进行输液或给予升压药等适当处置;因本品的蛋白结合率高,故采取透析除去本品的方法无效

64

续表

药品类别	药品名称	剂型	正常的用法用量	基本疗程	过量用药的症状及处置方法
	尼群地平胶囊	常释胶囊剂	一次 10mg，一日 1~3 次	根据患者的病情及血压情况来决定用药疗程	现有的文献表明，增加剂量能够导致过度的外周血管扩张，继发或延长体循环低血压状态；肝功能不全的患者药物清除率下降。由药物过量导致临床上出现显著的低血压反应的患者，应及时在心肺监测的同时给予积极的心血管支持治疗
CCB类	拉西地平片	口服常释剂型	一次 2~6mg，一日 1 次	暂无资料	暂无资料
	乐卡地平片	口服常释剂型	一次 10~20mg，一日 1 次，餐前 15 分钟口服	暂无资料	药物过量预计会产生同周血管过度扩张而出现明显者的低血压和反射性心动过速，此时心血管支持将有助于治疗，心动过缓时可静脉应用阿托品。本品具有高亲脂性，因此药物血浆水平对

续表

药品类别	药品名称	剂型	正常的用法用量	基本疗程	过量用药的症状及处置方法
	乐卡地平片				药物过量的危险期持续时间无法指导作用，而且透析可能无效。本品上市后曾有药物过量的报道，分别通过给予洗胃，药用炭或大剂量儿茶酚胺，呋塞米、洋地黄，外周静脉扩容治疗或宜泻药，多巴胺静脉注射等方法进行处理
CCB类	西尼地平片	口服常释剂型	一次5~20mg，一日1次，早饭后服用	暂无资料	应立即给予升压药，洗胃并服用药用炭促进肠道中未被吸收的药物自体内排泄，也可给予10%葡萄糖促进已吸收的药物由肾排泄
	盐酸地尔硫草片	常释片剂	一次30~60mg，一日3~4次，餐前或睡前服药；最大日剂量为360mg	根据患者的病情及血压情况来决定用药疗程	药物过量可导致心动过缓、低血压、心脏传导阻滞和心力衰竭。此时在通过胃肠道清除本品的同时可给予以下治疗：①心动过缓：给予阿托品0.6~1mg，

续表

药品类别	药品名称	剂型	正常的用法用量	基本疗程	过量用药的症状及处置方法
	盐酸地尔硫䓬片				如无效可谨慎地使用异丙肾上腺素；②高度房室传导阻滞：治疗同前，如出现持续的高度房室传导阻滞则应用起搏器治疗；③心力衰竭：应用正性肌力药物（异丙肾上腺素、多巴胺、多巴酚丁胺）和利尿药；④低血压：应用升压药（如多巴胺或去甲肾上腺素）
CCB类	盐酸地尔硫䓬缓释胶囊	缓释胶囊剂	一次60～360mg，一日1～2次	根据患者的病情及血压情况来决定用药疗程	药物过量可导致心动过缓、低血压，心脏传导阻滞和心力衰竭。此时在通过胃肠道清除本品的同时可给予阿托品0.6～1mg，如无效可谨慎地使用异丙肾上腺素；②高度房室传导阻滞则应用起搏器治疗；③心力衰竭：应用正性肌力

续表

药品类别	药品名称	剂型	正常的用法用量	基本疗程	过量用药的症状及处置方法
CCB类	盐酸地尔硫䓬缓释胶囊	胶囊、缓释胶囊	一次……一日1~3次		药物(异丙肾上腺素、多巴胺、多巴丁胺)和利尿药;④低血压:应用升压药(如多巴胺或去甲肾上腺素)
CCB类	注射用盐酸地尔硫䓬	注射剂	静脉注射、滴注。用时以5ml以上的生理盐水或葡萄糖注射液溶解,按下述方法用药:至上性心动过速,通常对成人1次约3分钟缓慢静脉注射盐酸地尔硫䓬10mg;手术时异常高血压的急救处置,通常对成人盐酸地尔硫䓬10mg;高血压危急症,成人按5~15μg/(kg·min)的速度缓慢静脉滴注;不稳定型心绞痛,成人通常按1~5μg/(kg·min)的速度静脉滴注	根据患者的病情及血压情况来决定用药疗程	药物过量可导致心动过缓和心力衰竭,完全性房室传导阻滞,此时停止用药的同时可给予以下治疗:①心动过缓、完全性房室传导阻滞(或)使用心脏起搏器,异丙肾上腺素和(或)心脏强心剂、升压药、输液等和心脏辅助循环装置;②心力衰竭(低血压):给予强心剂、②心力衰竭、低血压,输液等和(或)使用心脏辅助循环装置

续表

药品类别	药品名称	剂型	正常的用法用量	基本疗程	过量用药的症状及处置方法
CCB类	盐酸维拉帕米片	常释片剂	心绞痛：一般剂量为维拉帕米一次 80~120mg，一日 3 次；心律失常、慢性心房颤动服用洋地黄治疗的患者：一日 240~320mg，分 3~4 次服用；预防阵发性室上性心动过速（未服用洋地黄的患者）：成人的每日总量为 240~480mg，一日 3~4 次；原发性高血压：一般起始剂量为 80mg，一日 3 次，使用剂量可达每日 360~480mg	根据患者的病情及血压情况来决定用药疗程	过量可能导致意识障碍，血压下降，心动过缓或过速、高血糖症，钾缺失、代谢酸中毒，低氧血症，心源性休克伴肺水肿。治疗措施主要在于解毒等维持心血管系统的稳定性。可考虑血液滤过和血浆置换，采用标准的重症监护复苏措施和相关药物治疗
	盐酸维拉帕米缓释片	缓释片剂	一次 120~180mg，清晨口服 1 次 正常起始剂量	根据患者的病情及血压情况来决定用药疗程	本品过量可能导致意识障碍，血压下降，心动过缓或过速、高血糖症，钾缺失、代谢酸中毒，低氧血症，心源性

续表

药品类别	药品名称	剂型	正常的用法用量	基本疗程	过量用药的症状及处置方法
	盐酸维拉帕米缓释片		须在持续心电监测和血压监测下，一般起始剂量为5~10mg（或按0.075~0.15mg/kg），稀释后缓慢静脉推注至少2分钟。如果初始反应不令人满意，首剂15~30分钟后再给一次5~10mg或0.15mg/kg。静脉滴注给药，每小时5~10mg，加入氯化钠注射液或5%葡萄糖注射液中静脉滴注，一日总量不超过50~100mg	根据患者的病情及血压情况来决定用药疗程	休克伴肺水肿。治疗措施主要在于了解和维持心血管系统的稳定性。可考虑血液滤过和血浆置换，采用标准的重症监护复苏措施和相关药物治疗
CCB类	盐酸维拉帕米注射液	注射剂			使用本品过量的主要表现为低血压和心动过缓（如房室分离、高度房室传导阻滞、心脏停搏）、精神错乱、昏迷、恶心、呕吐、肾功能不全、代谢性酸中毒和高血糖等。对症治疗包括应用阿托品、异丙肾上腺素和心脏起搏治疗及静脉肾上腺素、血管收缩液、钙溶液（如10%氯化钙溶液）、正性肌力药物等

续表

药品类别	药品名称	剂型	正常的用法用量	基本疗程	过量用药的症状及处置方法
ACEI 类	卡托普利	片剂	一次 12.5~50mg,一日 2~3 次;对近期大量服用利尿药者,处于低钠、低血容量,而血压正常或偏低的患者,初始剂量宜用 6.25mg	长期用药,视症状而定	逾量可致低血压,应立即停药,并扩容以纠正,在成人还可用血液透析清除
		缓释片	餐前 1 小时给药,一次 37.5~150mg,一日 1 次	长期用药,视症状而定	
		注射剂	一次 25mg,溶于 10% 葡萄糖注射液 20ml 中缓慢静脉注射(10 分钟),随后用 50mg 溶于 10% 葡萄糖注射液 500ml 中静脉滴注 1~4 小时		逾量可致低血压,应立即停药,并扩容以纠正,在成人还可用血液透析清除

续表

药品类别	药物名称	剂型	正常的用法用量	基本疗程	过量用药的症状及处置方法
ACEI类	依那普利	片剂/胶囊剂	1. 原发性高血压 一次10~20mg，一日1次；最大剂量为每日40mg 2. 肾血管性高血压，与利尿药联用治疗高血压 5~20mg，一日1次 3. 肾功能不全的用量 一般来说，应延长依那普利的服药间隔和（或）减少其服用剂量 4. 心力衰竭/无症状性左心室功能不全 一次2.5~20mg，一日1次	长期用药，视症状而定	服用过量的马来酸依那普利造成的血压过度下降会导致严重后果。出现这种情况须立即通知医师，医师应注意： 1. 中毒症状 由服用过量药物的程度决定，会出现严重的低血压、心动过缓、心源性休克、电解质紊乱、肾衰竭等症状 2. 中毒的治疗依据症状本身和严重程度而定。除了常规治疗马来酸依那普利外（如洗胃，在服用马来酸依那普利的30分钟之内给予吸附剂和硫酸钠），还应严密监测生命指征并给予积极治疗。马来酸依那普利可采取透析清除

续前

续表

药品类别	药品名称	剂型	正常的用法用量	基本疗程	超过用药的症状及处置方法
	依那普利				3. 出现低血压反应应给予氯化钠稀释液，如果没有反应，还应静脉给予儿茶酚胺，可以考虑用血管紧张素Ⅱ治疗 4. 如果发生顽固的心动过缓应进行起搏治疗，必须不断地监测电解质和血清肌酐的浓度
ACEI类	贝那普利	片剂	1. 高血压 一次10~20mg，一日1次或分成2次给药；每日最大推荐剂量为40mg。肌酐清除率≥30ml/min 的患者服常用剂量即可，而<30ml/min的患者最初每日剂量为5~10mg	长期用药，视症状而定	本品过量的症状为低血压，电解质紊乱和肾衰竭。处理方法：如果药物摄入时间不长，可考虑使用用炭。在个别病例中，可以考虑在服

续表

药品类别	药品名称	剂型	正常的用法用量	基本疗程	过量用药的症状及处置方法
	贝那普利		2. 充血性心力衰竭 一次 2.5~20mg，一日 1 次或分成 2 次给药 3. 进行性慢性肾功能不全 一次 10mg，一日 1 次		用药物后早期采取胃净化措施。密切监测明患者的血压和临床症状。如果出现明显的低血压，应该静脉注射生理盐水；根据临床情况，考虑使用血管升压类药物（如儿茶酚胺类静脉注射）。尽管活性代谢物贝那普利拉只能少量透析，对于药物过量患者并患有严重肾功能衰竭的患者，透析仍可作为正常消除的辅助方法
ACEI类	福辛普利	片剂	一次 10~40mg，一日 1 次	长期用药，视症状而定	过量服用的患者应监测血压，如发生低血压，则选择血容量扩张剂予以治疗，不能通过透析从体内排出
	赖诺普利	片剂/胶囊剂	1. 原发性高血压 10~20mg，一日 1 次；最大剂量为每日 80mg	长期用药，视症状而定	暂无人体服用过量的资料。服用过量最可能的表现为低血压。可用常规静脉输注生理盐水而定。赖诺普利可以

续表

药品类别	药品名称	剂型	正常的用法用量	基本疗程	过量用药的症状及处置方法
			2. 使用利尿药的患者 一次 5~20mg，一日 1 次，最大剂量为每日 40mg 3. 肾血管性高血压 初始剂量为 2.5 或 5mg 4. 充血性心力衰竭 起始剂量为 2.5mg，每日 1 次；一般有效剂量范围为每日 1		通过血液透析清除
ACEI 类	赖诺普利		次，每次 5~20mg 5. 急性心肌梗死 本品可在心肌梗死症状发生后的 24 小时内应用。首剂给予 5mg,24 及 48 小时后再分别给于 5 和 10mg，随后每天 10mg。低血压持续存在（收缩压低于 90mmHg 持续 1 小时以上）应停止使用本品		

续表

药品类别	药品名称	剂型	正常的用法用量	基本疗程	过量用药的症状及处置方法
ACEI类	雷米普利	片剂	1. 原发性高血压，每日 2.5~5mg，最大剂量为每日 10mg 2. 急性心肌梗死后（2~9天）轻到中度心力衰竭（NYHA II 和 III）患者 1.25mg，早、晚分服；至最大每日剂量雷米普利 5mg，早、晚分服 3. 非糖尿病肾病 1.25~5mg，每日最大剂量不能超过 5mg 4. 在心血管危险增加的患者中降低心肌梗死、脑卒中和心血管死亡的可能性 2.5~10mg，雷米普利的维持剂量一般为每日 10mg	长期用药，视症状而定	药物过量的症状：依过量程度的不同，可出现严重的低血压、心动过缓、循环休克、电解质紊乱、肾衰竭 药物过量的治疗： 1. 给予常规排出雷米普利的措施（如洗胃，雷米普利片服后的 30 分钟内服用吸收剂和硫酸钠） 2. 如果发生低血容量，首先给予氯化钠和容量负荷；如果没有反应，还应静脉给予儿茶酚胺或血管紧张素 II 治疗。如果发生顽固的心动过缓，应进行起搏治疗 3. 必须在强化护理下监测利钠正生命参数，不断地监测电解质和血清肌酐浓度需经常予以纠正 4. 雷米普利几乎不能通过透析除去

续表

药品类别	药品名称	剂型	正常的用法用量	基本疗程	过量用药的症状及处置方法
ACEI类	雷米普利	片剂	5. 肾功能损害患者(肌酐清除率<60ml/min 或血清肌酐浓度 >1.2mg/dl)起始剂量为 1.25mg 晨服,维持剂量通常为每日 2.5mg,每日最大剂量不能超过 5mg 6. 急性心肌梗死后心力衰竭患者开始时应当特定地服每日剂量,早、晚 2 次分服,其他情况每日剂量可以早上 1 次服用		
ACEI类	咪达普利	片剂	一次 5~10mg,一日 1 次;但严重的高血压患者,伴有肾功能不全的高血压患者以及肾实质性高血压患者最好从 2.5mg 开始用药	长期用药,视症状而定	药物过量导致过度的外周血管扩张,继发或延长体循环血压低状态,表现为低血压、头晕、头痛、疲劳、嗜睡,严重者出现休克或死亡。轻者置患者于卧位,血压低者给予补液。升压治疗;心肺监测,给予积极的心血管支持治疗

续表

药品类别	药品名称	剂型	正常的用法用量	基本疗程	过量用药的症状及处置方法
ACEI类	培哚普利	片剂	必须饭前服用，每天服用 1 次 1. 原发性高血压 一次 2~8mg，一日 1 次；最大剂量为 8mg/d 2. 肾血管性高血压 建议起始剂量为 2mg/d，此后按照患者的血压反应调整剂量 3. 血液透析的高血压患者（Clcr<15ml/min）培哚普利是可以经透析被清除的，透析清除率为 70ml/min，在透析当天给予 2mg 培哚普利 4. 充血性心力衰竭 每日 2~4mg，1 次服用。选择的每天治疗剂量应当使立位收缩压不低于 90mmHg 5. 高危心力衰竭患者（严重的心力衰竭，患者接受高剂量的利尿药治疗）起始剂量应减半（即 1mg/d）	长期用药，视症状而定	过量时最可能发生的事件是低血压。一旦发生低血压，可以将患者放平至仰卧位且头部较低，必要时静脉注射等渗生理盐水或采取其他扩容的方法。培哚普利的活性形式培哚普利拉可以通过透析从体外排出体外

续表

药品类别	药品名称	剂型	正常的用法用量	基本疗程	过量用药的症状及处置方法
ACEI类	西拉普利	片剂	原发性高血压：2.5~5.0mg，每日1次；起始剂量为1mg，每日1次 肾性高血压：起始剂量应为0.25或0.5mg，每日1次；维持剂量应按个体调整 慢性心力衰竭：起始剂量应为0.5mg，每日1次；维持剂量为1~2.5mg，最大剂量为5mg，每日1次 肝硬化：必须以0.25或0.5mg每日1次的起始剂量谨慎用药 老年人：以每日0.5mg作为起始剂量进行治疗，并根据不同患者的耐受性、疗效及临床状况以1~2.5mg的维持剂量用药	长期用药，视症状而定	暂无资料

续表

药品类别	药品名称	剂型	正常的用法用量	基本疗程	过量用药的症状及处置方法
ACEI类	喹那普利	片剂	对轻、中度高血压的推荐起始剂量为每日1片，每日1次；如降压效果不满意，可增至每日2~3片，最大剂量为每日4片，每日1次或分2次服用；维持剂量一般为每日1片	长期用药，视症状而定长期用药	暂无资料
ARB类	厄贝沙坦	片剂	一次150~300mg，一日1次	根据患者的病情及血压情况来决定用药疗程	厄贝沙坦过量最可能的表现为低血压和心动过速，也会发生心动过缓。本品过量的治疗暂无资料。处理：给予支持疗法；其他措施包括催吐和（或）洗胃；药用炭对药物过量有作用。血液透析不能清除厄贝沙坦

续表

药品类别	药品名称	剂型	正常的用法用量	基本疗程	过量用药的症状及处置方法
ARB类	氯沙坦钾	片剂	一次50~100mg，一日1次	根据患者的病情及血压情况来决定用药疗程	用药过量可能的表现是低血压和心动过速，也可发生心跳过缓。处理：应该给予支持疗法，氯沙坦及其活性代谢产物都不能通过血液透析而清除
	缬沙坦	片剂	一次80~160mg，一日1次	根据患者的病情及血压情况来决定用药疗程	用药过量可能导致显著的低血压，也会引起意识水平降低，循环衰竭和（或）休克。处理：若服药时间不长，应该催吐治疗，否则常规治疗给予生理盐水静脉输注。血液透析不能清除缬沙坦
	替米沙坦	片剂	一次40~80mg，一日1次	根据患者的病情及血压情况来决定用药疗程	用药过量可能的表现是低血压和心动过速，也可发生心跳过缓。处理：不能经血液透析清除。一旦发生过量，应密切观察，并做对症和支持治疗。推荐的措施包括催吐和（或）洗胃；药用炭治疗过量可能有效。应密切监测血电解质和肌酐。若发生低血压，患者应平卧，并尽快补充盐分和扩容

续表

药品类别	药品名称	剂型	正常的用法用量	基本疗程	过量用药的症状及处置方法
ARB类	坎地沙坦酯	片剂	一次 4~8mg，一日 1 次	根据患者的病情及血压情况来决定用药疗程	药物过量可能的表现为症状性低血压和头晕。处理：应进行对症治疗及监控生命体征，患者应仰卧并抬高双腿。若效果不显著，应输液（如等渗盐水）以增加血浆容量。若以上方法效果均不显著，可以服用拟交感神经药。不能通过血液透析清除
	奥美沙坦酯	片剂	一次 20~40mg，一日 1 次	根据患者的病情及血压情况来决定用药疗程	用药过量可能的表现是低血压和心动过速，也可发生心跳过缓。处理：应给予适当治疗及支持治疗；奥美沙坦是否可以通过血液透析清除尚未知
利尿药	氢氯噻嗪	片剂	水肿性疾病：一次 25~50mg，一日 1~2 次，或隔日用药，或连用 3~4 日后停用 3~4 日 高血压：一日 12.5~25mg，分 1~2 次服用	根据病情及血压情况来决定	应尽早洗胃，给予支持、对症处理，并密切随访血压、电解质和肾功能

续表

药品类别	药品名称	剂型	正常的用法用量	基本疗程	过量用药的症状及处置方法
	吲达帕胺	片剂;胶囊;缓释片剂	水肿性疾病:一次 2.5mg,必要时 5mg,一日 1 次;高血压:一次 2.5mg,一日 1 次;维持剂量可每 2 日 2.5~5mg	根据病情及血压情况决定	急性中毒的首要症状是水和电解质紊乱(低血压和低钾血症),临床上可能出现的症状包括恶心、呕吐、低血压,痉挛,易瞌睡,意识不清,多尿或少尿甚至无尿(低血容量所致)。采取的措施首先是快速清除所摄入的药物,可采用洗胃和(或)服用药用炭的方法,然后在专科中心纠正水和电解质紊乱直至正常
利尿药	呋塞米	片剂;注射剂	片剂:高血压起始每日 40~80mg,分 2 次服用,并酌情调整剂量;注射剂:高血压危象静脉注射,起始 40~80mg;伴急性左心衰竭或急性肾衰竭时可酌情增加剂量	根据病情及血压情况决定	暂无资料

续表

药品类别	药品名称	剂型	正常的用法用量	基本疗程	过量用药的症状及处置方法
利尿药	氢氯噻嗪	片剂	开始每日 25~100mg，分 2 次服用，与其他利尿药合用时剂量可减少；维持阶段可改为隔日疗法；最大剂量不超过每日 300mg	根据病情及血压情况决定	暂无资料
	阿米洛利	片剂	一次 2.5mg，一日 1 次；必要时一日 2 次，早、晚各 2.5mg，与食物同服	根据病情及血压情况决定	暂无资料
	螺内酯	片剂	水 肿 性 疾 病：一 次 40~120mg，一日 2~4 次 高血压：每日 40~80mg，分次服用 原发性醛固酮增多症：手术前患者每日 100~400mg，分 2~4 次服用；不宜手术的患者选用较小剂量维持	1. 水肿性疾病：至少 5 日 2. 高血压：至少 2 周	暂无资料

续表

药品类别	药品名称	剂型	正常的用法用量	基本疗程	过量用药的症状及处置方法
	比索洛尔	片剂	高血压：一次 5mg，每日 1 次；最大剂量为每日 10mg 慢性心力衰竭：一次 1.25~10mg，每日 1 次；最大剂量为每日 10mg	根据患者的病情及血压情况来决定用药疗程	过量反应为心动过缓、低血压、支气管哮喘、急性心功能不全和低血糖。处理应该及时停药并给予支持性的对症治疗
β受体阻断药	美托洛尔	片剂/缓释片	高血压：一次 25~50mg，分 1~2 次服用；最大剂量为每日 100mg 心绞痛：一日 25~50mg 心律失常：一次 25~50mg，一日 2~3 次，最大剂量为每日 200mg 缓释片：一次 47.5~95mg，一日 1 次	根据患者的病情及血压情况来决定用药疗程	过量症状有心动过缓～三度房室传导阻滞、心搏停止、血压下降、外周循环灌注不良、心功能不全、心源性休克、呼吸抑制和窒息。处理：严重者给予洗胃利药用炭，并进行对症治疗

续表

药品类别	药品名称	剂型	正常的用法用量	基本疗程	过量用药的症状及处置方法
	阿替洛尔	片剂	开始每次6.25~12.5mg,一日2次;按需要及耐受量渐增至50~200mg	根据患者的病情及血压情况来决定用药疗程	严重的心动过缓可静脉注射阿托品1~2mg,如有必要可随后静脉注射大剂量胰高血糖素10mg
β受体阻断药	普萘洛尔	片剂	高血压:一次10~30mg,一天3次 治疗各种心律失常,一次10~30mg,一天3次 治疗心绞痛:40~80mg/d,分3~4次服用	根据患者的病情及血压情况来决定用药疗程	对症处理,心动过缓时给予阿托品,慎用异丙肾上腺素
	艾司洛尔	注射剂	围术期高血压或心动过速:1mg/kg静脉注射,后静脉给予0.15mg/(kg·min)滴注,最大维持量为0.3mg/(kg·min)	根据患者的病情及血压情况来决定用药疗程	药物过量时会出现心脏停搏、心动过缓、低血压、电机械分离、意识丧失。处理:应立即停药,对症处理

续表

药品类别	药品名称	剂型	正常的用法用量	基本疗程	过量用药的症状及处置方法
	哌唑嗪	片剂	一次 0.5~1mg，一日 2~3 次（首剂 为 0.5mg，睡 前 服）；逐渐按疗效调整 为一日 4~12mg，分 2~3 次 服，每日剂量超过 20mg 后疗效不进一步增加	根据患者的病情及血压情况来决定用药疗程	本品过量可导致急性低血压及直立性低血压。处理：患者应立即平卧，取头低位；必要时使用升压药
α受体阻断药	特拉唑嗪	片剂	睡前服用，一次 1~5mg，一日 1 次；维持剂量一日最多不超过 20mg	根据患者的病情及血压情况来决定用药疗程	本品过量可能导致急性低血压。处理：应采用血管支持疗法。若该法不能解决，则首先扩容治疗休克，必要时使用血管加压药
	多沙唑嗪	控释片	一次 1~8mg，一日 1 次；国外最大剂量为每日 8mg	根据患者的病情及血压情况来决定用药疗程	如果药物过量导致低血压。患者应立即平卧，取头低位；必要时使用升压药。由于该药与血浆蛋白的结合率高，药物过量不宜采取血透析法

续表

药品类别	药品名称	剂型	正常的用法用量	基本疗程	过量用药的症状及处理方法
α 受体阻断药	乌拉地尔	注射液	缓慢静脉注射,一次 10~50mg,监测血压变化,5 分钟内显示降压效果;若效果不够满意,可重复用药	治疗期限一般不超过 7 天	发生严重低血压可抬高下肢,补充血容量;如果无效,可缓慢静脉注射缩血管药物,不断监测血压变化,个别病例需使用肾上腺素
	酚妥拉明	注射液	静脉注射 2~5mg 或滴注每分钟 0.5~1mg,以防肿瘤手术时出现高血压危象	限高血压危象时使用	对症处理,必要时使用升压药
其他降高血压药物	肼屈嗪	片剂	口服,12.5~50mg,每日 3 次	根据患者的病情及血压情况决定	过量会使血压下降,心率增快,严重时发生休克。如有过量,应停药,将胃排空;给药用炭,若有休克,应予扩容治疗
		片剂	10~50mg,每日 2~4 次,饭后口服;每日最大剂量不超过 300mg	根据患者的病情及血压情况决定	如有过量,应停药,将胃排空,给药用炭,若有休克,应予扩容治疗

续表

药品类别	药品名称	剂型	正常的用法用量	基本疗程	过量用药的症状及处置方法
其他降高血压药物	肼屈嗪	注射液	肌内注射，每日30~200mg，分次注射；静脉注射，产科利用于严重妊娠高血压综合征，5~10mg，根据血压情况每20分钟用药1次	根据患者的病情及血压情况决定	如有过量，应停药，将胃排空，给药用炭；若有休克，应予扩容治疗
	米诺地尔	片剂	口服，每日10~40mg，单次或分次服用；每日最大剂量不超过100mg	根据患者的病情及血压情况决定	1. 如出现反射性交感神经兴奋引起的心率加快可加用β受体阻断药 2. 如出现因水钠潴留而致体重增加、下肢水肿，可给予利尿药 3. 出现心包积液者应停药 4. 应用本品逾量时可适当扩容治疗，危重时可给去氧肾上腺素或多巴胺，但不宜用肾上腺素或去甲肾上腺素以避免过度兴奋心脏

续表

药品类别	药品名称	剂型	正常的用法用量	基本疗程	过量用药的症状及处置方法
	二氮嗪	注射液	静脉注射，一次150mg 或按体重 1~3mg/kg，严重高血压 5~15 分钟后重复注射 1 次；每日最大剂量不超过 1.2g	根据患者的病情及血压情况决定	过量注射会引起严重的低血压，须用拟交感胺类如去甲肾上腺素纠正；如对此类药物不敏感，应考虑二氮嗪以外的原因导致的低血压。过量引起的高血糖可用相应的降血糖药治疗
其他降高血压药物	硝普钠	注射液	用前将本品 50mg 溶解于 5ml 5% 葡萄糖注射液中，再稀释于 250~1000ml 5% 葡萄糖注射液中，在避光输液瓶中静脉滴注；溶液的保存与应用不应超过 24 小时；0.5~3μg/(kg·min)，极量为 10μg/(kg·min)，总量为 3.5mg/kg	根据患者的病情及血压情况决定	硫氰酸盐中毒或过量反应时可出现运动失调、视力模糊、谵妄、眩晕、头痛、意识丧失、恶心、呕吐、耳鸣、气短、氰化物中毒或超极量反应时可出现反射消失、昏迷、心音遥远、低血压、脉搏消失、皮肤粉红色、呼吸浅、瞳孔散大。如有氰化物中毒征象，吸入亚硝酸戊酯或静脉注射亚硝酸钠或应用硫代硫酸钠均有助于将氰化物转为硫氰酸盐而降低氰化物的血药浓度；血压过低时减慢滴速或暂停本品即可纠正

续表

药品类别	药品名称	剂型	正常的用法用量	基本疗程	过量用药的症状及处置方法
其他降高血压药物	利血平	片剂	口服,0.1~0.25mg,每日1次;极量不超过每次0.5mg	根据患者病情及血压情况决定	无特效解毒剂,也不能通过透析排出,治疗措施是对症和支持疗法。药物过量导致呼吸抑制,昏迷,低血压,抽搐和体温过低,此时必须采取洗胃,催吐,即使已服药数小时;严重的低血压者置于卧位,双脚上抬,并审慎给予直接性拟肾上腺素药升压;呼吸抑制者予以吸氧和人工呼吸;抗胆碱药治疗胃肠道症状;并纠正脱水,电解质失衡,肝昏迷和低血压;由于利血平的作用持续时间较长,患者需至少观察72小时
		注射液	初始肌内注射0.5~1mg,以后按需要每4~6小时肌内注射0.4~0.6mg	根据患者的病情及血压情况决定	药物过量导致呼吸抑制,昏迷,低血压,抽搐和体温过低。利血平不能通过透析排出;严重的低血压者置于卧位,双脚上抬,并慎重给予直接性拟肾

续表

药品类别	药品名称	剂型	正常的用法用量	基本疗程	过量用药的症状及处置方法
	利血平				上腺素升压药；呼吸抑制者予以吸氧和人工呼吸；纠正脱水、电解质失衡。肝昏迷和低血压；由于利血平的作用持续时间较长，患者需至少观察 72 小时
其他降高血压药物	硫酸镁	注射液	1. 中、重度妊娠高血压征，先兆子痫和子痫 首次剂量为 2.5~4g，用 25% 葡萄糖注射液 20ml 稀释后 5 分钟内缓慢静脉注射；以后每小时 1~2g 静脉滴注维持，24 小时内的总量为 30g 2. 早产 首次负荷量为 4g，用 25% 葡萄糖注射液 20ml 稀释后 5 分钟内缓慢静脉注射；以后用 25% 葡萄糖注射液 60ml，加于 5% 葡萄糖注射液 1000ml 中静脉滴注，速度为每小时 2g，直到宫缩停止后 2 小时	根据患者的病情及血压情况决定	药物过量：急性镁中毒时可引起呼吸抑制，可很快达到致死的呼吸麻痹。此时应立即停药，进行人工呼吸，并缓慢注射钙剂解救

续表

药品类别	药品名称	剂型	正常的用法用量	基本疗程	过量用药的症状及处置方法
其他降高血压药物	地巴唑	片剂	高血压、胃肠绞挛：口服 10~20mg，每日3次；神经疾患：5~10mg，每日3次	根据患者的病情及血压情况决定用药疗程	暂无资料
	复方利血平片	片剂	一次1~2片，一日3次	根据患者的病情及血压情况来决定用药疗程	逾量可致低血压，应立即停药，并扩容以纠正
复方制剂	复方利血平氨苯蝶啶	片剂	常用量为一次1片，一日1次；维持量为一次1片，每2~3日1次	根据患者的病情及血压情况来决定用药疗程	过量可引起明显的低血压，应停药，尽早洗胃，给予支持，对症处理，并密切注意血压、电解质和肾功能的变化情况
	复方卡托普利	片剂	1.高血压 口服一次1~2片，每日2~3次 2.心力衰竭 开始一次口	根据患者的病情及血压情况来决定用药疗程	逾量可致血压，应立即停药，并扩容以纠正，成人还可用血液透析清除

续表

药品类别	药品名称	剂型	正常的用法用量	基本疗程	过量用药的症状及处置方法
复方制剂	复方卡托普利		服 1~2 片，每日 2~3 次；对近期大量服用利尿药，处于低钠/低血容量，而血压正常或偏低的患者，初始剂量宜用半片，以后逐步增加至常用量测试逐步增加至常用量		过量用药可致血压，在服药后的 6 小时内发生，同时肾素 - 血管紧张素系统受阻，出现昏迷。处理：静脉输注生理盐水，如有可能，也可输入血管紧张素 Ⅱ；如果刚用完药物，则应催吐，可通过血液透析清除药物
	马来酸依那普利叶酸片	片剂	每日 5mg/0.4mg，根据患者的反应调整给药剂量	根据患者的病情及血压情况来决定用药疗程	
	缬沙坦氢氯噻嗪片	片剂	一次 1 片，每日 1 次	根据患者的病情及血压情况来决定用药疗程	缬沙坦过量可能会导致显著的低血压，进而引起意识水平下降循环衰竭和（或）休克，如果意识尚存喝和呕吐。处理：静脉输注生理盐水

续表

药品类别	药品名称	剂型	正常的用法用量	基本疗程	过量用药的症状及处置方法
复方制剂	氯沙坦钾氢氯噻嗪片	片剂	每日1次,每次1片;对反应不足的患者,剂量可增加至每日1次,每次2片,且此剂量为每日最大服用剂量	根据患者的病情及血压情况未决定用药疗程	如果有过量服药,采用的措施包括催吐(如果刚刚发生过量服药)及通过适当的步骤纠正脱水,电解质失衡,肝昏迷和低血压
	氨氯地平阿托伐他汀钙片	片剂	氨氯地平(高血压,心绞痛,冠心病):成人每次5~10mg,每日1次;6-17岁的高血压的儿童2.5~5mg,每日1次阿托伐他汀(高脂血症):每次10mg,每日1次;一日极量为80mg,每日1次	根据患者的病情及血压和血脂情况未决定用药疗程	如果有过量服药,应开始积极进行心肺监测和频繁的血压测量。如果发生低血压,应开始心血管支持治疗,包括将四肢抬高以及补液。如果应用这些保守治疗低血压仍然不缓解,可考虑给予血管收缩剂(如去氧肾上腺素),注意意循环液体量和尿量。透析治疗无效
	缬沙坦氨氯地平片(I)	片剂	氨氯地平:每次2.5~10mg,每日1次;缬沙坦:80~320mg,每日1次	根据患者的病情及血压情况未决定用药疗程	过量服药可导致低血压,头晕,外周血管过度扩张,并可能引起反射性心动过速。若服药时间不长,则可以考虑呕吐或洗胃。处理:积极采取有效的

续表

药品类别	药品名称	剂型	正常的用法用量	基本疗程	过量用药的症状及处置方法
	缬沙坦氢氯地平片（I）				心血管支持治疗，包括密切监测心脏和呼吸系统功能，抬高四肢量和尿量，静脉输注葡萄糖酸环体液，无禁忌证时，可采用血管收缩药物；血液透析无效
复方制剂	厄贝沙坦氢氯噻嗪片	片剂	每次 1 片，每日 1 次；一日极量为 2 片	根据患者的病情及血压情况来决定用药疗程	过量服药可导致低血压，心动过速，也会发生心动过缓，电解质紊乱，脱水，恶心和昏睡。如果有过量服药，建议的措施包括催吐和（或）洗胃，给予药用炭，并定时监测血清电解质、肌酐水平。如果发生低血压，患者应取卧位，快速补充盐和血液容量。血液透析无效

续表

药品类别	药品名称	剂型	正常的用法用量	基本疗程	过量用药的症状及处置方法
	替米沙坦氢氯噻嗪片	片剂	每次1片,每天1次,餐前或餐后服用	根据患者的病情及血压情况来决定用药疗程	过量服药可导致低血压、心动过速,也会发生心动过缓、电解质紊乱、脱水、恶心和昏睡。如果有过量服药,建议的措施包括催吐和(或)洗胃,给予药用炭,并定时监测血清电解质、肌酐水平。如果发生低血压,患者应取卧位,快速补充盐和血液透析无效
复方制剂	培哚普利吲达帕胺片	片剂	每次1片,每日1次,清晨餐前服用	根据患者的病情及血压情况来决定用药疗程	过量服药可导致低血压和水、电解质平衡紊乱(低钠、低钾),临床可能表现为恶心、呕吐、抽搐、眩晕、嗜睡、意识不清、少尿,可进一步发展为无尿(低血容量所致)。处理:洗胃和电解质平衡;如果出现明显的低血压,可置患者于头低位

续表

药品类别	药品名称	剂型	正常的用法用量	基本疗程	过量用药的症状及处置方法
	培垛普利吲达帕胺片				位；如必要应静脉滴注等渗生理盐水或应用其他的扩容方法，可用血液透析清除培哚普利拉
复方制剂	复方盐酸阿米洛利片	片剂	每次1~2片，一日1~2次，与食物同服	根据患者的病情及血压情况来决定用药疗程	暂无资料

表 2-4 药物的药代动力学参数比较

药品类别	药品名称	起效时间	达峰时间	半衰期	生物利用度	蛋白结合率	分布容积	组织分布情况	代谢途径和代谢酶
	氨氯地平	暂无资料	6~12 小时	36 小时	64%~90%	97.5%	21L/kg	暂无资料	肝脏广泛代谢
	左旋氨氯地平	暂无资料	6~12 小时	35~50 小时	64%~80%	97.5%	21L/kg	暂无资料	暂无资料
CCB 类	硝苯地平片	10 分钟	30 分钟	$t_{1/2}$ 呈双相，$t_{1/2α}$ 为 2.5~3 小时，$t_{1/2β}$ 为 5 小时	暂无资料	90%	暂无资料	暂无资料	主要由肝脏代谢
	硝苯地平控释片	暂无资料	暂无资料	$(9.9±6.8)$ 小时	暂无治疗	92%~98%	暂无资料	暂无资料	主要由肝脏代谢
	硝苯地平缓释片	暂无资料	1.6~4 小时	2 小时	暂无资料	92%~98%	暂无资料	暂无资料	主要由肝脏代谢

续表

药品类别	药品名称	起效时间	达峰时间	半衰期	生物利用度	蛋白结合率	分布容积	组织分布情况	代谢途径和代谢酶
	非洛地平片	暂无资料	(2.01±0.63)小时	(16.09±0.63)小时	15%~25%	99%	10L/kg	本品可透过血-脑脊液屏障和胎盘	肝脏广泛
	非洛地平缓释片	暂无资料	2.5~5小时	25小时	15%~25%	99%	10L/kg	本品可透过血-脑脊液屏障和胎盘	肝脏广泛
CCB类	尼卡地平片	20分钟	0.5~2小时	8.6小时	35%	>95%	暂无资料	暂无资料	肝脏广泛
	尼卡地平缓释片	暂无资料	暂无资料	8.6小时	暂无资料	暂无资料	暂无资料	暂无资料	肝脏广泛
	尼卡地平注射液	暂无资料	暂无资料	50~63分钟	100%	90%	暂无资料	暂无资料	肝脏广泛

续表

药品类别	药品名称	起效时间	达峰时间	半衰期	生物利用度	蛋白结合率	分布容积	组织分布情况	代谢途径和代谢酶
	盐酸贝尼地平片	暂无资料	口服后1小时	1~2小时	暂无资料	75%	暂无资料	大鼠经口给予，主要分布于肝脏、肾脏、肾上腺、颌下腺、肺、垂体，而脑、脊髓、睾丸中的分布较少	主要由肝脏代谢
CCB类	尼群地平胶囊	口服后30分钟收缩压开始下降，60分钟舒张压开始下降	口服后约1.5小时	2小时	约30%	>90%	暂无资料	暂无资料	主要由肝脏代谢

续表

药品类别	药品名称	起效时间	达峰时间	半衰期	生物利用度	蛋白结合率	分布容积	组织分布情况	代谢途径和代谢酶
	拉西地平片	暂无资料	暂无资料	12~15小时	2%~9%	95%	暂无资料	暂无资料	肝脏广泛
	乐卡地平片	暂无资料	1.5~3小时	2.8~3.7小时	暂无资料	98%	暂无资料	广泛地分布于组织与器官中	肝脏广泛
	西尼地平片	暂无资料	1.8~2.2小时	2.1~2.5小时	暂无资料	99.3%	暂无资料	暂无资料	肝脏代谢
CCB类	盐酸地尔硫草片	暂无资料	2~3小时	3.5小时	40%	70%~80%	暂无资料	暂无资料	主要由肝脏代谢
	盐酸地尔硫草缓释胶囊	暂无资料	6~11小时	5~7小时	40%	70%~80%	暂无资料	暂无资料	主要由肝脏代谢
	盐酸地尔硫草缓释片	暂无资料	6~11小时	5~7小时	暂无资料	70%~80%	暂无资料	暂无资料	主要由肝脏代谢

续表

药品类别	药品名称	起效时间	达峰时间	半衰期	生物利用度	蛋白结合率	分布容积	组织分布情况	代谢途径和代谢酶
	注射用盐酸地尔硫䓬	暂无资料	5~6小时	1.9小时	暂无资料	70%~80%	暂无资料	暂无资料	主要由肝脏代谢
	盐酸维拉帕米片	暂无资料	1~2小时	2.8~7.4小时	20%~35%	90%	暂无资料	暂无资料	主要由肝脏代谢
CCB类	盐酸维拉帕米缓释片	暂无资料	禁食5.21小时 餐后7.7小时	2.8~7.4小时	20%~35%	90%	暂无资料	暂无资料	主要由肝脏代谢
	盐酸维拉帕米注射液	1~5分钟	2~5分钟	2~5小时	暂无资料	90%	暂无资料	暂无资料	主要由肝脏代谢

续表

药品类别	药品名称	起效时间	达峰时间	半衰期	生物利用度	蛋白结合率	分布容积	组织分布情况	代谢途径和代谢酶
	卡托普利	迅速	1~1.5 小时	<3 小时	>75%	25%~30%	暂无资料	肝脏、肾脏。本品可通过乳汁分泌，也可以通过胎盘	肝脏代谢
	依那普利	迅速	4 小时	11 小时	36%~40%	50%	暂无资料	暂无资料	肝内代谢去甲基依那普利
ACEI 类	贝那普利	迅速	0.5~1 小时	10~11 小时	约 37%	约 95%	9L	肝脏、肾脏	肝脏水解酶、贝那普利和贝那普利拉的乙酰-葡萄糖苷酸的结合物

续表

药品类别	药品名称	起效时间	达峰时间	半衰期	生物利用度	蛋白结合率	分布容积	组织分布情况	代谢途径和代谢酶
ACEI类	福辛普利	迅速	3小时	11.5小时	36%	>95%	分布容积相对较小	肝脏，肾脏	暂无资料
	赖诺普利	迅速	6小时	12.6小时	25%	似乎无结合	暂无资料	暂无资料	暂无资料
	雷米普利	迅速	4~6.5小时	13~17小时	50%~60%	73%	暂无资料	暂无资料	暂无资料
	咪达普利	迅速	2小时	8小时	暂无资料	暂无资料	暂无资料	暂无资料	暂无资料
	培哚普利	迅速	3~4小时	24小时	65%~70%	<30%	暂无资料	暂无资料	暂无资料
	西拉普利	迅速	3~7小时	9小时	约60%	暂无资料	暂无资料	暂无资料	暂无资料
	喹那普利	迅速	2小时	1.9小时	暂无资料	暂无资料	暂无资料	暂无资料	暂无资料
ARB类	厄贝沙坦		1.5~2小时	11~15小时	60%~80%	96%	53~93L	暂无资料	在肝内由CYP2C9代谢

续表

药品类别	药品名称	起效时间	达峰时间	半衰期	生物利用度	蛋白结合率	分布容积	组织分布情况	代谢途径和代谢酶
	氯沙坦钾		氯沙坦1小时 活性代谢产物3~4小时	氯沙坦2小时 活性代谢产物6~9小时	33%	99%	34L	暂无资料	主要由肝脏代谢
	缬沙坦	2小时		9小时	23%	94%~97%	17L	暂无资料	主要由肝脏代谢
ARB类	替米沙坦	3小时		>20分钟	50%	>99.5%	500L	暂无资料	主要由肝脏代谢
	坎地沙坦酯		3~4小时	9小时	15%	>99%	0.13L	暂无资料	极少在肝脏代谢,绝大部分以原形排出

续表

药品类别	药品名称	起效时间	达峰时间	半衰期	生物利用度	蛋白结合率	分布容积	组织分布情况	代谢途径和代谢酶
ARB类	奥美沙坦酯		1~2小时	13小时	26%	99%	17L	暂无资料	
利尿药	氢氯噻嗪	2小时	4小时	15小时	65%~70%	40%	暂无资料	能通过胎盘屏障，可分泌入乳汁中	
	吲达帕胺	暂无资料	1~2小时	14~18小时	93%	71%~79%	暂无资料	暂无资料	肝内代谢，大多数经肾脏排泄
	呋塞米	片剂0.5~1小时 注射剂5分钟	片剂1~2小时 注射剂0.33~1小时	30~60分钟	60%~70%	91%~97%	11.4%	能通过胎盘屏障，可分泌入乳汁中	肝内代谢

续表

药品类别	药品名称	起效时间	达峰时间	半衰期	生物利用度	蛋白结合率	分布容积	组织分布情况	代谢途径和代谢酶
利尿药	氢苯蝶啶	2~4 小时	6 小时	1.5~2 小时	50%	40%~70%	暂无资料	动物实验可通过胎盘和乳汁	肝脏代谢
	阿米洛利	2 小时	3~4 小时	6~9 小时	50%	暂无资料	暂无资料	暂无资料	50% 从小便排泄，40% 从大便排泄
	螺内酯	24 小时	48~72 小时	9~24 小时(依服药方式不同而不同)	>90%	>90%	暂无资料	可通过胎盘	80% 肝脏代谢，经肾脏和胆道排泄
β 受体阻断药	比索洛尔	暂无资料	1.7~3.0 小时	10 小时	>90%	30%	3.5L/kg	暂无资料	50% 通过肝脏代谢，50% 以原形从肾脏排出

续表

药品类别	药品名称	起效时间	达峰时间	半衰期	生物利用度	蛋白结合率	分布容积	组织分布情况	代谢途径和代谢酶
β受体阻断药	美托洛尔片／缓释片	暂无资料	1~2小时	3~5小时	30~50%	10%	5.6L/kg	迅速进入细胞外组织内	在肝内由CYP2D6代谢
	阿替洛尔	暂无资料	2~4小时	6~7小时	50%	6%~16%	50~75L	广泛分布于各组织中	主要以原形自尿排出
	普萘洛尔片	暂无资料	1~2小时	2~3小时	30%	90%~95%	(3.9±6.0)L/kg	暂无资料	广泛地在肝内代谢
	艾司洛尔	暂无资料	5~30分钟	9分钟	暂无资料	55%	暂无资料	暂无资料	暂无资料
α受体阻断药	哌唑嗪	2小时	1~3小时	2~3小时	50%~85%	97%	暂无资料	暂无资料	主要由肝脏代谢
	特拉唑嗪	暂无资料	1小时	12小时	>90%	90%~94%	暂无资料	暂无资料	主要由肝脏代谢

续表

药品类别	药品名称	起效时间	达峰时间	半衰期	生物利用度	蛋白结合率	分布容积	组织分布情况	代谢途径和代谢酶
α受体阻断药	多沙唑嗪	暂无资料	2~3小时	3~16小时	63%~80%	93%	76L	暂无资料	主要由肝脏代谢
	乌拉地尔	暂无资料	4~6小时	口服 $t_{1/2}$ 为 4.7 小时,静脉 $t_{1/2}$ 为 2.7 小时	缓释片72% 注射液100%	80%	暂无资料	暂无资料	肝内广泛代谢
	酚妥拉明	1~2分钟	20分钟	19分钟	100%	暂无资料	暂无资料	暂无资料	主要由肝脏代谢
其他降高血压药物	肼屈嗪	作用持续24小时	1~2小时	2~3小时	可分为快乙酰化型与慢乙酰化型,前者生物利用度约为30%,后者生物利用度为50%	87%	(1.6±0.3) L/kg	暂无资料	主要在肠壁和肝脏代谢,主要代谢途径是乙酰化,羟基和基化和化合结合反应

续表

药品类别	药品名称	起效时间	达峰时间	半衰期	生物利用度	蛋白结合率	分布容积	组织分布情况	代谢途径和代谢酶
其他降高血压药物	肼屈嗪	0.75	1~2 小时	3~7 小时	30%~50%	87%	暂无资料	分布广泛,可持久存在于血管壁内	主要通过羟基化和葡萄糖醛酸的结合在肝中代谢;多数资料说明,在机体清除的过程中,N-乙酰化作用不是最重要的部分,因此乙酰化的状态不会影响排泄;其代谢产物主要通过尿排泄

续表

药品类别	药品名称	起效时间	达峰时间	半衰期	生物利用度	蛋白结合率	分布容积	组织分布情况	代谢途径和代谢酶
其他降高血压药物	米诺地尔	口服后1.5小时内降压作用开始，2~3小时达高峰，作用可维持75小时；长期口服降压作用峰随剂量用而异	1小时	2.8~4.2小时	口服后90%吸收	不与血浆蛋白结合	暂无资料	能分布于乳汁中	吸收的本品90%在肝内经葡萄糖醛化，代谢产物活性低；本品在肝内代谢，其代谢物葡萄糖醛酸结合物可随尿排出；3%从粪便排出

续表

药品类别	药品名称	起效时间	达峰时间	半衰期	生物利用度	蛋白结合率	分布容积	组织分布情况	代谢途径和代谢酶
其他降高血压药物	二氮嗪	快速静脉注射后1分钟内起效，2~3分钟达高峰，持续时间为2~12小时	2~3分钟	肾功能正常时半衰期为21-36小时，无尿时为20~53小时	暂无资料	82%~94%，尿毒症时结合减少	暂无资料	暂无资料	在肝内代谢，经肾排泄，约50%为原形，其余为代谢产物从尿排出；小量从粪便排出；本品可通过胎盘及血-脑屏障，也可通过透析被清除

续表

药品类别	药品名称	起效时间	达峰时间	半衰期	生物利用度	蛋白结合率	分布容积	组织分布情况	代谢途径和代谢酶
其他降高血压药物	硝普钠	给药后几乎立即起作用并达高峰；静脉滴注停止后维持1~10分钟	静脉注注后立即达血药浓度峰值	本品经肾排泄；肾功能正常者半衰期为7天；肾功能不良或低钠过长	暂无资料	暂无资料	暂无资料	暂无资料	由红细胞代谢为氰化物，在肝脏内氰化物代谢为硫氰酸盐，代谢物无扩张血管活性；氰化物可参与维生素 B_{12} 的代谢

续表

药品类别	药品名称	起效时间	达峰时间	半衰期	生物利用度	蛋白结合率	分布容积	组织分布情况	代谢途径和代谢酶
其他降高血压药物	利血平	起效慢,需数天至3周,3~6周达降压高峰;停药后作用可持续1~6周	3.5 小时	分布相半衰期和消除相半衰期分别为4.5 小时和45~168 小时,严重肾衰竭(无尿)者达87~323 小时	50%	96%	暂无资料	口服后迅速从胃肠道吸收,分布到主要脏器包括脑组织中	主要在肝脏通过水解反应代谢,并缓慢地经粪便和尿液排出体外;60%以上口服药以原形于给药3~4 日后便从粪便排出,8%从尿中排出,其中不到1%为原形

续表

药品类别	药品名称	起效时间	达峰时间	半衰期	生物利用度	蛋白结合率	分布容积	组织分布情况	代谢途径和代谢酶
其他降高血压药物	利血平	肌内注射利血平4小时后降压作用达高峰,持续10小时;静脉推注后1小时起降压作用;代谢缓慢,停药后作用可持续1~6周	暂无资料	静脉注射平均半衰期为33小时	暂无资料	96%	暂无资料	暂无资料	在肝脏通过水解反应代谢,并经缓慢粪便和尿液排出体外

续表

药品类别	药品名称	起效时间	达峰时间	半衰期	生物利用度	蛋白结合率	分布容积	组织分布情况	代谢途径和代谢酶
其他降高血压药物	硫酸镁	肌内注射后 20 分钟起效，静脉注射几乎立即起作用	暂无资料	暂无资料	暂无资料	暂无资料	暂无资料	暂无资料	肌内和静脉注射药物均由肾脏排出，排出的速度与血镁浓度和肾小球滤过率相关
	地巴唑	暂无资料	暂无资料	暂无资料	暂无资料	暂无资料	暂无资料	暂无资料	暂无资料
复方制剂	复方利血平片	数天至 3 周	2~4 小时	分布相半衰期($t_{1/2B}$)为 4.5 小时 消除相半衰期($t_{1/2B}$)为 45~168 小时	利血平平均为 30%~50%	96%	暂无资料	主要脏器，包括脑组织	主要由肝脏代谢

117

续表

药品类别	药品名称	起效时间	达峰时间	半衰期	生物利用度	蛋白结合率	分布容积	组织分布情况	代谢途径和代谢酶
复方制剂	复方利血平氨苯蝶啶	数天至3周	2~4小时	分布相半衰期($t_{1/2\beta}$)为4.5小时 消除相半衰期($t_{1/2\beta}$)为45~168小时	利血平为30%~50%	96%	暂无资料	主要脏器,包括脑组织	主要由肝脏代谢
	复方卡托普利	15分钟	卡托普利1~1.5小时 氢氯噻嗪4小时	<3小时	>75%	25%~30%	暂无资料	暂无资料	主要由肝脏代谢
	马来酸依那普利叶酸片	暂无资料	依那普利0.83~1.1小时 依那普利拉3.8~4.4小时	依那普利的$t_{1/2}$为0.92~2.24小时 依那普利拉的$t_{1/2}$为7.47~9.98小时	暂无资料	暂无资料	暂无资料	广泛分布于全身,肝、肾、胃和小肠中的药物浓度最高,大脑中的药物浓度最低	主要由肝脏代谢

续表

药品类别	药品名称	起效时间	达峰时间	半衰期	生物利用度	蛋白结合率	分布容积	组织分布情况	代谢途径和代谢酶
	缬沙坦氢氯噻嗪片	暂无资料	缬沙坦为2~4小时 氢氯噻嗪为2小时	缬沙坦为9小时 氢氯噻嗪为6~15小时	缬沙坦为23% 氢氯噻嗪为70%	缬沙坦为94%~97% 氢氯噻嗪为40%~70%	缬沙坦的稳态分布容积约为17L	暂无资料	
复方制剂	氯沙坦钾氢氯噻嗪片	暂无资料	氯沙坦为1小时 活性代谢产物为3~4小时	氯沙坦为2小时 活性代谢产物为6~9小时 氢氯噻嗪为5.6~14.8小时	氯沙坦为33%	>99%	氯沙坦的分布容积为34L	暂无资料	暂无资料

续表

药品类别	药品名称	起效时间	达峰时间	半衰期	生物利用度	蛋白结合率	分布容积	组织分布情况	代谢途径和代谢酶
复方制剂	氨氯地平阿托伐他汀钙片	暂无资料	氨氯地平为6-12小时 阿托伐他汀为1~2小时	氨氯地平为35~50小时 阿托伐他汀为14小时	氨氯地平为64%~90% 阿托伐他汀为14%	氨氯地平为93% 阿托伐他汀为≥98%	阿托伐他汀的平均分布容积约为381L	暂无资料	肝脏广泛代谢
	缬沙坦氨氯地平片（Ⅰ）	暂无资料	缬沙坦为3小时 氨氯地平为6-8小时	缬沙坦为9小时 氨氯地平为30~50小时	缬沙坦为23% 氨氯地平为64%~80%	缬沙坦94%~97% 氨氯地平为97.5%	缬沙坦17L 氨氯地平为21L/kg	暂无资料	肝脏广泛代谢
	厄贝沙坦氢氯噻嗪片	暂无资料	厄贝沙坦为1.5~2小时 氢氯噻嗪为1~2.5小时	厄贝沙坦为11~15小时 氢氯噻嗪为5~1.5小时	厄贝沙坦为60%~80% 氢氯噻嗪为50%~80%	厄贝沙坦为96% 氢氯噻嗪为68%	厄贝沙坦为53~93L 氢氯噻嗪为0.83~1.14L/kg	暂无资料	暂无资料

续表

药品类别	药品名称	起效时间	达峰时间	半衰期	生物利用度	蛋白结合率	分布容积	组织分布情况	代谢途径和代谢酶
	替米沙坦氢氯噻嗪片	暂无资料	替米沙坦为0.5-1.5小时 氢氯噻嗪为1.0-3.0小时	替米沙坦为>20小时 氢氯噻嗪为10-15小时	替米沙坦为42%~58% 氢氯噻嗪为60%	替米沙坦为>99.5% 氢氯噻嗪为68%	替米沙坦为500L, 氢氯噻嗪为0.83~1.14L/kg	暂无资料	暂无资料
复方制剂	培哚普利吲达帕胺片	暂无资料	培哚普利拉为3~4小时 吲达帕胺为	培哚普利拉为24小时 吲达帕胺为14~24小时	暂无资料	培哚普利为<30% 吲达帕胺为79%	暂无资料	暂无资料	暂无资料
	复方盐酸阿米洛利片	阿米洛利为2小时	阿米洛利为3~4小时	阿米洛利为6~9小时	暂无资料	暂无资料	暂无资料	暂无资料	暂无资料

社区安全用药指导 ○ 高血压

表 2-5 药物的不良反应

药物类别	药品名称	不良反应	处置方法
CCB类	氨氯地平	常见的不良反应是头痛、水肿、头晕、潮红和心悸。一般不良反应为过敏反应、虚弱、背痛、潮热、不适、疼痛、僵硬、体重增加、心律失常、胸痛、低血压、外周缺血、昏厥、体位性头晕、直立性低血压和脉管炎、感觉减退、外周神经病、感觉异常、震颤、眩晕、食欲亢进、消化不良、吞咽困难、腹泻、胃肠气、胃炎、呕吐、牙龈增生、关节痛、关节炎、肌肉痛性痉挛、肌痛、性功能障碍、失眠、紧张、梦魇、焦虑、人格解体、血管性水肿、红斑、瘙痒、皮疹、斑丘疹、视觉异常、结膜炎、复视、眼痛、耳鸣、尿频、排尿障碍、夜尿、口干、盗汗、高血糖、口渴、白细胞减少症、紫癜、血小板减少症	停药，对症支持治疗
	左旋氨氯地平	较少见的副作用是头痛、水肿、头晕、疲劳、失眠、恶心、腹痛、面红、心悸和头晕；极少见的副作用为瘙痒、皮疹、呼吸困难、乏力和肌肉痉挛和消化不良	停药，对症支持治疗
	硝苯地平片	常见服药后出现外周性水肿、头晕、头痛、恶心、乏力和面部潮红，一过性低血压；个别患者会发生心绞痛；还可见心悸、鼻塞、胸闷、气短、便秘、腹泻、胃肠痉挛、腹胀、骨骼肌发炎、关节僵硬、肌肉痉挛、精神紧张、颤抖、神经过敏、睡眠紊乱、视力模糊、平衡失调、晕厥等	停药，对症支持治疗

续表

药品类别	药品名称	不良反应	处置方法
	硝苯地平控释片	常见头痛,水肿,血管扩张,便秘等	停药,对症支持治疗
	硝苯地平缓释片	1. 反应短暂而较多见的是踝,足与小腿肿胀,用利尿药可消退 2. 偶尔出现胸部疼痛,头痛,脸红,眼花,心悸,血压下降等 3. 偶尔出现腹痛,恶心,食欲缺乏,便秘等症 4. 可能出现牙龈肥厚	停药,对症支持治疗
CCB类	非洛地平片	1. 在某些患者身上会导致面色潮红,头痛,头晕,心悸和疲劳 2. 可引起与剂量有关的踝肿大,牙龈或牙周炎患者用药后可能会引起轻微的牙龈肿大 3. 另也可见皮疹、瘙痒 4. 在极少数患者中可能会引起显著的低血压伴心动过速,这在易感个体可能会引起心肌缺氧	停药,对症支持治疗
	非洛地平缓释片	最常见的不良反应是轻、中度踝部水肿;常见潮红伴发热,头痛等	停药,对症支持治疗

续表

药品类别	药品名称	不良反应	处置方法
CCB 类	尼卡地平片/缓释片	常见者有足踝部水肿、头晕、头痛、面部潮红等	停药,对症支持治疗
	尼卡地平注射液	较常见者有脚肿、头晕、头痛、脸红等	停药,对症支持治疗
	盐酸贝尼地平片	常见的不良反应有肝功能损害;BUN、肌酐升高;白细胞数减少、嗜酸性粒细胞增加;心悸、颜面潮红、潮热、血压降低;头痛、头重、眩晕、步态不稳、直立性低血压;便秘、皮疹、浮肿、GPK 上升	若出现异常,应减量或停药并进行适当处置
	尼群地平胶囊	较少见的不良反应有头晕、脸红;少见的不良反应有头晕、恶心、低血压、脚肿、心绞痛发作	停药,对症支持治疗
	拉西地平片	最常见的有头痛、皮肤潮红、水肿、眩晕和心悸	停药,对症支持治疗
	乐卡地平片	1. 面部潮红、踝部水肿、心悸、心动过速、头痛、眩晕 2. 胃肠道反应、皮疹、疲劳、嗜睡、肌肉痛,极偶然可能出现低血压	停药,对症支持治疗

续表

药品类别	药品名称	不良反应	处置方法
CCB类	西尼地平片	泌尿系统：尿频、尿酸、肌酸、尿素氮上升、尿蛋白阳性、尿沉淀阳性 神经系统：头痛、眩晕、肩部肌肉僵硬感、头晕、犯困、失眠、手颤动、健忘 循环系统：面色潮红、心悸、燥热、心电图异常(ST段减低、T波逆转)、低血压、胸痛、心率加快、性障碍、畏寒、期外收缩 消化系统：AST(GOT)、ALT(GPT)、γ-GTP上升等肝功能异常或黄疸、腹胀、呕吐、腹痛、便秘、口渴 血液系统：血小板减少、白细胞计数、中性粒细胞异常、红细胞、血细胞比容、嗜酸性粒细胞和淋巴细胞异常 过敏：药疹、红肿和瘙痒 其他：浮肿、疲倦、血清胆固醇上升、血清钾和磷异常、胖肠肌痉挛、眼部干燥、充血、味觉异常、尿糖阳性、空腹时血糖、总蛋白、血清钙和CRP异常	停药，对症支持治疗
	盐酸地尔硫䓬片	常见的不良反应有浮肿、头痛、恶心、眩晕、皮疹、无力等	停药，对症支持治疗

续表

药品类别	药品名称	不良反应	处置方法
CCB 类	注射用盐酸地尔硫䓬	常见的不良反应为心动过缓、低血压、一或二度房室传导阻滞、房室交界性心律等	停药，对症支持治疗
	盐酸维拉帕米片	常见的不良反应为便秘、眩晕、轻度头痛、恶心、低血压、头痛、外周性水肿、充血性心力衰竭、窦性心动过缓、一～三度房室传导阻滞、皮疹、乏力、心悸、氨基转移酶升高，伴或不伴碱性磷酸酶和胆红素的升高	停药，对症支持治疗
	盐酸维拉帕米缓释片	心率减慢、血压下降和心肌收缩力减弱、便秘、恶心、眩晕或头晕、头痛、面红、疲乏、神经衰竭或足踝水肿等	停药，对症支持治疗
	盐酸维拉帕米注射液	常见的不良反应为症状性低血压、心动过缓、眩晕、头痛、皮疹、严重的心动过速等	停药，对症支持治疗
ACEI 类	卡托普利	常见的有皮疹、心悸、咳嗽、味觉迟钝；较少见的有蛋白尿、眩晕、血管性水肿、心率快而不齐、面部潮红或苍白；少见的有白细胞与粒细胞减少	停药，对症支持治疗

续表

药品类别	药品名称	不良反应	处置方法
ACEI 类	依那普利	血压过度降低、肾损害或者肾损害加重、干咳、咽痛、声音嘶哑、支气管炎、恶心、腹痛和消化不良、皮肤过敏反应、神经血管性水肿、头痛、嗜睡等	停药、对症支持治疗
	贝那普利	常见的不良反应包括头痛、心悸、眩晕、潮红、咳嗽、胃肠功能紊乱、皮疹、尿频、疲劳	停药、对症支持治疗
	福辛普利	最常见的副作用是头晕、咳嗽、上呼吸道症状、恶心或呕吐、腹泻和腹痛、心悸或胸痛、皮疹或瘙痒、骨骼肌疼痛或感觉异常、疲劳和味觉障碍、低血压、包括直立性低血压；偶见报道发生胰腺炎、轻度氮质血症时性的血红蛋白和红细胞减少；偶见血尿素氮轻度升高	停药、对症支持治疗
	赖诺普利	最常见的副作用为眩晕、头痛、腹泻、疲倦、咳嗽、恶心、肾功能不全、性功能障碍；其他少见的副作用有直立效应（包括低血压）、皮疹和衰弱、高钾血症、低钠血症	停药、对症支持治疗
	雷米普利	主要的不良反应为血压过度降低、肾损害、干咳、血管神经性水肿、胃痛、恶心、呕吐、皮疹、头痛和疲劳，血红蛋白浓度、血细胞比容、白细胞或血小板计数可能下降，高钾血症、黄疸或显著的氨基转移酶升高（此时必须停止用雷米普利片治疗）	停药、对症支持治疗

续表

药品类别	药品名称	不良反应	处置方法
ACEI 类	咪达普利	主要的不良反应有咳嗽、咽部不适、胃部不适、心悸、低血压、眩晕、头痛、瞒珊、皮疹等，以及 ALT、AST、肌酐升高等；严重的不良反应包括血管神经性水肿、严重的血小板减少、血细胞减少、膜腺炎等	停药，对症支持治疗
	培哚普利	头痛、疲倦、眩晕、情绪或睡眠紊乱、痛性痉挛、直立性或非直立性低血压；少数病例出现皮疹、胃痛、畏食、恶心、腹痛、味觉障碍、干咳、高血压；极少见血管神经性水肿；血尿素和血肌酐中度升高、蛋白尿、贫血发生于特殊患者（肾移植、血液透析）	停药，对症支持治疗
	西拉普利	最常见的不良反应是头痛、头晕、咳嗽；其他发生率少于 2% 的不良反应包括乏力、低血压、消化不良、恶心、皮疹和干咳；其他不良反应包括喉头水肿，血红蛋白、血细胞比容和（或）白细胞计数降低	停药，对症支持治疗
	喹那普利	常见的不良反应为干咳、头痛、眩晕、疲劳和感觉异常；其他不良反应有恶心、呕吐、消化不良、腹泻、低血压、皮疹、水肿和瘙痒；偶有血清肌酐及血 BUN 升高	停药，对症支持治疗

续表

药品类别	药品名称	不良反应	处置方法
ARB类	厄贝沙坦	1. 用于高血压 常见眩晕、恶心/呕吐、胃肠道异常、疲劳、血浆肌酸激酶水平明显增加、体位性眩晕、直立性低血压、骨骼肌疼痛；不常见心动过速、潮红、咳嗽、腹泻、消化不良/胃灼热、性功能障碍、胸痛 2. 用于伴有肾病的高血压和 2 型糖尿病 非常常见头晕、高血压；常见体位性头晕、直立性低血压、骨骼肌疼痛、血红蛋白减少、平见出疹、荨麻疹、血管神经性水肿等高敏感性反应；非常罕见高血钾、头晕、耳鸣、味觉缺失、肝功能异常、肝炎、肌痛、关节痛、肾功能损伤、肾衰竭	减量给药或停药，对症支持治疗
	氯沙坦钾	头晕、乏力/疲乏和眩晕、个体直立性低血压、过敏反应、胃肠道不适、贫血、血小板减少、肌痛、关节痛、瘢痕大发作、味觉障碍、咳嗽、荨麻疹、瘙痒、红皮病、高血钾、低血钠	上述不良反应极少见，也极轻微，一般无需停药
	缬沙坦	不常见眩晕、咳嗽、疲劳、腹痛；未知血红细胞减少、血小板减少、血细胞比容减少、中性粒细胞减少、血小板减少、血钾升高、血管炎、血清胆红素水平升高、血管性水肿、超敏反应、皮疹、瘙痒、肌痛、肾衰竭和肾功能受损、血清肌酐升高	减量给药或停药，对症支持治疗

续表

药品类别	药品名称	不良反应	处置方法
ARB类	替米沙坦	常见后背痛、胸痛、流感样症状、感染症状、眩晕、腹痛、腹泻、消化不良、胃肠功能紊乱、关节痛、腿痉挛或腿痛、肌痛、上呼吸道感染、湿疹；少见视觉异常、多汗、口干、胃肠胀气、腱鞘炎样症状、焦虑	减量给药或停药，对症支持治疗
	缬沙坦酯	血管性水肿、休克、昏厥和失去意识、急性肾衰竭、高血钾、肝功能恶化或黄疸、粒细胞缺乏症、横纹肌溶解、间质性肺炎、低血糖症	减量给药或停药，对症支持治疗
	奥美沙坦酯	常见头晕；其他可见背痛、支气管炎、肌酸磷酸激酶升高、腹泻、头痛、血尿、高血糖症、高三酰甘油血症、流感样症状、咽炎、鼻炎和鼻窦炎	减量给药或停药，对症支持治疗
利尿药	氢氯噻嗪	大多与剂量和疗程有关。较为常见的有水、电解质紊乱所致的副作用（口干、烦渴、肌肉痉挛、恶心、呕吐和极度疲乏无力等），以及低钾血症、低钠血症、低氯性碱中毒等；一般的有高血糖症、高尿酸血症、过敏反应；少见的有白细胞减少或缺乏症、血小板减少性紫癜等；罕见的有胆囊炎、胰腺炎、性功能减退、光敏感、色觉障碍等	停药，对症支持治疗

续表

药品类别	药品名称	不良反应	处置方法
利尿药	吲达帕胺	比较轻而短暂,呈剂量相关。较少见的有腹泻、头痛、食欲减低、失眠、反胃、直立性低血压;少见的有皮疹、瘙痒等过敏反应,以及低血钠、低血钾、低氯性碱中毒	停药,对症支持治疗
	呋塞米	常见的有水、电解质紊乱,少见的有过敏反应、视觉模糊、耳毒性、骨髓抑制等	停药,对症支持治疗
	氨苯蝶啶	常见的有高钾血症;少见的有胃肠道反应如恶心、呕吐、胃痉挛和腹泻等,以及低钠血症、头晕、头痛、光敏感;罕见的有过敏如皮疹、呼吸困难,血液系统损害如粒细胞减少症甚至粒细胞缺乏症、血小板减少性紫癜、巨红细胞性贫血(干扰叶酸代谢),以及肾结石	停药,对症支持治疗
	阿米洛利	1. 单独使用时高钾血症较常见 2. 偶可引起低钠血症、高钙血症,轻度的代谢性酸中毒 3. 胃肠道反应可有口干、恶心、呕吐、腹胀等 4. 还可见到头痛、头晕、胸闷、性功能下降等 5. 过敏反应主要表现为皮疹甚至呼吸困难	一般不需停药

续表

药品类别	药品名称	不良反应	处置方法
利尿药	螺内酯	常见的有高钾血症、胃肠道反应；少见的有低钠血症、内分泌系统改变、中枢神经系统改变	停药，对症支持治疗
β受体阻断药	比索洛尔	常见眩晕、头痛；心动过缓；肢端发冷或麻木；在心力衰竭患者中可引起低血压；恶心、呕吐、腹痛、腹泻（便秘等胃肠道症状	停药，对症支持治疗
	美托洛尔	常见疲劳、头痛、头晕；肢端发冷、心动过缓、心悸、恶心、呕吐、腹泻和便秘	停药，对症支持治疗
	阿替洛尔	最常见低血压和心动过缓，其他可见头晕、四肢冰冷、疲劳、乏力、肠胃不适、精神抑郁、脱发、血小板减少症、皮肤反应、眼干燥症等	停药，对症支持治疗
	普萘洛尔	眩晕、神志模糊、精神抑郁、反应迟钝、头昏、心率过慢；较少见支气管痉挛及呼吸困难、充血性心力衰竭；更少见发热和咽喉痛、皮疹、出血倾向	停药，对症支持治疗
	艾司洛尔	最重要的是低血压（12%）、发汗（10%）、外周缺血（1%）、头昏眼花、嗜睡（3%）、精神错乱、头痛和激动（2%）、疲乏（1%）、注射部位炎症和硬结（8%）、皮肤反应（少于1%）	停药，对症支持治疗

续表

药品类别	药品名称	不良反应	处置方法
α 受体阻断药	哌唑嗪	直立性低血压引起的晕厥,眩晕,嗜睡;眩晕(10.3%),头痛(7.8%),嗜睡(7.6%),精神差(6.9%),心悸(5.3%),恶心(4.9%);发生率为 1%~4% 的有呕吐,腹泻,便秘,水肿,晕厥,抑郁,皮疹,瘙痒,尿频,视物模糊,巩膜充血,鼻塞,鼻出血;发生率低于 1% 的不良反应有腹部不适,腹痛,肝功能异常,胰腺炎,感觉异常,幻觉,脱发,扁平苔藓,大小便失禁,阴茎持续勃起;其他偶见的不良反应有耳鸣,发热,出汗,关节炎和抗核抗体阳性	将首次剂量改为 0.5mg,临睡前服用,可防止或减轻直立性低血压。在给本药前一天停止使用利尿药,也可减轻"首次现象";在首次服药或加量后的第 1 日应避免驾车和具有危险性的工作。目眩可发生于体位由卧位变为立位时,缓慢起床可避免。此外,目眩在饮酒、长时间站立、运动或天气较热时也可出现,故在上述情况下应慎用本品。

续表

药品类别	药品名称	不良反应	处置方法
	特拉唑嗪	体虚无力,心悸,恶心,外周性水肿,眩晕,嗜睡,鼻充血/鼻炎和视觉模糊/弱视等	停药,对症支持治疗,首剂及增加剂量后的12小时内或停药时应避免驾驶及操作机器。与其他抗高血压药或利尿药合用时应减少其用量
α受体阻断药	多沙唑嗪	发生率为10%以上的不良反应有头晕,头痛,倦怠不适;发生率2%~10%的不良反应有嗜睡,水肿,恶心,鼻炎,直立性低血压,心悸,眩晕,口干,视觉异常,神经质,腹泻,多尿,胸痛和全身疼痛;发生率<1%的不良反应有心律失常,低血压,皮疹,瘙痒,关节痛/关节炎,肌肉无力,肌肉痛,感觉异常,运动障碍,共济失调,张力过强,肌痉挛,潮红,结膜炎,耳鸣,抑郁,失眠,便秘,消化不良,胃肠胀气,鼻出血,尿失禁,虚弱和颜面浮肿,心动过速,外周末梢缺血	停药,对症支持治疗。如发生晕厥,应置患者于平卧位,必要时给予支持治疗。肝功能受损的患者或正使用任何影响肝代谢的药物时,应用多沙唑嗪应十分谨慎

续表

药品类别	药品名称	不良反应	处置方法
α受体阻断药	乌拉地尔	1. 头痛、头晕、恶心、呕吐、出汗、烦躁、乏力、心悸、心律失常、上睑部压迫感或呼吸困难等症状 2. 过敏反应少见（如瘙痒、皮肤发红、皮疹等） 3. 极个别病例在口服本药时出现血小板计数减少，但血清免疫学研究尚未证实其因果关系	其原因多为血压降得太快所致，通常在数分钟内即可消失。血压者无需停药，可抬高下肢，补充血容量即可改善。对本品过敏有，皮肤瘙痒、潮红、皮疹者应停药
	酚妥拉明	直立性低血压、心动过速或心律失常、鼻塞、恶心、呕吐等；晕厥和乏力较少见；突然胸痛（心肌梗死）、神志模糊、共济失调、言语含糊等极少见	停药，对症治疗
		常见的有腹泻、心悸、心动过速、头痛、呕吐、恶心；少见的有便秘、低血压、面部潮红、流泪、鼻塞、罕见于免疫变态反应的皮疹、瘙痒、胸痛、淋巴结肿大、周围神经炎、水肿、系统性红斑狼疮	停药，对症支持治疗

续表

药品类别	药品名称	不良反应	处置方法
其他降高血压药物	肼屈嗪	常见的有头痛、恶心、呕吐、腹泻、心悸、心动过速；少见的有便秘、低血压、面部潮红、流泪、鼻塞；罕见的有免疫反应所致的皮疹、瘙痒、胸痛、淋巴结肿大、周围神经炎、水肿、系统性红斑狼疮	用药过量后，洗胃的效果还不确定，如果患者在1小时内还有药物吸收则应予药用炭；进行对症和支持治疗，包括针对休克进行的血浆扩容和针对心动过速的β受体阻断药；患者采取仰卧位的同时将脚抬高则可能会导致低血压；如可能应避免使用升压药物，如必须使用升压药，应选择那些不会引起心动过速或心律失常恶化的药物；不应使用肾上腺素

续表

药品类别	药品名称	不良反应	处置方法
其他降高血压药物		常见的有头痛、恶心、呕吐、腹泻、心悸、心动过速；少见的有便秘、低血压、面部潮红、流泪、鼻塞；罕见的有免疫变态反应所致的皮疹、瘙痒、胸痛、淋巴结肿大、周围神经炎、水肿、系统性红斑狼疮	用药过量后，洗胃的效果还不确定，如果患者在1小时内还有药物吸收则应予药用炭；进行对症和支持治疗，包括针对休克进行的血浆扩容和针对心动过速的β受体阻断药；患者采取仰卧位的同时将脚抬高则可能会导致低血压；如可能应避免使用升压药物，如必须使用升压药，应选择那些不会引起心动过速或使心律失常恶化的药物；不应使用肾上腺素

续表

药品类别	药品名称	不良反应	处置方法
其他降高血压药物	米诺地尔	常见的有心率加快、心律失常、皮肤潮红、体重增加、下肢水肿、毛发增生;较少见的有心绞痛、胸痛(心包炎)、头痛(血管扩张所致)、皮疹、瘙痒;极少见的有过敏反应	停药,对症支持治疗;β受体阻断药可治疗反射性心搏过速,还可使用甲基多巴和利尿药(通常是襻利尿药)来缓解体液潴留;如果低血压较严重,静脉滴注0.9%氯化钠可保持血压正常;如需要使用收缩血管的药物,应尽量避免像肾上腺素这类心动过速的药物;如有重要器官出现供血不足的迹象,可使用去氧肾上腺素、血管紧张素、加压素或多巴胺

续表

药品类别	药品名称	不良反应	处置方法
其他降高血压药物	二氮嗪	常见的有恶心、水钠潴留及水肿、尿量减少；较少见的有血糖过高引起的倦怠、排尿增多、口渴、口腔水果气息；极少见的有低血压、胸痛（心肌缺血、心绞痛、心肌梗死）、神志模糊（脑缺血或血栓形成、高渗性昏迷）、发热、皮疹、出血（过敏或血小板减少）、味觉改变；静脉给药时可发生背痛、头痛、脸潮红、头痛、乏力等血管扩张反应以及耳鸣，注射部位静脉发炎和疼痛	对症处置，严重的高血糖可给予胰岛素校正，不太严重的高血糖可口服降血糖药解决；低血压可由静脉补液治疗，严重的低血压可能需要的低感神经类药；抗帕金森药如丙环定可用于控制锥体外系反应，利尿药用于水钠潴留；二氮嗪可经透析由体内清除，但由于有与蛋白质结合的部分，故恢复较慢

续表

药品类别	药品名称	不良反应	处置方法
	硝普钠	血压降低过快过剧出现眩晕、大汗、头痛、肌肉颤搐、神经紧张或焦虑、烦躁、胃痛、反射性心动过速或心律不齐;硫氰酸盐中毒或超量时可出现运动失调、视力模糊、谵妄、眩晕、头痛、意识丧失、恶心、呕吐、耳鸣、气短;氰化物中毒或超量时可出现反射消失、昏迷、心音遥远、低血压、脉搏消失、皮肤粉红色、呼吸浅快、瞳孔散大;皮肤光敏感;其他过敏性皮疹	减量给药或停药,对症支持治疗
其他降高血压药物	利血平	大量口服给药容易出现不良反应,常见的有倦怠、晕厥、头痛、阳痿、性欲减退、乏力、腹泻、眩晕(直立性低血压)、口干、食欲减退、恶心、呕吐、鼻塞、焦虑、多梦、梦呓、清晨失眠以及精神抑郁、注意力不集中、神经紧张等;少见的有柏油样黑色大便、呕血、胃痛、心律失常、心动过缓或心血管反应有眩晕、倦怠、晕倒、阳痿、性欲减退、心出现的中枢抑制有眩晕、手指强直颤颤动等;停药后仍可以动过缓、乏力、精神抑郁、注意力不集中、神经紧张、焦虑、多梦、梦呓或清晨失眠,但绝经期妇女长期使用有增加乳癌发生之说,但无定论	停药,对症支持治疗

140

续表

药品类别	药品名称	不良反应	处置方法
其他降高血压药物	硫酸镁	静脉注射硫酸镁常引起颜红、出汗、口干等症状,快速静脉注射时可引起恶心、呕吐、心慌、头晕,个别出现眼球震颤;肾功能不全,用药剂量大可发生血镁积累,血镁浓度达 5mmol/L 时可出现肌肉兴奋性受抑制,感觉反应迟钝,膝腱反射消失,呼吸开始受抑制,血镁浓度达 6mmol/L 时可发生呼吸停止和心律失常,心脏传导阻滞,浓度进一步升高可使心跳停止;连续使用硫酸镁可引起便秘,部分患者可出现麻痹性肠梗阻;极少数血钙镁降低,再现低钙血症;镁离子可自由透过胎盘,造成新生儿高血镁症;少数孕妇可出现肺水肿	停药,对症支持治疗
	地巴唑	大剂量时可引起多汗、面部潮红,轻度头痛、头晕、恶心、血压下降	停药,对症支持治疗
复方制剂	复方利血平片	常见鼻塞、胃酸分泌增多及大便次数增多等副交感神经功能占优势的现象,以及乏力、体重增加等	减量或停药,对症支持治疗
	复方利血平氨苯蝶啶	偶引起恶心、头胀、乏力、鼻塞、嗜睡等,减少用量或停药后即可消失	减量或停药,对症支持治疗
	复方卡托普利	常见的有皮疹、心悸、心动过速、胸痛、咳嗽、味觉迟钝、血管性水肿;较少见的有蛋白尿、眩晕、头痛、昏厥、血管性水肿、心率快而不齐、面部潮红或苍白;少见的有细胞粒细胞减少	减量或停药,对症支持治疗

续表

药品类别	药品名称	不良反应	处置方法
	马来酸依那普利叶酸片	咳嗽,头痛,口干,疲劳,上腹不适,恶心,心悸,皮疹等	轻微而短暂的不良反应不需终止治疗
	缬沙坦氢氯噻嗪片	常见的有头痛(10.8%);眩晕(0.1%~5%)的有乏力,抑郁,咳嗽,鼻炎,鼻窦炎,咽炎,上呼吸道感染,鼻出血,恶心,腹泻,消化不良,腹痛,尿频,尿道感染,手臂或腿疼痛,关节炎,肌痛,扭伤和拉伤,肌肉痉挛,无力,胸痛,虚弱,病毒感染,视觉障碍,结膜炎	轻微而短暂的不良反应不需终止治疗
复方制剂	氯沙坦钾氢氯噻嗪片	血小板减少,贫血,再生障碍性贫血,溶血性贫血,白细胞减少,粒细胞缺乏症;厌食,高血糖,高尿酸血症,电解质失调(低血钠和低血钾);失眠,味觉障碍,头痛,偏头痛,感觉异常,黄视症,瞬时视觉模糊;心悸,心动过速,与剂量有关的直立性低血压,坏死性血管炎;消化不良,腹痛,消化道刺激,痉挛,腹泻,便秘,恶心,呕吐,胰腺炎,涎腺炎,上呼吸道感染,呼吸窘迫(包括肺炎和肺水肿);肝炎,黄疸(肝内胆汁淤积性黄疸);皮疹,瘙痒,紫癜,中毒性表皮坏死松解症,荨麻疹,红皮病;光敏感性,皮肤红斑狼疮;背痛,肌肉痛性痉挛,肌肉痉挛,关节痛,肌痛;尿糖,肾功能障碍,间质性肾炎,肾衰竭;勃起功能障碍,阳痿,胸痛,浮肿/肿胀,不适,发热,虚弱	轻微和短暂的不良反应不需中断治疗

续表

药品类别	药品名称	不良反应	处置方法
	氨氯地平阿托伐他汀钙片	身体不适、发热、腹部不适、嗳气、胃肠胀气、肝炎、胆汁淤积；骨骼肌痛、肌肉疲劳、颈痛、关节肿胀、氨基转移酶升高、肝功能检查异常、血碱性磷酸酶升高、肌酸磷酸激酶升高、高血糖；梦魇、鼻出血；荨麻疹；视物模糊、耳鸣；尿白细胞阳性	停药，对症治疗
复方制剂	缬沙坦氢氯地平片（I）	淋巴结病；心悸、心动过速；耳痛；腹泻、恶心、便秘、消化不良、腹痛、上腹部疼痛、胃炎、呕吐、腹部不适、腹胀、口干、大肠炎；疲劳、胸痛、衰弱、指压性水肿、发热、水肿；季节性变态反应、急性支气管炎；鼻咽炎、鼻窦炎、支气管炎、咽喉炎、胃肠炎、咽扁桃体炎、扁桃体炎；上踝炎、关节扭伤、肢体损伤、痛风、2型糖尿病、高胆固醇血症、关节痛、背痛、肌肉骨骼痉挛、四肢痛、肌痛、骨关节炎、关节肿胀、肌肉骨骼胸痛、头痛、坐骨神经痛、感觉异常；头晕综合征、腕管综合征、感觉迟钝、姿性头晕、嗜睡、失眠、焦虑、抑郁、勃起功能障碍；咳嗽、咽喉痛、鼻窦充血、呼吸困难、鼻出血、排痰性咳嗽、发声困难、鼻充血、瘙痒、皮疹、湿疹、红斑、潮红、热潮红、多汗、皮肤充血	不良反应通常轻微且短暂，不需停药；只有极少数情况下需要停药，如外周性水肿和眩晕

续表

药品类别	药品名称	不良反应	处置方法
复方制剂	厄贝沙坦氢氯噻嗪片	常见的有头晕、恶心、呕吐、排尿异常、疲劳；偶见的有体位性头晕、高血压、水肿、晕厥、心动过速、脸红、腹泻、口干、四肢远端水肿、肌肉/骨骼疼痛、皮疹、性欲改变、性功能障碍、虚弱	轻微和短暂的不良反应不需中断治疗
	替米沙坦氢氯噻嗪片	常见的有阳痿、背痛、流感样症状、疼痛、头晕、眩晕、腹痛、腹泻、消化不良、胃炎、高胆固醇血症、低钾血症、上呼吸道感染、肌痛、焦虑、支气管炎、咽炎、鼻窦炎、湿疹、泌尿道感染	轻微和短暂的不良反应不需中断治疗
	培哚普利吲达帕胺片	低钾血症、干咳、尿酸水平及血糖水平升高、便秘、口干、恶心、上腹痛、厌食、腹痛、味觉障碍、中性粒细胞减少症、粒细胞缺乏症、血管神经性水肿	轻微和短暂的不良反应不需中断治疗
	复方盐酸阿米洛利片	口干、恶心、腹胀、头昏、胸闷	轻微和短暂的不良反应不需中断治疗

表 2-6 药物的联合用药及处理

药品类别	药品名称	与其他药物的相互作用	临床症状及处理
	氨氯地平	1. 吸入烃类药物与本品同用可引起低血压 2. 非甾体抗炎药与本品同用可减弱降压作用 3. β 受体阻断药与本品同用耐受性良好，但可引起过度低血压 4. 磺吡酮与本品合用使血药浓度变化 5. 锂制剂与本品同用可引起神经中毒，表现有恶心、呕吐、腹泻、共济失调、震颤和（或）麻木 6. 拟交感胺可减弱本品的降压作用 7. 舌下硝酸甘油和长效硝酸酯制剂与本品合用可加强抗心绞痛效应	应避免同时使用
CCB 类	左旋氨氯地平	1. 吸入烃类与本品合用可引起低血压 2. 非甾体抗炎药尤其吲哚美辛可减弱本品的降压作用 3. β 受体阻断药与本品合用耐受性良好，但可引起过度低血压 4. 雌激素与本品合用可引起体液潴留而增高血压 5. 磺吡酮与本品合用可增加本品的蛋白结合率，产生血药浓度变化 6. 锂与本品合用可引起神经中毒 7. 拟交感胺与本品合用可减弱本品的降压作用 8. 舌下硝酸甘油和长效硝酸酯制剂与本品合用可加强抗心绞痛效应	应避免同时使用

续表

药品类别	药品名称	与其他药物的相互作用	临床症状及处理
CCB类	硝苯地平片	1. 硝酸酯类与本品合用控制心绞痛发作，有较好的耐受性 2. β受体阻断药与本品合用时，个别患者可能诱发和加重低血压、心力衰竭和心绞痛 3. 洋地黄本品合用能增加地高辛的血药浓度 4. 蛋白结合率高的药物如双香豆素类、来安英钠、奎尼丁、奎宁、华法林等与本品同用时，这些药物的游离药峰浓度常发生改变 5. 西咪替丁与本品同用时本品的血浆浓度增加	避免同时使用
	硝苯地平控释片/缓释片	1. 与硝酸酯类合用有较好的耐受性 2. 与β-受体阻断药合用时，个别患者可能诱发和加重低血压、心力衰竭和心绞痛 3. 与洋地黄合用时能增加地高辛的血药浓度 4. 与蛋白结合率高的药物合用如双香豆素类、华法林等，这些药物的游离浓度常发生改变 5. 与西咪替丁合用，本品的血浆峰浓度增加 6. 葡萄柚汁与本品同服时，本品的 C_{max} 及 AUC 增加	避免同时使用

续表

药品类别	药品名称	与其他药物的相互作用	临床症状及处理
CCB类	非洛地平片/缓释片	1. 服用本品时，同时加服影响细胞色素 P450 类的药物可影响非洛地平的血药浓度 2. 酶诱导药（如苯妥英、卡马西平、巴比妥）能引起非洛地平血药浓度的降低 3. 酶抑制药（西咪替丁）可引起非洛地平的血药浓度升高	应避免同时使用
	尼卡地平片/缓释片/注射液	1. 与降血压药合用会加剧降血压药的效果 2. 与β受体阻断药合用，充血性心力衰竭患者有时会呈阴性变力作用 3. 与西咪替丁合用会使本品的血药浓度上升 4. 与地高辛合用会使地高辛的血药浓度升高 5. 与环孢素合用会使环孢素的血药浓度上升 6. 与苯妥英钠合用会使苯妥英的血药浓度上升 7. 与片曲林合用，有报告指出，使用其他钙拮抗剂的动物实验中观察到心室纤维性颤动 8. 与硝酸甘油合用，有报告指出出现过房室传导阻滞	应避免同时使用

续表

药品类别	药品名称	与其他药物的相互作用	临床症状及处理
CCB类	盐酸贝尼地平片	1. 与其他降压药合用使降压作用增强 2. 与地高辛合用会使血中的地高辛浓度上升 3. 与西咪替丁合用有可能使血压过度降低 4. 与利福平合用可降低贝尼地平的血药浓度 5. 与柚子汁合用可能使血压过度降低	避免同时使用
	尼群地平胶囊	1. 与β受体阻断药合用可加强降压作用，并可减轻本品降压后发生的心动过速，个别患者有可能诱发和加重循环衰竭和心力衰竭和心绞痛 2. 与血管紧张素转化酶抑制剂合用降压作用加强 3. 与长效硝酸盐类合用有较好的耐受性，但尚缺乏评价这种合用控制心绞痛的有效性文献 4. 与洋地黄合用时，初次使用、调整剂量或停用尼群地平时应监测地高辛的血药浓度，以防地高辛过量或不足 5. 不能确定本品与双香豆素抗凝药之间的相互作用 6. 建议正在服用西咪替丁治疗的患者合用尼群地平时，应注意药物剂量的调整	应避免同时使用

续表

药品类别	药品名称	与其他药物的相互作用	临床症状及处理
CCB类	拉西地平片	1. 与β受体阻断药、利尿药合用用降压作用可加强 2. 与西咪替丁合用可使本品的血药浓度增高 3. 与地高辛合用,地高辛的峰值水平可增加17%,对24小时平均地高辛水平无影响 4. 与普萘洛尔合用,可轻度增加两者的药-时曲线下面积(AUC) 5. 与华法林、甲苯磺丁脲、双氯芬酸,安替比林等无特殊交叉反应	应避免同时使用
	乐卡地平片	1. 乐卡地平与β受体阻断药在肝脏代谢,有协同作用 2. 同时服用地高辛或西咪替丁需注意观察 3. 应慎与酮康唑、伊曲康唑、红霉素、氟西汀、利福平、特非那定、阿司咪唑、环孢素、胺碘酮、奎尼丁、某些苯二氮䓬类如地西泮或卡马西平需谨慎洛尔和美托洛尔等同时服用 4. 同时服用抗惊厥药如苯妥英或卡马西平需谨慎	应避免同时使用
	西尼地平片	1. 麻黄中的麻黄碱能够加剧高血压症状,不推荐同时服用含麻黄类的药物 2. 本品与金丝桃类的代谢途径相同,但两者之间的相互作用临床上未见报道	应避免同时使用

续表

药品类别	药品名称	与其他药物的相互作用	临床症状及处理
	西尼地平片	3. 地高辛和钙拮抗剂合用可能使地高辛的血药浓度上升,甚至出现地高辛中毒症状 4. 与西咪替丁合用使降压作用增强 5. 与利福平合用使降压作用减弱 6. 与偶氮类抗真菌药(如酮康唑和伊曲康唑)合用使降压作用增强 7. 与葡萄柚汁合用使降压作用增强	
CCB类	盐酸地尔硫䓬片/缓释胶囊	1. 与β受体阻断药合用,本品可增加普萘洛尔的生物利用度近50% 2. 与西咪替丁合用时可明显增加本品的血药浓度峰值及药 - 时曲线下面积,雷尼替丁仅使本品的血药浓度轻度升高 3. 与地高辛合用时应在开始、调整和停止本品治疗时监测地高辛的血药浓度,以免地高辛过量或不足 4. 与麻醉药合用时可产生协同作用,如对心肌收缩,传导,自律性都有抑制,并均有血管扩张作用 5. 与苯二氮䓬合用可明显增加三唑仑和咪达唑仑的血浆峰浓度并延长消除半衰期 6. 与卡马西平合用本品可使卡马西平的血药浓度增高40%~72% 而导致毒性	避免同时使用

续表

药品类别	药品名称	与其他药物的相互作用	临床症状及处理
	盐酸地尔硫䓬片／缓释胶囊	7. 与环孢素合用，对心、肾移植患者环孢素的剂量应降低 15%~48%，以保证环孢素的药物浓度与合用本品前相同	
		8. 与利福平合用可明显降低本品的血浆药物浓度及疗效	
CCB类	注射用盐酸地尔硫䓬	1. 与β受体阻断药合用时可能出现心动过缓、房室传导阻滞、窦房传导阻滞	避免同时使用
		2. 与其他降压药物合用时可能增强降压作用	
		3. 与洋地黄制剂合用时患者可能出现心动过缓、房室传导阻滞	
		4. 与抗心律失常药合用时可能发生心动过缓、房室传导阻滞、窦性停搏等	
		5. 与盐酸阿普林定合用时可能发生由于两药物的血药浓度升高而引起的症状，如心动过缓等	
		6. 与下列药物合用时会使下列药物的血药浓度升高，如二氢吡啶类 Ca^{2+} 拮抗剂、三唑仑、咪达唑仑、卡马西平、茶碱、西洛他唑、酒石酸长春瑞滨、环孢素、他克莫司、苯妥英、西咪替丁、HIV 蛋白质酶抑制剂等	
		7. 利福平可能使盐酸地尔硫䓬的作用减弱	
		8. 与麻醉药（异氟烷、恩氟烷、氟烷等）合用时可出现心动过缓、房室传导阻滞、窦性停搏等	
		9. 与肌松剂（洋地溴铵、维库溴铵等）合用时会增强肌松剂的作用	

续表

药品类别	药品名称	与其他药物的相互作用	临床症状及处理
CCB类	盐酸维拉帕米缓释片	1. 环磷酰胺、长春新碱、丙卡巴肼、泼尼松、长春酰胺、多柔比星、顺铂等细胞毒性药物会减少维拉帕米的吸收 2. 苯巴比妥、乙丙酰脲、维生素D、磺吡酮和异烟肼通过增加肝脏代谢降低维拉帕米的血浆浓度 3. 西咪替丁可能提高维拉帕米的生物利用度 4. 维拉帕米抑制乙醇的消除，导致血中的乙醇浓度增加，可能延长乙醇的毒性作用 5. 与β受体阻断剂合用可增强对房室传导的抑制作用 6. 长期服用维拉帕米使地高辛的血药浓度增加 7. 与血管扩张药、血管紧张素转化酶抑制剂、利尿药等抗高血压药合用时降压作用叠加 8. 与胺碘酮合用可能增加心脏毒性 9. 维拉帕米与氟卡尼合用可使负性肌力作用叠加，房室传导延长 10. 维拉帕米可增加卡马西平、环孢素、多柔比星、茶碱的药物浓度 11. 有报道维拉帕米增加患者对锂的敏感性（神经毒性） 12. 动物实验提示吸入性麻醉剂与维拉帕米同时使用时需仔细调整两药的剂量，避免心肌过度抑制 13. 避免维拉帕米与丙吡胺同时使用	避免同时使用

152

续表

药品类别	药品名称	与其他药物的相互作用	临床症状及处理
CCB类	盐酸维拉帕米注射液	1. 苯巴比妥可能增加维拉帕米的清除率 2. 异烟肼可能显著降低帕米的生物利用度 3. 健康志愿者合用西咪替丁的急性研究结果不一，维拉帕米的清除率下降或不变 4. 与β受体阻断药合用可能增强对房室传导的抑制作用 5. 与其他降血压药（如血管扩张药、利尿药等）合用时降压作用叠加 6. 与胺碘酮合用可能增加心脏毒性 7. 维拉帕米可增加卡马西平、环孢素的血药浓度 8. 有报道维拉帕米增加患者对锂的敏感性（神经毒性），两药合用时需密切监测 9. 动物实验提示吸入性麻醉剂维拉帕米同时使用时需调整两药的剂量，避免过度抑制心脏 10. 避免同时使用丙吡胺 11. 临床资料和动物实验研究表明维拉帕米可能增强神经肌肉阻滞药的活性 12. 丹曲林：两项动物实验研究表明两药伴随使用可导致心血管虚脱	避免同时使用

续表

药品类别	药品名称	与其他药物的相互作用	临床症状及处理
ACEI 类	卡托普利	1. 与利尿药同用使降压作用增强 2. 与其他扩血管药同用可能致低血压 3. 与潴钾药物如螺内酯、氨苯蝶啶、阿米洛利同用可能引起血钾过高 4. 与内源性前列腺素合成抑制剂如吲哚美辛同用将使降压作用减弱 5. 与其他降压药合用降压作用加强；与影响交感神经活性的药物（神经节阻滞药或肾上腺素能神经阻滞药）以及 β 受体阻断药合用都会引起降压作用加强 6. 与锂剂联合可能使血清锂水平升高而出现毒性	避免同时使用
	依那普利	1. 与其他降压药治疗同时应用将使降压作用增强 2. 与马来酸依那普利和普利和排钾利尿药一起使用可以减轻利尿药引起的低血钾；使用补钾制剂、潴钾利尿药或含钾代用食盐（特别是肾功能不全的患者）可引起血清钾显著升高 3. 服用锂盐，锂的清除率可能降低 4. 对于肾功能不全的患者，与非甾体抗炎药合用时可能导致肾功能进一步降低	避免同时使用

续表

药品类别	药品名称	与其他药物的相互作用	临床症状及处理
ACEI类	贝那普利	1. 与利尿药同时使用可能偶有血压过低 2. 与保钾利尿药、补钾药、钾补充剂或含钾的盐代用品和其他药物（如环孢素、肝素等）合用可能会导致血清钾显著升高 3. 与非甾体抗炎药物联合使用高血压疗效会被降低，可能增加肾脏损害和高钾血症的风险 4. 与锂剂联合可能使血清锂水平升高而出现毒性 5. 与二肽基肽酶-Ⅳ抑制剂（例如维格列汀）时可能增加血管性水肿的风险 6. 与降血糖药合用有罕见的发生低血糖的病例 7. 与足红细胞生成素合用，对足红细胞生成素的反应可能降低 8. 与金制剂（金硫丁二钠）合用有罕见的亚硝酸盐样反应（包括面红、恶心、呕吐及血压过低） 9. 前期丙磺舒治疗可能影响本品的药效学效应，可能需要进行剂量调整	避免同时使用

续表

药品类别	药品名称	与其他药物的相互作用	临床症状及处理
ACEI 类	福辛普利	1. 与保钾利尿药、钾补充剂或含钾的盐替代品和其他药物（如环孢素、肝素等）合用时可能会导致血清钾显著升高 2. 抗酸药可能影响本品的吸收，本品和抗酸药必须分开服用，至少相隔 2 小时 3. 非甾体抗炎药可能影响抗高血压作用，但与阿司匹林同用不增加临床不良反应 4. 与锂同时治疗可增加血清锂的浓度 5. 与其他高血压药如 β 受体阻断药、甲基多巴、钙离子拮抗剂和利尿药合用可以增加抗高血压的药效	避免同时使用
	赖诺普利	1. 与吲哚美辛合用时本品的降压效果将减弱 2. 与硝酸酯类药物合用临床上未产生不良的相互作用 3. 与其他排钠利尿药合用时钾的排泄可能降低 4. 与锂同时治疗可增加血清锂的浓度 5. 与保钾利尿药、钾补充剂或含钾的盐替代品和其他药物（如环孢素、肝素等）合用时可能会导致血清钾显著升高	避免同时使用

续表

药品类别	药品名称	与其他药物的相互作用	临床症状及处理
ACEI类	雷米普利	1. 与钾盐、保钾利尿药（如螺内酯）合用血钾浓度可能明显增加 2. 与催眠药、镇静剂、麻醉剂合用血压明显下降（手术前应告知麻醉师正在使用雷米普利治疗） 3. 拟交感类血管升压药（如肾上腺素）合用可能减弱雷米普利的降压效果（推荐严密监测血压） 4. 与别嘌醇、普鲁卡因胺、细胞生长抑制剂、免疫抑制剂、有全身作用的皮质激素和其他能引起血象变化的药物合用血液白细胞计数下降，导致白细胞减少症 5. 与锂同时治疗可能增加血清锂的浓度 6. 与口服降糖抗糖药、胰岛素合用，由于潜在地降低胰岛素抵抗，可增强降血糖的效果，产生低血糖风险 7. 与非甾体抗炎药物合用可能减弱雷米普利的降压效果，还可能增加肾功能损害和血清钾浓度升高的危险 8. 与肝素合用可能增加血清钾浓度 9. 与氯化钠合用减弱本品的降压作用和缓解心力衰竭症状的效果 10. 与乙醇合用增强血压下降	避免同时使用

157

续表

药品类别	药品名称	与其他药物的相互作用	临床症状及处理
	咪达普利	1. 本品与保钾利尿药螺内酯、氨苯蝶啶等或补钾制剂氯化钾等合用可使血清钾浓度升高 2. 本品与锂制剂碳酸锂合用可能引起锂中毒 3. 使用利尿药三氯甲噻嗪、氢氯噻嗪等治疗的患者，初次服用本品降压效果明显 4. 其他非体抗炎药物吲哚美辛合用使本品的降压作用减弱 5. 其他有降压作用的药物，硝酸盐类制剂可增强本品的降压作用	避免同时使用
ACEI类	培哚普利	1. 与钾盐、保钾利尿药（如螺内酯、阿米洛利、氨苯蝶啶）合用血钾浓度明显增加 2. 与锂制剂碳酸锂合用可能引起锂中毒 3. 与非甾体抗炎药物合用可能减弱雷米普利的降压效果，还可能增加肾功能损害和血钾升高的风险 4. 与硝酸甘油、其他硝酸盐或其他血管扩张药合用会使血压更加降低 5. 与口服降糖药、胰岛素合用，由于蕾在地降低胰岛素抵抗，可增强降血糖药的效果，具产生低血糖的风险 6. 某些麻醉药、三环类抑郁药和抗精神病药物与本品合用可以致血压进一步下降	根据情况对症处理

续表

药品类别	药品名称	与其他药物的相互作用	临床症状及处理
ACEI类	培哚普利	7. 拟交感神经药物可以减弱血管紧张素转化酶抑制剂的降压作用 8. 与金制剂（金硫丁二钠）合用有罕见的亚硝酸盐样反应（包括面红、恶心、呕吐及血压过低） 9. 与雌莫司汀合用可能引起血管神经性水肿的危险性增加	
	西拉普利	1. 与潴钾利尿药合用可引起血钾增高，特别是在肾功能不全者 2. 与非甾体抗炎药物合用时可能会降低本品的降压作用	避免同时使用
	喹那普利	1. 与利尿药合用时因血容量不足或低钠可引起低血压 2. 应避免同时应用保钾利尿药如氨苯蝶啶等，因可使血钾升高 3. 与洋地黄类药如地高辛、β受体阻断药如阿替洛尔、钙拮抗剂如硝苯地平等合用不影响相互的药代动力学	
ARB类	厄贝沙坦	1. 与利尿药和其他抗高血压药合用可能使降血压效应增强 2. 与补钾药物和保钾利尿药合用可导致血清钾的增高 3. 与锂剂合用时可能使血清锂水平升高而出现毒性 4. 与非甾体抗炎药物合用可使降压作用减弱	根据实际情况，尽量避免同时使用

续表

药品类别	药品名称	与其他药物的相互作用	临床症状及处理
ARB 类	氯沙坦钾	1. 有报道合用利福平和（或）氟康唑可降低活性代谢产物水平 2. 与补钾药物和保钾利尿药合用可导致血清钾的增高 3. 与锂剂合用时可能使血清锂水平升高而出现毒性 4. 与非甾体抗炎药物合用可使降压作用减弱	根据实际情况，尽量避免同时使用
	缬沙坦	1. 与补钾药物和保钾利尿药合用可导致血清钾的增高 2. 与非甾体抗炎药物合用可使降压作用减弱	根据实际情况，尽量避免同时使用
	替米沙坦	1. 与锂剂合用时可能使血清锂水平升高或引起高钾血症（如 ACEI、保钾类利尿药、阿替洛尔等其他药物如肝素钠） 2. 有些药物可影响血锂水平升高或引起高钾血症（如 ACEI、保钾类利尿药、阿替洛尔等其他药物如肝素钠） 3. 本品与地高辛、华法林、氢氯噻嗪、格列本脲、布洛芬、对乙酰氨酚、氨氯地平等药物的相互作用可升高地高辛的血药浓度，须监测地高辛的血浆浓度 4. 本品可加强其他抗高血压药物的降压效果	根据实际情况，尽量避免同时使用

续表

药品类别	药品名称	与其他药物的相互作用	临床症状及处理
ARB类	坎地沙坦酯	1. 与保钾利尿药合用时会导致血钾浓度升高 2. 与利尿药合用可能使降血压效应增强	从小剂量开始，慎重用药
	奥美沙坦酯	奥美沙坦酯不通过肝细胞色素P450系统代谢，对P450酶没有影响，故不会出现与这些酶相关代谢药物的药物相互作用，诱导或者代谢相关的药物相互作用	根据实际情况，尽量避免同时使用
利尿药	氢氯噻嗪	1. 与肾上腺皮质激素、促肾上腺皮质激素、糖激素、两性霉素B(静脉用药)合用可降低利尿作用，增加发生电解质紊乱的机会，尤其低钾血症 2. 与留体消炎镇痛药尤其是吲哚美辛合用可降低利尿作用 3. 与拟交感胺类药物合用使利尿作用减弱 4. 与考来烯胺合用可减少胃肠道药物吸收，应在口服考来烯胺1小时前或4小时后服用 5. 与多巴胺合用使利尿作用增强 6. 与降压药合用使利尿降压作用增强 7. 与抗痛风药合用应调整抗痛风药的剂量 8. 与抗凝血药物合用使抗凝药的作用减弱 9. 与降血糖药合用可降低降糖作用	避免同时使用

续表

药品类别	药品名称	与其他药物的相互作用	临床症状及处理
利尿药	氢氯噻嗪	10. 与洋地黄类药物、胺碘酮等合用应慎防因低钾血症引起的副作用 11. 与锂制剂合用可增加肾毒性 12. 与乌洛托品合用可降低乌洛托品的疗效 13. 与非去极化型肌松药合用可增强肌松作用 14. 与碳酸氢钠合用可增加氯化碱中毒的机会	
	吲达帕胺	1. 与肾上腺皮质激素同用可减弱利尿钠作用 2. 与胺碘酮同用易致心律失常 3. 与口服抗凝药同用可减弱抗凝效应 4. 与非甾体抗炎镇痛药同用可减弱利尿的作用 5. 与多巴胺同用可增强利尿作用 6. 与其他种类降压药同用可增强降压作用 7. 与拟交感药同用可减弱降压作用 8. 与锂制剂合用可增加血锂浓度并出现过量征象 9. 与大剂量水杨酸盐同用时已脱水的患者可能发生急性肾衰竭 10. 与二甲双胍合用易出现乳酸性酸中毒	避免同时使用

续表

药品类别	药品名称	与其他药物的相互作用	临床症状及处理
利尿药	呋塞米	1. 与肾上腺糖、盐皮质激素，促肾上腺皮质激素及雌皮质激素同用能降低利尿作用，增加电解质紊乱的风险 2. 与非甾体消炎镇痛药同用能降低利尿作用，增加肾损害的风险 3. 与拟交感神经药物及抗惊厥药物同用可减弱利尿作用 4. 与氯贝丁酯同用作用均增强，可出现肌肉酸痛、强直 5. 与多巴胺同用可增强利尿作用 6. 与饮酒，含乙醇的制剂，可引起血压下降的药物同用能增强利尿利降压作用 7. 与巴比妥类药物，麻醉药同用易引起直立性低血压 8. 与治疗痛风的药物同用可使血尿酸升高 9. 与降血糖的药物同用可降低降血糖药的疗效 10. 与抗凝药物和抗纤溶药物同用可降低抗凝药物和抗纤溶药物的疗效 11. 与非去极化型肌松药同用可加强肌松作用 12. 与两性霉素 B、头孢菌素类、氨基糖苷类等抗生素同用可增加肾毒性和耳毒性 13. 与抗组胺药物同用可增加耳毒性	避免同时使用

续表

药品类别	药品名称	与其他药物的相互作用	临床症状及处理
	呋塞米	14. 与锂同用可明显增加肾毒性 15. 与水合氯醛同用可致出汗、面色潮红和血压升高 16. 与碳酸氢钠同用可增加碱性氯中毒的风险	
利尿药	氨苯蝶啶	1. 与肾上腺皮质激素、促肾上腺皮质激素同用能减弱利尿作用，拮抗潴钾作用 2. 与雌激素同用能减弱利尿作用 3. 与拟交感神经药物同用能降低降压作用 4. 与拟交感神经药物同用能降低降压作用 5. 与多巴胺同用能加强利尿作用 6. 与引起血压下降的药物同用能加强利尿和降压作用 7. 与含钾药物、库存血、ACEI、ARB、环孢素同用能增加高钾血症的风险 8. 与葡萄糖胰岛素液、碱剂、钠型降钾交换树脂同用能减少高钾血症的风险 9. 与地高辛同用能延长地高辛的半衰期 10. 与氯化铵同用易发生代谢性酸中毒 11. 与具有肾毒性的药物同用能增加肾毒性	临床症状：发生高钾血症；处理：停药对症处理

续表

药品类别	药品名称	与其他药物的相互作用	临床症状及处理
	氨苯蝶啶	12. 与甘珀酸钠、甘草类制剂同用能降低利尿作用 13. 与噻嗪类和袢利尿药同用可使血尿酸升高 14. 与降血糖药同用应加大降血糖药的剂量	
利尿药	阿米洛利	1. 与肾上腺皮质激素、促肾上腺皮质激素同用能减弱利尿作用，拮抗潴钾作用 2. 与雌激素同用能减弱利尿作用 3. 与非甾体消炎镇痛药同用能降低利尿作用，增加肾毒性 4. 与拟交感神经药物同用能降低降压作用 5. 与多巴胺同用能加强利尿作用 6. 与引起血压下降的药物同用能增强利尿和降压效果 7. 与含钾药物、库存血、血管紧张素转化酶抑制剂、血管紧张素Ⅱ受体拮抗剂利环孢素等同用可增加高钾血症的风险 8. 与葡萄糖胰岛素等同用或碱剂、钠型降钾交换树脂同用可减少高钾血症的风险 9. 与地高辛同用可延长地高辛的半衰期 10. 与氯化铵同用易发生代谢性酸中毒	临床症状：发生高钾血症；处理：停药对症处理

药品类别	药品名称	与其他药物的相互作用	临床症状及处理
	阿米洛利	11. 与具有肾毒性的药物同用可增加肾毒性 12. 与甘珀酸钠、甘草类制剂同用可降低利尿作用	
利尿药	螺内酯	1. 与肾上腺皮质激素、促肾上腺皮质激素同用可减弱潴钾功能 2. 与雌激素同用可减弱利尿作用 3. 与非甾体消炎镇痛药同用可降低利尿作用，增加肾毒性 4. 与拟交感神经药物同用可降低利尿作用 5. 与多巴胺同用可加强利尿作用 6. 与引起血压下降的药物同用可加强利尿降压效果 7. 与含钾药物、库存血、ACEI、ARB、环孢素同用可增加高钾血症的风险 8. 与葡萄糖胰岛素液、碱剂、钠型降钾交换树脂同用可减少高钾血症的风险 9. 与地高辛同用可延长地高辛的半衰期 10. 与氯化铵同用易发生代谢性酸中毒 11. 与具有肾毒性的药物同用可增加肾毒性 12. 与甘珀酸钠、甘草类制剂同用可降低利尿作用	临床症状：发生高钾血症；处理：停药对症处理

续表

药品类别	药品名称	与其他药物的相互作用	临床症状及处理
β受体阻断药	比索洛尔	1. 与钙拮抗剂合用可导致显著的低血压和房室传导阻滞 2. 与可乐定合用可增加"反跳性高血压"的风险，还可显著降低心率和心脏传导 3. 与单胺氧化酶抑制剂合用增大低血压的风险 4. 与抗心律失常药合用可能延长心房传导时间 5. 与其他β受体阻断药合用可以增强其作用 6. 与降血糖药合用可增加降血糖效果 7. 与三环类抗抑郁药合用可使降血压作用增强	避免同时使用或者调整给药剂量
	美托洛尔	1. 与巴比妥类药物合用可使美托洛尔的代谢增加 2. 与维拉帕米合用可能引起心动过缓和血压下降 3. 与I类抗心律失常药合用有相加的负性肌力作用 4. 与非甾体抗炎药合用可抵消β受体阻断药的抗高血压作用 5. 与美海拉明合用可增强美托洛尔的作用 6. 与奎尼丁合用可抑制美托洛尔的代谢 7. 与西咪替丁、肼屈嗪、选择性5-羟色胺再摄取抑制剂(SSRI)如帕罗西汀、氟西汀和舍曲林合用，美托洛尔的血浆浓度会增加	避免同时使用或者调整给药剂量

续表

药品类别	药品名称	与其他药物的相互作用	临床症状及处理
β受体阻断药	阿替洛尔	1. 与其他抗高血压药物及利尿药并用能加强其降压效果 2. 与I类抗心律失常药、维拉帕米、麻醉剂合用需谨慎 3. 与可乐定合用，β受体阻断药会加剧突然停用可乐定引起的高血压反跳	需谨慎合用，必须合用时需调整剂量并密切观察
	普萘洛尔	1. 与抗高血压药物合用可导致直立性低血压，心动过缓、头晕、晕厥 2. 与单胺氧化酶抑制剂合用可致低血压 3. 与洋地黄合用可发生房室传导阻滞而使心率减慢 4. 与钙拮抗剂合用，要十分警惕本品对心肌和传导系统的抑制 5. 与肾上腺素、去氧肾上腺素或拟交感胺类合用可引起显著高血压、心率过慢，甚至房室传导阻滞 6. 与异丙肾上腺素或黄嘌呤合用可使后者的疗效减弱 7. 与氟哌啶醇合用可导致低血压及心脏停搏 8. 与氢氧化铝凝胶合用可降低普萘洛尔的肠道吸收 9. 与苯妥英、苯巴比妥和利福平合用可加速本品的清除率 10. 与氯丙嗪合用可增加两者的血药浓度 11. 与安替比林、茶碱类和利多卡因合用可降低本品的清除率 12. 与甲状腺素合用可导致 T_3 浓度的降低	避免同时使用或者调整给药剂量

续表

药品类别	药品名称	与其他药物的相互作用	临床症状及处理
β受体阻断药	普萘洛尔	13. 与西咪替丁合用可增加普萘洛尔的血药浓度 14. 与降血糖药同用可影响血糖水平	
	艾司洛尔	1. 与交感神经节阻滞药合用可能发生低血压，心动过缓、晕厥 2. 与华法林合用时，本品的血药浓度似会升高，但临床意义不大 3. 与地高辛合用时，地高辛的血药浓度可升高 10%~20% 4. 与吗啡合用时，本品的稳态血药浓度会升高 46% 5. 与琥珀胆碱合用可延长琥珀胆碱的神经肌肉阻滞作用 6. 与肾上腺素合用会降低肾上腺素的药效 7. 与维拉帕米合用会导致心脏停搏	避免同时使用或者调整给药剂量
α受体阻断药	哌唑嗪	1. 与钙拮抗药同用降压作用加强 2. 与噻嗪类利尿药或 β 受体阻断药合用使降压作用加强而水钠潴留可能减轻 3. 与非甾体抗炎镇痛药同用，尤其与吲哚美辛同用，可使本品的降压作用减弱 4. 与拟交感类药物同用，本品的降压作用减弱	剂量须适当调整

续表

药品类别	药品名称	与其他药物的相互作用	临床状况及处理
α受体阻断药	特拉唑嗪	1. 吲哚美辛或其他非甾体抗炎镇痛与本品同用降压作用减弱 2. 雌激素与本品同用，前者的液体潴留作用使降压作用减弱 3. 与其他降压药合用，降压作用增强 4. 拟交感胺类与本品同时两者的升压作用均减弱	避免同时使用
	多沙唑嗪	1. 吲哚美辛或其他非甾体抗炎镇痛与本品同用降压作用减弱 2. 雌激素与本品同用，前者的液体潴留作用使降压作用减弱 3. 与其他降压药合用，降压作用增强 4. 拟交感胺类与本品同时用两者的升压作用均减弱 5. 西咪替丁可轻度增加多沙唑嗪的血药浓度	避免同时使用
	乌拉地尔	1. 与碱性液体混合，因其酸性性质可能引起溶液混浊或絮状物形成 2. 与西咪替丁同用可增加本品的血药浓度15% 3. 目前无足够的资料表明本品与血管紧张素转换酶抑制剂同用，故暂不提倡与血管紧张素转换酶抑制剂合用	1. 避免与碱性液体混合 2. 与西咪替丁同用应适当调整剂量 3. 不提倡与血管紧张素转化酶抑制剂同用

续表

药品类别	药品名称	与其他药物的相互作用	临床症状及处理
α受体阻断药	酚妥拉明	1. 忌与铁剂配伍 2. 与拟交感胺类药同用，使后者的周围血管收缩作用抵消或减弱 3. 与胍乙啶同用，直立性低血压或心动过缓的发生率增高 4. 与二氮嗪同用，使二氮嗪抑制胰岛素释放的作用受抑制 5. 本品比安妥、格鲁米特等加强本品的降压作用	不提倡同用
	肼屈嗪	1. 与非甾体抗炎药同用可使降压作用减弱 2. 拟交感胺类与本品同用可使本品的降压作用降低 3. 与二氮嗪或其他降压药同用可使降压作用加强 4. 噻嗪类利尿药可抵消由肼屈嗪引起的液体潴留作用，β受体阻断药可减弱其心率加快作用	根据情况，调整给药剂量
其他降高血压药物	米诺地尔	1. 本品与其他降压药、硝酸盐类、拟交感胺类同用可使降压作用加重 2. 非甾体抗炎镇痛药、拟交感胺类与本品同用使降压作用减弱 3. 米诺地尔与交感神经阻滞药如胍乙啶等药联合应用可引起严重的直立性低血压 4. 局部米诺地尔不宜与其他能增加吸收的局部药物一起使用，如皮质激素类、维生素A的软膏基剂，能增加角质层渗透性，可增强米诺地尔的经皮吸收	根据情况，调整给药剂量

续表

药品类别	药品名称	与其他药物的相互作用	临床症状及处理
其他降高血压药物	二氮嗪	1. 与麻醉药、其他降压药或血管扩张药同用可使降压作用加强而发生低血压 2. 与β受体拮抗药合用可防止由本品降压后发生的反射性心动过速 3. 与呋塞米、依他尼酸或噻嗪类同用可使降压作用加强，增高血糖利血尿酸的作用也加强 4. 与降血糖药同用可使本品的升血糖作用减弱 5. 与口服抗凝药同用时可使抗凝剂作用加强 6. 非甾体抗炎药如吲哚美辛可减弱本品的降压作用	根据情况，调整给药剂量
	硝普钠	1. 与其他降压药同用可使血压剧降 2. 与多巴酚丁胺同用可使心量增多而肺毛细血管嵌压降低 3. 与拟交感胺类同用，本品的降压作用减弱 4. 要避免与磷酸二酯酶V抑制剂同用，因会增强本品的降压作用 5. 西地那非可加重本品的降压反应，严禁合用 6. 与维生素 B_{12} 合用，可预防本品所致的氰化物中毒反应及维生素 B_{12} 缺乏症	避免同时使用

续表

药品类别	药品名称	与其他药物的相互作用	临床症状及处理
其他降高血压药物	利血平	1. 与乙醇或中枢神经抑制剂合用可加强中枢抑制作用 2. 与其他降压药合用与利尿药可加强降压作用，需进行剂量调整；与β受体阻断药合用可使后者的作用增强 3. 与洋地黄或奎尼丁合用，大剂量时可引起心律失常 4. 与左旋多巴合用可使多巴胺耗竭，导致帕金森病 5. 与间接拟肾上腺素如麻黄碱、苯丙胺等合用，可使儿茶酚胺贮存耗竭，抑制拟肾上腺素的作用 6. 与直接拟肾上腺素药如肾上腺素、异丙肾上腺素、去甲肾上腺素同羟胺、去氧肾上腺素等合用，可使之作用延长 7. 与三环类抗抑郁药合用，利血平和抗抑郁药的作用均减弱 8. 巴比安类可加强利血平的中枢镇静作用	根据情况，调整给药剂量；或避免同时使用
	硫酸镁	1. 本品不能与硫酸多黏菌素B、硫酸链霉素、葡萄糖酸钙、盐酸多巴酚丁胺、盐酸普鲁卡因、四环素、青霉素和紊夫西林（乙氧紊青霉素）配伍使用 2. 同时静脉注射钙剂时，可减弱本品的抗搐搦作用 3. 本品能加强如氯丙嗪、氯氮䓬等中枢神经抑制药的作用	根据情况，调整给药剂量；或避免同时使用

续表

药品类别	药品名称	与其他药物的相互作用	临床症状及处理
其他降高血压药物	硫酸镁	4. 与其他神经肌肉阻滞药如氨基糖苷类抗生素（如庆大霉素）合用时可致神经肌肉传导阻滞 5. 在已洋地黄化的患者使用本品时可发生严重的心脏传导阻滞甚至心脏骤停 6. 不宜与β受体激动药如利托君等同时使用，易引起心血管的不良反应 7. 本品可降低缩宫素的刺激子宫作用	
	地巴唑	暂无资料	暂无资料
复方制剂	复方利血平片	与洋地黄通用可能类发心跳停止或心律失常	避免同时使用
	复方利血平氨苯蝶啶	暂无资料	暂无资料

续表

药品类别	药品名称	与其他药物的相互作用	临床症状及处理
复方制剂	复方卡托普利	1. 与利尿药同用降压作用增强 2. 与其他扩血管药同用降压作用增强 3. 与保钾药物(螺内酯、氨苯蝶啶或阿米洛利)同用可能引起血钾过高 4. 与内源性前列腺素合成抑制剂(吲哚美辛)同用可使本品的降压作用减弱 5. 与其他降压药合用降压作用加强 6. 与引起肾素释出或影响交感神经活性的药物降压作用加强 7. 与β受体阻断药合用降压作用加强	1. 与利尿药同用、原用利尿药者宜停药或减量，本品开始用小剂量，逐渐调整剂量 2. 与其他扩血管药同用应从小剂量开始
	马来酸依那普利叶酸片	1. 与其他降压药物同时应用降压作用加强 2. 与保钾利尿药(如螺内酯、氨苯蝶啶或阿米洛利)、补钾制剂或含钾代用食盐易导致高血钾 3. 与锂剂通用可能降低锂盐的清除率 4. 与非甾体抗炎药合用可能导致肾功能进一步减退 5. 与苯巴比妥、苯妥英钠利米酮合用，敏感患者的发作次数增多	1. 神经节阻滞药或肾上腺受体阻断药与本品合用时，要小心观察患者的情况 2. 如同服锂盐，应注意监测血清锂浓度

续表

药品类别	药品名称	与其他药物的相互作用	临床症状及处理
复方制剂	缬沙坦氢氯噻嗪片	1. 与其他抗高血压药物合用可降压作用加强 2. 与保钾利尿药、补钾制剂或含钾的盐替代物或其他可以改变血清钾的药物(如肝素)合用可引起血钾升高 3. 与锂剂合用可引起血清锂浓度可逆性升高和锂中毒 4. 与非甾体抗炎药物(如水杨酸衍生物)合用降压作用减弱,如同时存在血容量不足则可能导致急性肾衰竭 5. 与排钾利尿药(如呋塞米、皮质激素,促肾上腺皮质激素(ACTH),两性霉素B,甘油酸或水杨酸衍生物)合用可以加剧钠(钾)的丢失 6. 与洋地黄类药物合用可能会导致心律失常 7. 与别嘌醇合用可增加别嘌醇超敏反应的发生率 8. 与金刚烷胺合用可能增加引发副作用的危险性 9. 与二氮嗪合用可增强升高血糖的作用 10. 与细胞毒性药物(如环磷酰胺,甲氨蝶呤)合用可能减少其肾脏排泄,增加它们的骨髓抑制作用 11. 与抗胆碱能药物(如阿托品)合用可增加噻嗪类利尿药的生物利用度 12. 与甲基多巴合用可能引起溶血性贫血	1. 与保钾利尿药、补钾制剂或含钾的盐替代物或其他可以改变血清钾的药物(如肝素)合用,需要谨慎并进行监测血钾水平 2. 在联合应用锂和缬沙坦氢氯噻嗪片的情况下,建议定期检测血清锂水平

续表

药品类别	药品名称	与其他药物的相互作用	临床症状及处理
	缬沙坦氢氯噻嗪片	13. 与考来烯胺合用减少氢氯噻嗪的吸收 14. 与维生素D或钙盐合用可能增强升高血钙的效果 15. 与环孢素合用可能增加高尿酸血症的危险性而引起痛风的并发症	
复方制剂	氯沙坦钾氢氯噻嗪片	1. 与保钾利尿药（如螺内酯、氨苯蝶啶或阿米洛利）、补钾剂或含钾的盐类替代品合用可能导致血钾升高 2. 与锂剂合用有高度增加锂中毒的危险性 3. 与非甾体抗炎药（NSADs）合用可能会降低降压效果，并可能会导致肾功能进一步恶化，包括可能发生急性肾衰竭，这种作用通常是可逆的 4. 与乙醇、巴比妥类或麻醉药合用可能促使直立性低血压的发生 5. 与降血糖药（口服制剂和胰岛素）可能需要调整降血糖药的剂量 6. 与其他高血压药合用降压作用加强 7. 与考来烯胺和考来替泊树脂合用可减少氢氯噻嗪的吸收 8. 与皮质类固醇（ACTH）合用可加剧电解质丢失，特别是导致低血钾 9. 与加压胺类（如肾上腺素）合用可能降低对加压胺的反应 10. 与非去极化型骨骼肌松弛剂（如简箭毒碱）合用可能增强肌松剂的反应	1. 氯沙坦和锂盐合用时要小心监测血锂水平 2. 对肾功能不全的患者进行联合的药物治疗时应谨慎 3. 与降血糖药合用时可能需要调整降血糖药的剂量

续表

药品类别	药品名称	与其他药物的相互作用	临床症状及处理
复方制剂	氨氯地平阿托伐他汀钙片	1. 与 CYP3A4 强抑制剂合用可引起阿托伐他汀的血浆浓度升高 2. 与克拉霉素合用阿托伐他汀的 AUC 显著增加 3. 与蛋白酶抑制剂（利托那韦、沙奎那韦或奈洛匹那韦）合用阿托伐他汀的 AUC 显著增加 4. 与伊曲康唑合用阿托伐他汀的 AUC 显著增加 5. 与葡萄柚合用增加阿托伐他汀的血浆浓度，尤其当摄入大量柚子汁时（每天饮用超过 1.2L） 6. 与环孢素合用增加阿托伐他汀的生物利用度 7. 与利福平和其他细胞色素 P450 3A4 诱导剂合用使阿托伐他汀的血浆浓度产生不同水平的降低 8. 与地高辛合用，地高辛的稳态血浆浓度增加约 20% 9. 与口服避孕药合用，分别增加诺酮和块诺雌醇的 AUC 约 30% 和 20%	1. 应用克拉霉素的患者，阿托伐他汀的用量 >20mg 时应谨慎使用 2. 应用 HIV 蛋白酶抑制剂的患者，阿托伐他汀的用量 >20mg 时应谨慎使用 3. 应用伊曲康唑的患者，阿托伐他汀的用量 >20mg 时应谨慎使用

续表

药品类别	药品名称	与其他药物的相互作用	临床症状及处理
	氨氯地平阿托伐他汀钙片		4. 在阿托伐他汀与环孢素必须合用的情况下，阿托伐他汀的剂量不应该超过 10mg 5. 患者服用地高辛时应适当地监测 6. 当服用本品的妇女选择口服避孕药时应考虑到 AUC 的增加
复方制剂	缬沙坦氨氯地平片（I）	与保钾利尿药（如螺内酯、氨苯蝶啶、阿米洛利）联合应用时，可导致血钾浓度升高和引起心力衰竭患者的血清肌酐升高	与保钾利尿药（如螺内酯、氨苯蝶啶、阿米洛利）联合应用时需要注意

续表

药品类别	药品名称	与其他药物的相互作用	临床症状及处理
复方制剂	厄贝沙坦氢氯噻嗪片	1. 与大剂量的利尿药合用可能导致血容量降低 2. 与锂剂合用可使血清锂可逆性升高和出现毒性作用 3. 与保钾利尿药、补充钾、含钾的盐等合用或者其他物合用能增加血清钾水平的药物合用可以导致血清钾的增高 4. 与乙醇、巴比妥类或古丁合用可能加重直立性低血压的发生 5. 与抗糖尿病药物（口服药和胰岛素）合用可增强血糖降血糖作用 6. 与考来烯胺和考来替泊树脂合用减弱氢氯噻嗪的吸收 7. 与皮质激素、ACTH合用增加钾排质丢失 8. 与洋地黄糖苷合用可能增洋地黄诱发的心律失常的发生 9. 与非甾体抗炎药物合用可减少噻嗪类的利尿药作用、利钠作用和降血压作用 10. 与血管活性胺类（如去甲肾上腺素）合用可能降低血管活性胺类的药效反应 11. 与非去极化型骨骼肌松地药（如简箭毒碱）合用可增强非去极化型骨骼肌松地药的作用 12. 与抗痛风药物合用增加血清尿酸的水平 13. 与丙磺舒和磺吡酮可能需要增加这两者的用量	1. 厄贝沙坦合用或不合用噻嗪类或合用噻嗪类利尿药治疗，如果事先已用大剂量的利尿药，应先纠正容量不足 2. 锂剂和本品合用时应谨慎，推荐对血清锂浓度进行仔细监测 3. 当本复方和其他受血清钾素乱影响的药品（例如洋地黄苷类、抗心律失常药物）合用时，推荐对血清钾进行定期监测

续表

药品类别	药品名称	与其他药物的相互作用	临床症状及处理
复方制剂	厄贝沙坦氢氯噻嗪片	14. 与别嘌醇合用可能增加别嘌醇发生过敏反应 15. 与钙盐合用可能增加血清钙水平 16. 与β受体阻断药和二氮嗪合用可能增加两者的致高血糖效应 17. 与抗胆碱药物（阿托品）合用可能增加噻嗪类利尿药的生物利用度 18. 与金刚胺合用可增加金刚胺引起不良反应的风险 19. 与细胞毒性药物（如环磷酰胺、甲氨蝶呤）合用可减少肾脏对细胞毒性药物的排泄，并增强它们的骨髓抑制作用	4. 与抗糖尿病药物合用时，可能需要调整抗糖尿病药物的剂量 5. 与抗痛风药物合用时，可能需要调整其药物剂量 6. 如果必须使用钙补充剂或保钙药物如维生素D治疗，应监测血清钙水平并调整相应的钙剂量

续表

药品类别	药品名称	与其他药物的相互作用	临床症状及处理
复方制剂	替米沙坦氢氯噻嗪片	1. 与锂剂合用可使血清锂离子浓度升高以及可逆性升高以及引起毒性反应 2. 与钾流失以及低钾血症相关的药物(如其他排钾利尿药、缓泻药、皮质激素、促肾上腺皮质激素、两性霉素B、甘珀酸、青霉素钠、水杨酸及其衍生物)合用增强排钾作用 3. 与可升高血钾水平或诱发高钾血症的药物(如血管紧张素转化酶抑制剂、保钾利尿药(钾补充剂)、含钾盐替代品、环孢素或其他药物如肝素钠)合用可导致血清钾离子浓度的升高 4. 与受血钾紊乱影响的药物(如洋地黄糖苷、抗心律失常药)以及可诱发尖端扭转型室性心动过速的药物(包括部分抗心律失常药)合用可导致尖端扭转型室性心动过速 5. 与其他抗高血压药物合用降压作用增强 6. 与乙醇、巴比妥类、麻醉药或抗抑郁药合用可能会增加直立性低血压的发生率 7. 与巴氯芬、氨磷汀合用降压作用增强 8. 与降血糖药(口服降血糖药及胰岛素)影响降血糖药的用量 9. 与二甲双胍合用增加诱发乳酸性酸中毒的危险	1. 如果必须合用锂剂,则建议在合用期间监测血清锂离子水平 2. 与锂流失以及低钾血症相关的药物(如其他排钾利尿药、缓泻药、皮质激素、促肾上腺皮质激素、两性霉素B、甘珀酸、青霉素钠、水杨酸及其衍生物)合用,则建议监测其钾离子水平

续表

药品类别	药品名称	与其他药物的相互作用	临床症状及处理
复方制剂	替米沙坦氢氯噻嗪片	10. 与考来烯胺和考来替泊树脂合用可减少氢氯噻嗪的吸收 11. 与非甾体抗炎药合用降低噻嗪类利尿药的利尿、利钠及抗高血压效果 12. 与升压胺类药物(如去甲肾上腺素)合用可降低升压胺类药物的作用 13. 与非去极化型骨骼肌松弛药(如筒箭毒碱)合用可增强非去极化型肌松剂的作用 14. 与丙磺舒、磺吡酮、别嘌醇等痛风治疗药合用可升高血清尿酸水平,增加别嘌醇超敏反应的发生率 15. 与钙盐合用可减少尿钙排泄 16. 与β受体阻断药及二氮嗪合用可增强两者的升高血糖作用 17. 与抗胆碱能药物(如阿托品)合用可增加噻嗪类利尿药的生物利用度 18. 与金刚烷胺合用可增加金刚烷胺不良反应的发生危险	3. 与可升高血钾水平或诱发高钾血症的药物(如血管紧张素转化酶抑制剂、保钾利尿药、钾补充剂、含钾盐替代品、环孢素或其他药物如肝素钠)合用,则建议监测其血钾水平

续表

药品类别	药品名称	与其他药物的相互作用	临床症状及处理
复方制剂	替米沙坦氢氯噻嗪片		4. 与受血钾素乱影响的药物（如洋地黄毒苷、抗心律失常药）以及可诱发尖端扭转型室性心动过速的药物（包括部分抗心律失常药）合用时，建议定期监测血钾水平及心电图 5. 与非甾体抗炎药合用时建议在治疗起始阶段即监测肾功能

续表

药品类别	药品名称	与其他药物的相互作用	临床症状及处理
	替米沙坦氢氯噻嗪片		6. 与钙盐合用反应监测血清钙水平并且对补钙剂量进行相应调整
复方制剂	培哚普利吲达帕胺片	1. 与锂剂合用增加血浆锂含量 2. 与保钾性利尿药（单独或联合使用螺内酯、氨苯蝶啶）合用可增加钾离子水平 3. 与麻醉剂合用可能增强某些麻醉药品的降血压作用 4. 与别嘌醇、细胞增殖抑制剂或免疫抑制剂合用，皮质激素（全身给药）或普鲁卡因胺与血管紧张素转化酶抑制剂合用，可能导致白细胞减少症发生的危险性增高 5. 与抗高血压药物合用增强降血压作用 6. 与胰岛素或磺脲类降血糖药合用可增强降糖作用 7. 与巴氯芬合用增强降压作用 8. 与大剂量的水杨酸盐合用可出现急性低血压肾功能不全（肾小球滤过率降低），降低吲达帕胺的抗高血压作用 9. 与降低血钾药物合用增加低钾血症的危险性	1. 避免与以下药物同时使用，如锂盐、保钾性利尿药、阿司咪唑、苄普地尔、红霉素、卤泛群、喷他脒、舒舒托必利、特非那定、长春胺 2. 与巴氯芬合用监测血压和肾功能，必要时调整高血压药物的剂量

续表

药品类别	药品名称	与其他药物的相互作用	临床症状及处理
复方制剂	培垛普利吲达帕胺片	10. 与强心苷类药物合用可引起强心苷类药物的毒性作用 11. 与丙米嗪类抗抑郁药(三环类)、精神安定药合用可增加抗高血压药物的作用,增加直立性低血压的危险性 12. 与皮质激素、替可克肽合用降低降压作用 13. 与保钾利尿药(阿米洛利、螺内酯或氨苯蝶啶)合用可能导致低钾血症或高钾血症 14. 与抗心律失常药物(奎尼丁、二氢奎尼丁、丙吡胺、胺碘酮、溴苄胺、索他洛尔)合用可引起扭转型室速 15. 与二甲双胍合用可能引起乳酸性酸中毒 16. 与碘造影剂合用可增加急性肾功能不全的危险性 17. 与钙盐合用可导致高血钙的危险性 18. 与环孢素合用可增加升高血肌酐的危险性	3. 与降低血钾药物合用应监测血钾,必要时应进行纠正,使用非刺激性泻药 4. 与强心苷类药物合用应注意监测血钾、心电图,必要时重新调整治疗 5. 在给予碘化合物前必须先进行补液治疗
	复方盐酸阿米洛利片	与其他保钾利尿药或钾盐合用增加血清钾浓度	避免同时使用

表 2-7 特殊人群的用药选择

药品名称	人群种类	老年人	儿童	孕妇与哺乳期妇女	肾功能损害	肝功能损害	高空作业者
	氨氯地平	老年人不必调整剂量。但初始剂量应为 2.5mg，每日 1 次	暂无资料	慎用	不必调整剂量	肝功能不全患者的起始剂量为 2.5mg，每日 1 次	暂无资料
CCB 类	左旋氨氯地平	老年患者可用正常剂量。但开始宜用较小剂量，再渐增量为妥	暂无资料	慎用	不必调整剂量	应小心使用	暂无资料
	硝苯地平片	老年人的半衰期延长，应用时注意调整剂量	安全性和疗效尚未确定	1. 无详尽的临床研究资料，临床上有硝苯地平用于高血压的孕妇	慎用	慎用	暂无资料

续表

药品名称	人群种类	老年人	儿童	孕妇与哺乳期妇女	肾功能损害	肝功能损害	高空作业者
CCB类	硝苯地平片			2. 硝苯地平可分泌入乳汁中，哺乳期妇女应停药或停止哺乳			
	硝苯地平控释片	用药应慎重，常从小剂量开始用药	禁用	禁用	慎用	慎用	暂无资料
	硝苯地平缓释片	注意从最低剂量开始服用，以减少不良反应的发生率	安全性和疗效尚未确定	孕妇用药无详尽的临床研究资料。硝苯地平可分泌入乳汁中，哺乳期妇女应停药或停止哺乳	慎用	慎用	暂无资料

续表

药品名称	人群种类	老年人	儿童	孕妇与哺乳期妇女	肾功能损害	肝功能损害	高空作业者
	非洛地平片/缓释片	从低剂量开始治疗	慎用	禁用	无影响	从低剂量开始治疗	暂无资料
	尼卡地平片/缓释片	老年人用药与中青年人相同	慎用	慎用	慎用	慎用	暂无资料
	尼卡地平注射液	老年人用药与中青年人相同	慎用	慎用	慎用	慎用	暂无资料
CCB类	盐酸贝尼地平片	暂无资料	暂无资料	孕妇或可能妊娠的妇女、哺乳期妇女禁用	慎用	慎用	有时会出现降压作用引起的眩晕等,因此从事驾驶汽车等具有危险性的机械操作时应予以注意

189

续表

人群种类 药品名称		老年人	儿童	孕妇与 哺乳期妇女	肾功能损害	肝功能损害	高空作业者
CCB类	尼群地平胶囊	宜适当减少剂量	18岁以下儿童应用的安全性和疗效尚未确定	研究尚不充分,已有的临床应用尚未发生问题,但应注意不良反应		慎用,从小剂量开始服用	暂无资料
	拉西地平片	从低剂量开始治疗	暂无资料	慎用	慎用	需减量或慎用	暂无资料
	乐卡地平片	无需调整剂量	禁用	禁用	无影响	适当调整剂量	暂无资料
	西尼地平片	从小剂量开始	暂无资料	禁用	适当调整剂量	慎用	禁用
	盐酸地尔硫䓬片/缓释胶囊	从小剂量开始服用	未进行该项实验且无可靠的参考文献	孕妇用药尚缺乏对照试验和权威,应权衡利弊;哺乳期妇女用药期间中止哺乳	慎用	慎用,从小剂量开始服用	暂无资料

药品名称	人群种类	老年人	儿童	孕妇与哺乳期妇女	肾功能损害	肝功能损害	高空作业者
	盐酸地尔硫䓬缓释片	从小剂量开始服用	未进行该项实验且无可靠的参考文献	孕妇用药尚缺乏对照试验资料,应权衡利弊;哺乳期妇女用药期间中止哺乳	慎用	慎用,从小剂量开始服用	暂无资料
CCB类	注射用盐酸地尔硫䓬	从小剂量开始使用	未进行该项实验且无可靠的参考文献	妊娠或可能妊娠的妇女禁止使用;哺乳期妇女用药期间中止哺乳	慎用	慎用,从小剂量开始使用	暂无资料
	盐酸维拉帕米片/缓释片	从小剂量开始服用	18岁以下儿童应用的安全性和疗效尚未确定	妊娠前6个月不能应用维拉帕米;除非利大于弊,妊娠后3个月和哺乳期妇女禁用	慎用	慎用,从小剂量开始服用	暂无资料

续表

药品名称	人群种类	老年人	儿童	孕妇与哺乳期妇女	肾功能损害	肝功能损害	高空作业者
CCB类	盐酸维拉帕米注射液	从小剂量开始,宜缓慢静脉给药至少3分钟	须十分小心,且从小剂量开始,持续心电监测下给药	除非利大于弊时才可使用,哺乳期妇女服药期同中止哺乳	慎用	慎用,从小剂量开始给药	暂无资料
ACEI类	卡托普利	老年人对降压作用较敏感,应酌减剂量	有报告本品在婴儿可引起久降压过度与持久降低伴少尿与抽搐,故仅限于其他降压治疗无效者	孕妇禁用;哺乳期妇女慎用,权衡利弊	肾功能差者应采用小剂量或减少给药次数,缓慢递增;若须同时用利尿药,建议用呋塞米而不用噻嗪类,血尿素氮和肌酐增高时将本品减量或同时停用利尿药	本品由肝脏代谢,肝功能损害者需调整剂量	本品作低血压,可能会产生眩晕不良反应,从事相关工作需注意

续表

药品名称	人群种类	老年人	儿童	孕妇与哺乳期妇女	肾功能损害	肝功能损害	高空作业者
ACEI类	依那普利	慎用	慎用	孕妇禁用；哺乳期妇女慎用	慎用	暂无资料	本品降低血压，可能会产生眩晕反应，不良反应，从事相关工作需注意
	贝那普利	老年患者使用本品与成年人一样	暂无资料	孕妇、哺乳期妇女禁用	慎用	一旦出现黄疸或氨基转移酶明显升高，应停用ACEI并对患者进行监测	慎用
	福辛普利	老年患者不需降低剂量	暂无资料，故暂不推荐	禁用	肾功能减退患者不需降低剂量	肝功能减退的患者基本不需降低剂量	本品降低血压，可能会产生眩晕反应，不良反应，从事相关工作需注意

续表

药品名称	人群种类	老年人	儿童	孕妇与哺乳期妇女	肾功能损害	肝功能损害	高空作业者
	赖诺普利	老年患者不需降低剂量	暂无资料	孕妇禁用；哺乳期妇女慎用	慎用	暂无资料	本品降低血压，可能会产生眩晕反应，从事相关工作需注意
ACEI类	雷米普利	在同时使用利尿药，有充血性心力衰竭或肾功能不全的老年患者应慎用本品	暂无资料，故儿童禁用	孕妇、哺乳期妇女禁用	肾功能损害患者需要经常检测血钾浓度	暂无资料	本品降低血压，可能会产生眩晕反应，从事相关工作需注意，在用药初期，增加剂量时或者改变剂型或者同时饮酒时尤其如此

续表

人群种类 药品名称	老年人	儿童	孕妇与 哺乳期妇女	肾功能损害	肝功能损害	高空作业者
咪达普利	从低剂量(如2.5mg)开始用药	暂无资料	孕妇禁用;哺乳期妇女慎用	慎用	暂无资料	由于降压作用可引起眩晕、蹒跚,高空作业、高驾车等有危险性的机械操作要注意
ACEI 类						
培哚普利	开始治疗之前应检查肾功能和血钾	暂无资料	孕妇、哺乳期妇女禁用	肾衰竭患者应降低给药剂量(肌酐清除率<60ml/min),治疗应从小剂量开始,并且检测肾功能和血钾水平	接受ACEI治疗的患者如出现黄疸或明显的氨基转移酶升高,应停用ACEI	由于药物可引起眩晕,机动车驾驶员机器操作人员应特别谨慎

续表

药品名称 人群种类	老年人	儿童	孕妇与哺乳期妇女	肾功能损害	肝功能损害	高空作业者
西拉普利	暂无资料	暂无资料	孕妇、哺乳期妇女禁用	根据肌酐清除率而减少剂量	暂无资料	本品降低血压，可能会产生眩晕的不良反应，从事相关工作需注意
ARB类						
喹那普利	暂无资料	暂无资料	孕妇、哺乳期妇女禁用	需要减少本品的剂量或减少用药次数，并且检测肾功能和血钾水平	暂无资料	本品降低血压，可能会产生眩晕的不良反应，从事相关工作需注意

续表

人群种类 药品名称	老年人	儿童	孕妇与哺乳期妇女	肾功能损害	肝功能损害	高空作业者
厄贝沙坦	无需调整起始剂量	暂无资料	禁用	肾功能损伤的患者无需调整本品剂量，但对进行血液透析的患者初始剂量可考虑使用低剂量（75mg）	轻、中度肝功能损害的患者无需调整本品的剂量；对严重肝功能损害的患者目前无临床经验	暂无资料
ARB类 氯沙坦钾	无需调整起始剂量	暂无资料	禁用	慎用	慎用	暂无资料
缬沙坦	无需调整起始剂量	暂无资料	禁用	无需调整剂量	无需调整剂量	驾驶、操纵机器时应小心

续表

人群种类 药品名称		老年人	儿童	孕妇与哺乳期妇女	肾功能损害	肝功能损害	高空作业者
ARB类	替米沙坦	无需调整起始剂量	暂无资料	中、晚期妊娠及哺乳期妇女禁用	轻或中度肾功能不良的患者服用本品不需调整剂量	轻或中度肝功能不全的患者本品的每日用量不应超过40mg	暂无资料
	坎地沙坦酯	慎用	暂无资料	禁用	慎用	慎用	应注意
	奥美沙坦酯	无需调整起始剂量	暂无资料	禁用	无需调整剂量	无需调整剂量	暂无资料
利尿药	氢氯噻嗪	慎用	黄疸的婴儿慎用	慎用	严重的肾功能不全者慎用	严重的肝功能不全者慎用	暂无资料

续表

人群种类 药品名称	老年人	儿童	孕妇与 哺乳期妇女	肾功能损害	肝功能损害	高空作业者
吲达帕胺	可用	暂无资料	暂无资料	一般不调整剂量，但严重的肾功能不全者可诱致氮质血症	肝功能不全者利尿后可诱发肝昏迷	暂无资料
呋塞米	慎用	新生儿的用药间隔延长	慎用；妊娠3个月者避免使用	用药间隔延长	用药间隔延长，严重者慎用	暂无资料
氨苯蝶啶	老年人应用本药较易发生高钾血症和肾损害	暂无资料	暂无资料	慎用	慎用	暂无资料
阿米洛利	暂无资料	暂无资料	暂无资料	严重的肾功能减退患者禁用	暂无资料	暂无资料

利尿药

199

续表

药品名称	人群种类	老年人	儿童	孕妇与哺乳期妇女	肾功能损害	肝功能损害	高空作业者
利尿药	螺内酯	老年人应用本药较易发生高钾血症和利尿过度	暂无资料	在医师指导下使用,尽量短期用药,可通过胎盘	慎用	慎用	暂无资料
β受体阻滞药	比索洛尔	不需要调整剂量	不用于儿童	不宜使用	轻、中度肾功能不全的患者不需调整剂量;严重肾衰竭者的每日剂量不得超过10mg	轻、中度肝功能不全患者不需调整剂量;严重的肝功能异常者每日剂量不超过10mg	需注意
	美托洛尔片/缓释片	不需要调整剂量	暂无资料	不宜使用	不需要调整剂量	仅在肝功能非常严重损害时才需减少剂量	慎用

200

续表

药品名称	人群种类	老年人	儿童	孕妇与哺乳期妇女	肾功能损害	肝功能损害	高空作业者
β 受体阻断药	阿替洛尔	减少剂量	一次 0.25~0.5 mg/kg，每日 2 次	不宜使用	减少剂量，每日最多 50mg	暂无资料	暂无资料
	普萘洛尔片	适当调整剂量	每日 0.5~1.0 mg/kg，分次口服	不宜使用	慎用	肝功能不全者慎用	暂无资料
	艾司洛尔	暂无资料	暂无资料	慎用	肾衰竭患者使用本品需注意监测	暂无资料	暂无资料
α 受体阻断药	哌唑嗪	慎用	慎用	未发现与药物相关的胎儿畸形及其他副作用；对哺乳期妇女未见不良反应	慎用	减小剂量，以起始剂量为 1mg，每日 2 次为宜	首次服药或加量后的第 1 日应避免高空作业

201

续表

药品名称 / 人群种类		老年人	儿童	孕妇与哺乳期妇女	肾功能损害	肝功能损害	高空作业者
α 受体阻断药	特拉唑嗪	无需改变推荐剂量	暂无资料	禁用	无需改变推荐剂量	暂无资料	暂无资料
	多沙唑嗪	无需改变推荐剂量	暂无资料	禁用	无需改变推荐剂量	肝功能受损患者服用多沙唑嗪应谨慎	可能导致反应能力下降
	乌拉地尔	慎用	暂无资料	孕妇慎用;哺乳期妇女禁用	慎用	慎用	慎用
	酚妥拉明	慎用	适当减量	需权衡利弊再慎用	暂无资料	暂无资料	暂无资料
其他降高血压药物	肼屈嗪	宜减少剂量	暂无资料	适用于妊娠高血压,但妊娠早期则须慎用;哺乳期妇女禁用	减少给药剂量或延长给药时间	减少给药剂量或延长给药时间	暂无资料

续表

药品名称 \ 人群种类	老年人	儿童	孕妇与哺乳期妇女	肾功能损害	肝功能损害	高空作业者
米诺地尔	须酌减剂量	暂无资料	孕妇慎用；哺乳期妇女慎用	酌减剂量	暂无资料	暂无资料
其他降高血压药物 二氮嗪	宜减小剂量	急性剧烈高血压时可做暂时紧急降压，但不入用	孕妇、哺乳期妇女禁用	肾功能不全患者用本品时由于蛋白结合减少和半衰期延长，剂量必须减少	慎用或不用	暂无资料
硝普钠	用量酌减	暂无资料	对孕妇和哺乳期妇女的影响尚缺乏人体研究	可能加重肾损害，慎用	可能加重肝损害，慎用	暂无资料
利血平	根据情况减量慎用	可用	除非非常必要，利血平不可用于孕妇；哺乳期妇女禁用	肾功能损害者慎用	暂无资料	暂无资料

续表

药品名称	人群种类	老年人	儿童	孕妇与哺乳期妇女	肾功能损害	肝功能损害	高空作业者
其他降高血压药物	硫酸镁	老年患者尤其年龄在60岁以上者慎用	仅用肌内注射或静脉用药	孕妇可注射用，慎用其导泻；哺乳期妇女禁用	慎用，用药量应减少	暂无资料	暂无资料
复方制剂	地巴唑	暂无资料	暂无资料	暂无资料	暂无资料	暂无资料	暂无资料
	复方利血平片	暂无资料	暂无资料	暂无资料	暂无资料	暂无资料	运动员慎用
	复方利血平氨苯蝶啶	不改变剂量	暂无资料	禁用	严重肾功能障碍者禁用	暂无资料	运动员慎用

续表

人群种类 药品名称	老年人	儿童	孕妇与哺乳期妇女	肾功能损害	肝功能损害	高空作业者
复方卡托普利	酌情减量	仅限于其他降压药治疗无效者	孕妇禁用；哺乳期妇女慎用	减量；若须同时用利尿药，建议用呋塞米而不用噻嗪类，血尿素氮和肌酐增高时将本品减量或同时停用利尿药	暂无资料	暂无资料
复方制剂						
马来酸依那普利叶酸片	酌情减量	慎用	孕妇禁用；哺乳期妇女慎用	酌情减量	酌情减量	暂无资料
缬沙坦氢氯噻嗪片	不必改变推荐剂量	暂无资料	孕妇禁用；哺乳期妇女慎用	肌酐清除率＜30ml/min或无尿者禁用	严重的肝功能受损、胆汁性肝硬化或胆汁淤积者禁用	服药患者在驾驶和操纵机器时应小心，运动员慎用

续表

人群种类 药品名称	老年人	儿童	孕妇与 哺乳期妇女	肾功能损害	肝功能损害	高空作业者
氯沙坦钾氢氯噻嗪片	不必改变推荐剂量	暂无资料	孕妇禁用；哺乳期妇女慎用	肌酐清除率≤30ml/min 的患者不推荐使用本品	肝功能不全的患者不推荐使用本品	运动员慎用
氨氯地平阿托伐他汀钙片	暂无资料	暂无资料	禁用	无需改变推荐剂量	有活动性肝脏疾病的患者禁用	暂无资料
复方制剂						
缬沙坦氨氯地平片（Ⅰ）	暂无资料	暂无资料	禁用	重度肾功能损伤者则应慎用	肝损伤或胆道阻塞性疾病的患者慎用	服药患者在驾驶和操纵机器时应小心
厄贝沙坦氢氯噻嗪片	不必改变推荐剂量	暂无资料	怀孕的第4~9个月及哺乳期妇女禁用	肌酐清除率<30ml/min 的患者禁用	严重的肝功能损害、胆汁性肝硬化和胆汁淤积患者禁用	服药患者在驾驶和操纵机器时应小心

续表

药品名称	人群种类	老年人	儿童	孕妇与哺乳期妇女	肾功能损害	肝功能损害	高空作业者
复方制剂	替米沙坦氢氯噻嗪片	不必改变推荐剂量	暂无资料	妊娠期第 2 个月、第 3 个月以及哺乳期妇女禁用	肌酐清除<30ml/min的患者禁用	对于轻至中度肝功能损伤患者，给药剂量不应超过本品 40/12.5mg，1 次 / 日；胆汁淤积性疾病以及胆道梗阻性疾病、重度的肝功能损伤患者禁用	运动员慎用

续表

药品名称	人群种类	老年人	儿童	孕妇与哺乳期妇女	肾功能损害	肝功能损害	高空作业者
复方制剂	培垛普利吲达帕胺片	初期剂量应根据血压的变化情况进行调整	暂无资料	禁用	肌酐清除率＜30ml/min者禁用；当患者的肌酐清除率为30~60ml/min时，推荐以适当剂量的药物自由组合开始治疗	肝性脑病、严重的肝功能损伤患者禁用	运动员慎用、服药患者在驾驶和操纵机器时应小心
	复方盐酸阿米洛利片	暂无资料	暂无资料	暂无资料	暂无资料	暂无资料	运动员慎用

表 2-8 并发症选药指导

药品名称	并发症	糖尿病	高血脂	心脏病	哮喘	肾上腺素瘤	良性前列腺增生	肾病
	氨氯地平	可用	暂无资料	禁用	暂无资料	暂无资料	暂无资料	暂无资料
	左旋氨氯地平	可用	可用	禁用	暂无资料	暂无资料	暂无资料	暂无资料
	硝苯地平片	可用	可用	可用		暂无资料	暂无资料	慎用
	硝苯地平控释片	可用	可用	可用	可用	暂无资料	暂无资料	慎用
CCB 类	硝苯地平缓释片	可用	可用		可用	暂无资料	暂无资料	慎用
	非洛地平片	可用	暂无资料	禁用	可用	暂无资料	暂无资料	可用
	非洛地平缓释片	可用	暂无资料	禁用	可用	暂无资料	暂无资料	可用
	尼卡地平	可用	暂无资料	禁用	可用	暂无资料	暂无资料	慎用

续表

药品名称	并发症	糖尿病	高血脂	心脏病	哮喘	肾上腺素瘤	良性前列腺增生	肾病
	尼卡地平缓释片	可用	暂无资料	禁用	可用	暂无资料	暂无资料	慎用
	尼卡地平注射液	可用	暂无资料	禁用	可用	暂无资料	暂无资料	慎用
	盐酸贝尼地平片	可用	可用	可用	可用	暂无资料	暂无资料	慎用
CCB类	尼群地平胶囊	可用	可用	可用	可用	暂无资料	暂无资料	慎用
	拉西地平片	可用	暂无资料	禁用	可用	暂无资料	暂无资料	可用
	乐卡地平片	可用	暂无资料	禁用	可用	暂无资料	暂无资料	可用
	西尼地平片	可用	可用	禁用	暂无资料	暂无资料	暂无资料	慎用
	盐酸地尔硫草片	可用	可用	慎用	可用	可用	可用	慎用

续表

药品名称	并发症	糖尿病	高血脂	心脏病	哮喘	肾上腺素瘤	良性前列腺增生	肾病
CCB类	盐酸地尔硫䓬缓释胶囊	可用	可用	慎用	可用	可用	可用	慎用
	盐酸地尔硫䓬缓释片	可用	可用	慎用	可用	可用	可用	慎用
	注射用盐酸地尔硫䓬	可用	可用	慎用	可用	可用	可用	慎用
	盐酸维拉帕米片	可用	暂无资料	慎用	慎用	可用	可用	慎用
	盐酸维拉帕米缓释片	可用	可用	慎用	慎用	可用	可用	慎用
	盐酸维拉帕米注射液	可用	暂无资料	慎用	慎用	暂无资料	可用	慎用

续表

药品名称	并发症	糖尿病	高血脂	心脏病	哮喘	肾上腺素瘤	良性前列腺增生	肾病
	卡托普利	可用	可用	慎用	可用	可用	可用	慎用
	依那普利	慎用	可用	慎用	可用	可用	可用	慎用
	贝那普利	可用	可用	慎用	可用	可用	可用	慎用
	福辛普利	可用	可用	可用	可用	可用	可用	慎用
	赖诺普利	可用	可用	慎用	可用	可用	可用	慎用
	雷米普利	可用	可用	慎用	可用	可用	可用	慎用
	咪达普利	慎用	可用	可用	可用	可用	可用	慎用
	培哚普利	慎用	可用	可用	可用	可用	可用	慎用
	西拉普利	可用	可用	可用	可用	可用	可用	慎用
	喹那普利	可用	可用	可用	可用	可用	可用	慎用
ARB类	厄贝沙坦	慎用	可用	慎用	慎用	可用	可用	可用
	氯沙坦钾	可用	可用	可用	可用	可用	可用	可用

续表

并发症 / 药品名称	糖尿病	高血脂	心脏病	哮喘	肾上腺素瘤	良性前列腺增生	肾病
缬沙坦	可用	可用	肺源性心脏病心力衰竭可用	可用	可用	可用	可用
替米沙坦	可用	可用	可用	慎用	可用	可用	可用
坎地沙坦酯	可用	可用	可用	可用	可用	可用	慎用
奥美沙坦酯	可用	可用	可用	慎用	可用	可用	可用
厄贝沙坦	慎用	可用	慎用	可用	可用	可用	可用
氯沙坦钾	可用	可用	可用	可用	可用	可用	可用
ARB类 缬沙坦	可用	可用	肺源性心脏病心力衰竭可用	可用	可用	可用	可用
替米沙坦	可用	可用	可用	慎用	可用	可用	慎用
坎地沙坦酯	可用	可用	可用	可用	可用	可用	慎用
奥美沙坦酯	可用	可用	可用	可用	可用	可用	可用

续表

药品名称	并发症	糖尿病	高血脂	心脏病	哮喘	肾上腺素瘤	良性前列腺增生	肾病
利尿药	氢氯噻嗪	慎用	慎用	可用	暂无资料	暂无资料	暂无资料	暂无资料
	吲达帕胺	可用	可用	可用	暂无资料	暂无资料	暂无资料	暂无资料
	呋塞米	慎用	慎用	可用（低钾血症倾向者或急性心肌梗死慎用）	暂无资料	暂无资料	慎用	暂无资料
	氨苯蝶啶	慎用，可使血糖升高	暂无资料	可用	暂无资料	暂无资料	暂无资料	可用，肾功能不全者慎用
	阿米洛利	暂无资料	暂无资料	可用	暂无资料	暂无资料	暂无资料	严重的肾功能减退者禁用
	螺内酯	暂无资料	暂无资料	可用	暂无资料	可用	暂无资料	肾性水肿者可用

续表

药品名称	并发症	糖尿病	高血脂	心脏病	哮喘	肾上腺嗜瘤	良性前列腺增生	肾病
β受体阻断药	比索洛尔	慎用	暂无资料	禁用于房室传导障碍、窦房传导阻滞、急性心力衰竭	禁用于严重的支气管哮喘患者	禁用	暂无资料	慎用
	美托洛尔	慎用	暂无资料	禁用于显著心动过缓、重度房室传导阻滞、二或三度房室传导阻滞、病态窦房结综合征	慎用	可用	暂无资料	无需调整剂量
	阿替洛尔	慎用	暂无资料	禁用于二~三度心脏传导阻滞、病态窦房结综合征及严重的窦性心动过缓	慎用	暂无资料	暂无资料	减量

续表

药品名称	并发症	糖尿病	高血脂	心脏病	哮喘	肾上腺素瘤	良性前列腺增生	肾病
β受体阻断药	普萘洛尔	慎用	暂无资料	禁用于心脏传导阻滞(二～三度房室传导阻滞)、重度或急性心力衰竭;慎用于充血性心力衰竭	禁用	暂无资料	暂无资料	慎用
	艾司洛尔	慎用	暂无资料	禁用于窦性心动过缓(二～三度房室传导阻滞)、难治性心功能不全	禁用	暂无资料	暂无资料	需监测
α受体阻断药	哌唑嗪	适用	适用	适用	可用	暂无资料	暂无资料	慎用

续表

药品名称 \ 并发症		糖尿病	高血脂	心脏病	哮喘	肾上腺素瘤	良性前列腺增生	肾病
α受体阻断药	特拉唑嗪	适用	适用	适用	可用	暂无资料	推荐	适用
	多沙唑嗪	推荐	适用	暂无资料	可用	暂无资料	推荐	暂无资料
	乌拉地尔	适用	适用	慎用	可用	暂无资料	暂无资料	暂无资料
	酚妥拉明	暂无资料	适用	推荐	可用	诊治嗜铬细胞瘤	暂无资料	慎用
其他降高血压药物	肼屈嗪	可用	可用	冠心病患者禁用	可用	可用	可用	严重的肾功能障碍为禁忌证
	米诺地尔	可用	可用	慎用	可用	嗜铬细胞瘤禁用	可用	肾功能障碍者慎用
	二氮嗪	禁用	可用	充血性心力衰竭患者禁用;冠状动脉供血不足慎用;心力衰竭慎用或不用	可用	可用	可用	慎用或不用

续表

药品名称	并发症	糖尿病	高血脂	心脏病	哮喘	肾上腺素瘤	良性前列腺增生	肾病
其他降高血压药物	硝普钠	可用	可用	冠状动脉供血不足慎用	可用	可用	可用	肾功能不全慎用
	利血平	可用	可用	慎用	慎用	嗜铬细胞瘤慎用	可用	肾功能不全慎用
	硫酸镁	可用	可用	有心肌损害、心脏传导阻滞时应慎用或不用	暂无资料	暂无资料	暂无资料	肾功能不全，应慎用，用药量应减少
	地巴唑	暂无资料	暂无资料	暂无资料	暂无资料	暂无资料	暂无资料	暂无资料

五、常见问题解答

（一）疾病相关内容

1. 高血压的定义　高血压是一种以动脉血压持续升高为特征的进行性心血管损害的疾病，是全球人类最常见的慢性病，是心脏病、脑血管病、肾脏病发生和死亡的最主要的危险因素。经非同日 3 次测量血压，收缩压≥140mmHg 和（或）舒张压≥90mmHg，可考虑诊断为高血压。

2. 高血压的发病机制　尚未明确，现有研究认为与遗传和环境因素有关。大部分高血压的发生与环境因素有关，环境因素主要指不良生活方式。高血压的危险因素较多，比较明确的是超重／肥胖或腹型肥胖、高盐饮食、长期过量饮酒、长期精神过度紧张。以上为可改变的危险因素，而性别、年龄和家族史是不可改变的危险因素。

3. 我国人群的高血压流行情况　我国人群 50 年来的高血压患病率呈明显上升的趋势。2012 年最新调查发现成人高血压患病率达到 33%。我国人群高血压流行有两个比较显著的特点：从南方到北方，高血压患病率递增；不同民族之间的高血压患病率存在一些差异。高钠、低钾膳食是我国大多数高血压患者发病的主要危险因素之一，超重和肥胖将成为我国高血压患病率增长的又一重要危险因素。我国高血压患者总体的知晓率、治疗率和控制率明显较低,分别低于50%、40% 和 10%。

4. 高血压是我国人群脑卒中及冠心病发病及死亡的主要危险因素,控制高血压可遏制心脑血管疾病发病及死亡的增长态势。与西方国家相比,我国高血压的主要并发症是脑卒中,控制高血压是预防脑卒中的关键。

5. 高血压患者在治疗前要进行诊断性评估,包括确定血压水平及其他心血管危险因素、判断高血压的原因和明确有无继发性高血压、寻找靶器官损害以及相关临床情况。诊室血压是高血压诊断和危险分层的依据,诊室外血压(包括动态血压监测和家庭自测血压)是传统诊室血压的重要补充,有助于发现白大衣高血压和隐性高血压、评估降压药物的疗效、分析血压变异性等。白大衣高血压是指患者到医疗机构测量血压高于 140/90mmHg,但动态血压 24 小时平均值 <130/80mmHg 或家庭自测血压值 <135/85mmHg。隐蔽性高血压是指患者到医疗机构测量血压 <140/90mmHg,但动态血压 24 小时平均值高于 130/80mmHg 或家庭自测血压值高于135/85mmHg。

6. 健康的生活方式在任何时候对任何高血

压患者(包括正常高值血压)都是有效的治疗方法,可降低血压、控制其他危险因素和临床情况。生活方式干预主要措施包括减少钠盐摄入,增加钾盐摄入;控制体重;不吸烟,不过量饮酒;体育运动和减轻精神压力,保持心理平衡。

7. 钙拮抗剂、血管紧张素转化酶抑制剂、血管紧张素Ⅱ受体拮抗剂、噻嗪类利尿药、β受体阻断药没有等级之分,5类药物以及由这些药物所组成的固定复方制剂均可作为高血压初始或维持治疗的药物选择,联合治疗有利于血压达标。2级高血压和(或)伴有多种危险因素、靶器官损害或临床疾患的高危人群,往往初始治疗即需要应用2种小剂量的降压药物;如仍不能达到目标水平,可在原药基础上加量或可能需要3种,甚至4种以上的降压药物。但不同药物可能有不同的循证医学证据证实对临床情况能够获益。医师应综合考虑患者的情况,对每一位患者进行个体化治疗,根据其具体情况选择初始治疗和维持治疗药物。

8. 在降压治疗的同时,也要干预患者的其他所有心血管疾病危险因素,包括控制血糖、调节血脂和抗血小板等。同时,还要适当处理患者同时存在的各种临床疾患。

9. 高血压治疗的随诊 患者开始治疗、调整药物或高危血压未达标者,为了评估治疗反应,使血压稳定地维持于目标水平,须加强随诊,随访的相隔时间较短,可以每 2 周随访 1 次。低中危、血压达标且稳定的患者,每 1~3 个月随访 1 次。随诊中除密切监测血压及患者的其他危险因素和临床疾患的改变以及观察疗效外,还要向患者进行保健知识的宣教,包括高血压、危险因素及同时存在的临床疾患,了解控制血压的重要性,了解终身治疗的必要性。为争取药物治疗取得满意疗效,随诊时应强调按时服药,让患者了解该种药物治疗可能出现的副作用,后者一旦出现,应及早报告。向患者解释改变生活方式的重要性,使之理解其治疗意义,自觉地付诸实践,并长期坚持。即使暂时决定不予药物治疗的患者,应同样定期随诊和监测,并按随诊结果考虑是否给予抗高血压药物,以免延误。高血压患者一般须终身治疗。患者经确诊为高血压后若自行停药,其血压(或迟或早)终将恢复到治疗前水平。患者的血压若长期控制良好,尤其是夏天血压甚至偏低时,可以试图小心、逐步地减少服药次数或剂量,但要十分仔细地监测血压。

10. 老年(>65 岁)高血压降压治疗同样受益。降压药务必从小剂量开始,根据耐受性逐步调整剂量。应测量用药前后的坐立位血压,尤其对体质较弱者更应谨慎,注意原有的以及药物治疗后出现的直立性低血压。老年人有较多危险因素，靶器官损害，合并心血管病、糖尿病等情况也较多，常需多药合用。80岁以上的一般体质尚好的高龄高血压患者进行适度的降压治疗也有好处。降压达标时间切勿操之过急。部分舒张压低的老年收缩期高血压患者的降压治疗有一定难度。舒张压<70mmHg，如收缩压<150mmHg，则观察；如收缩压≥150mmHg，则谨慎用小剂量利尿药或钙拮抗剂；舒张压低于60mmHg时应引起关注。

11. 高血压伴脑卒中 病情稳定的脑卒中患者血压目标值一般应达到<140/90mmHg。常用的5种降压药物均能通过降压而发挥预防脑卒中复发或短暂脑缺血发作（TIA）的作用，利尿药及某些降压药物可能效果更好些，可选择单药或联合用药。对老年尤其是高龄患者、双侧颈动脉或颅内动脉严重狭窄的患者、严重的直立性低血压患者应谨慎降压治疗，根据患者的耐受性调整降压药及其剂量。如出现头晕等明显的不良反应时，应减少剂量或停用降压药，尽可能将血压控制在安全范围（160/100mmHg以内）。

急性脑卒中的血压处理缺乏足够的临床试验证据，《2010中国高血压防治指南》的参考建议如下：急性缺血性卒中溶栓前血压应控制在<185/110mmHg。急性缺血性卒中发病后的

24 小时内,除非收缩压 ≥180mmHg 或舒张压 ≥ 100mmHg,或伴有严重的心功能不全、主动脉夹层、高血压脑病者一般不予降压,降压的合理目标是 24 小时内血压降低约 15%。有高血压病史且正在服用降压药物者如神经功能平稳,可于卒中后的 24 小时开始使用降压药物。急性脑出血患者如果收缩压 >200mmHg 或平均动脉压 >150mmHg,要考虑用持续静脉滴注积极降低血压,血压的监测频率为每 5 分钟 1 次。如果收缩压 >180mmHg 或平均动脉压 >130mmHg,并有疑似颅内压升高的证据者,要考虑监测颅内压,用间断或持续的静脉给药降低血压;如没有疑似颅内压升高的证据,则考虑用间断或持续的静脉给药轻度降低血压(例如平均动脉压为 110mmHg 或目标血压为 160/90mmHg),密切观察病情变化。

12. 高血压伴冠心病 建议有稳定型冠心病、不稳定型心绞痛、非 ST 段抬高型和 ST 段抬高型心肌梗死的高血压患者目标血压水平一般可为 <130/80mmHg,但治疗宜个体化。如患者有冠状动脉严重病变或年龄 >65 岁,舒张压应维持在 60mmHg 以上。常需采用综合性治疗方案,尤其是抗栓和调脂治疗。伴前壁心肌梗死、糖尿病、未控制的高血压或左室收缩功能障碍的患者应加用

RAAS 抑制剂。心肌梗死后患者的血流动力学稳定即开始应用 β 受体阻断药。

13. 高血压合并心力衰竭 高血压是心力衰竭的主要归因危险,降压的目标水平为 < 130/80mmHg。对于伴临床心力衰竭或 LVEF 降低的患者,阻断 RAAS 药物如 ACEI 或 ARB、醛固酮受体阻断药,以及 β 受体阻断药均对患者的长期临床结局有益。β 受体阻断药应从极小剂量起始,为通常降压治疗剂量的 1/8~1/4,且应缓慢地增加剂量,直至达到抗心力衰竭治疗所需要的目标剂量或最大耐受剂量。

14. 高血压伴肾脏疾病 严格控制高血压是延缓肾脏病变的进展、预防心血管事件发生风险的关键。ACEI 或 ARB 既有降压又有降低蛋白尿的作用,应作为首选;如不能达标,可加用长效 CCB 和利尿药。若肾功能显著受损如血肌酐水平 > 3mg/dl 或肾小球滤过率低于 30ml/min 或有大量蛋白尿,此时宜首先用二氢吡啶类 CCB;噻嗪类利尿药可替换成袢利尿药(如呋塞米)。终末期肾病未透析者一般不用 ACEI 或 ARB 及噻嗪类利尿药,可用 CCB、袢利尿药等降压治疗。高血压合并肾脏疾病需鉴别高血压肾脏损害和原发性肾脏疾病继发高血压,请参考第三章第二节内分泌性高血压部分。

15. 难治性高血压　应用非药物治疗以及包括利尿药在内的至少3种足量降压药物治疗数周仍不能将血压控制在目标水平称为难治性高血压。难治性高血压有真性与假性之分,应注意区别。假性难治性高血压多为白大衣高血压,以及患者上臂较粗、使用的袖带不合适导致的测量误差等;还包括患者的治疗依从性差、合并应用升高血压的药物、利尿药使用不充分、重度肥胖、酗酒、高盐摄入以及未发现的继发性高血压等情况。应认真分析原因和处理,规范血压测量方法,正确使用降压药物;明确诊断,找出原因,对症治疗;及时请专科医师会诊或转院诊治。加用螺内酯对部分患者可能有效,可用利尿药 + 长效钙拮抗剂 +ACEI或 ARB 联合治疗。

16. 高血压危象　高血压急症和亚急症统称高血压危象。在某些诱因作用下,血压急剧升高,伴有进行性心、脑、肾等重要靶器官功能不全的表现称为高血压急症。常见的高血压急症包括高血压伴有急性脑卒中、高血压脑病、急性冠状动脉综合征(急性心肌梗死、不稳定型心绞痛)、急性左心衰竭、肺水肿、主动脉夹层、子痫等。不论是何种类型的高血压急症均应立即处理。对于急性脑卒中、高血压脑病,应慎重降压,注意降压的速度和程度;对于急性冠状动脉综合征、急性左心衰竭、主动脉夹层等,应立即降压至安全范围。在严密监测血压、尿量和生命体征的情况下,应视临床情况的不同使用短效静脉降压药物,如硝普钠、硝酸甘油、艾司洛尔、尼卡地平和乌拉地尔等。一般情况下,初始阶段(数分钟到 1 小时内)血压控制的目标为平均动脉压的降低幅度不超过治疗前水平的 25%;在随后的 2~6 小时内将血压降至较安全的水平,一般为 160/100mmHg 左右;如果可耐受且临床情况稳定,在以后的 24~48 小时内逐步降低血压达到正常水平。如血压短时间内显著升高但不伴靶器官损害,称为高血压亚急症。对高血压亚急症患者,没有证据说明此种情况下紧急降压治疗可以改善预后,可视病情通过口服短效降压药,在 24~48 小时内将血压缓慢降至160/100mmHg。注意慎用或不用舌下含服硝苯地平,尤其是急性冠状动脉综合征或心力衰竭患者。

17. 围术期高血压 指外科手术住院期间(包括手术前、手术中和手术后,一般为 3~4 天)伴发的急性血压增高(收缩压、舒张压或平均动脉压超过基线的 20% 以上)。降压治疗的目的是保护靶器官功能。降压目标取决于手术前患者的血压情况,一般应降至基线的 10%;易出血或严重的心力衰竭患者可以将血压降得更低;3 级高血压(≥180/110mmHg)应权衡延期手术的利弊再做决定。有证据表明,术前 β 受体阻断药的应用可以有效减少血压波动、心肌缺血以及术后心房颤动的发生,还可降低非心脏手术的病死率。术中血压骤升应积极寻找并处理各种可能的原因,如疼痛、血容量过多、低氧血症、高碳酸血症和体温过低等。

(二) CCB 类药物常见问题解答

1. 什么类型的高血压或哪一类人群首选这类药物?

答:钙通道阻滞药主要通过阻断血管平滑肌细胞上的钙离子通道发挥扩张血管、降低血压的作用,包括二氢吡啶类和非二氢吡啶类钙拮抗剂。

二氢吡啶类钙拮抗剂适用于有卒中风险的高血压患者。此类药物可与其他 4 类药联合应用,尤其适用于老年高血压、单纯收缩期高血压、伴稳定型心绞痛、冠状动脉或颈动脉粥样硬化及周围血管病患者。

非二氢吡啶类钙拮抗剂适用于伴有心绞痛及室上性心动过速的高血压患者。

2. CCB 类药物有哪些禁忌证?

答:二氢吡啶类钙拮抗剂没有绝对禁忌证。二~三度房室传导阻滞、心力衰竭患者禁止使用非二氢吡啶类钙拮抗剂。

3. CCB 类药物有哪些慎用人群?

答：对于有心动过速与心力衰竭的患者应慎用二氢吡啶类钙拮抗剂。

4. CCB 类药物最常见的不良反应是什么？

答：二氢吡啶类钙拮抗剂常见的副作用包括反射性交感神经激活导致的心跳加快、面部潮红、脚踝部水肿、牙龈增生等。非二氢吡啶类钙拮抗剂常见的副作用包括抑制心脏收缩功能和传导功能，有时也会出现牙龈增生。

5. 出现水肿、头痛等不良反应该怎么办？

答：若出现外周性水肿、头痛、头晕等症状且不能耐受者需停止使用该药；若出现一过性低血压，多不需要停药，调整给药剂量即可（因为一过性低血压与剂量相关）。对于 CCB 类药物引起的水肿，可加用小剂量的利尿药进行缓解。另外，ACEI 类、ARB 类也可以抑制 CCB 引起的踝关节水肿。

6. 服用 CCB 类药物会造成缺钙吗？

答：钙离子拮抗剂与传统的补钙什么的没必然联系。钙通道阻滞药主要通过阻滞心肌和血管平滑肌细胞膜上的钙离子通道，抑制细胞外钙离子内流，使细胞内的钙离子水平降低而引起心血管等组织器官的功能改变，服用钙通道阻滞药并不会导致缺钙。补钙剂是通过提高血液中的血钙浓度而起作用，与钙离子拮抗剂不矛盾，服用钙通道阻滞药是不会导致缺钙的。

（三）ACEI 类药物常见问题解答

1. ACEI 类药物推荐用于什么类型的高血压患者？

答：ACEI 类药物适用于高血压伴有慢性心力衰竭、心肌梗死后心功能不全、外周血管病、糖尿病、肾病、蛋白尿、代谢综合征的患者，而对于高血压合并左室肥厚、心肌梗死后心室重构等患者也应首先考虑使用 ACEI 类药物进行降压治疗。该类药物也适用于患有硬皮病高血压危象以及透析抵抗肾性高血压患者的治疗。

2. ACEI 类药物有哪些禁忌证？

答：对于患有严重的肾功能不全、双侧肾动脉狭窄、高钾血症的患者以及孕妇不可使用该类药物进行降压治疗。

3. 孕妇及哺乳期妇女可服用 ACEI 类药物吗？为什么？

答：孕妇及哺乳期妇女禁用 ACEI，因为此类药物可导致胎儿畸形或者死亡。

4. ACEI 类药物最常见的不良反应是什么？

答：ACEI 类降压药物最常见、最典型的不良反应为患者用药后发生持续性干咳，多发生于服药初期，对于症状较轻的患者可以继续坚持服用该药。如果患者不能耐受干咳，应立即换用其他降压药物,如 ARB(血管紧张素 II 型受体拮抗剂)类。该类药物的其他不良反应为血管神经性水肿、皮疹、低血压以及味觉障碍等,其中血管神经性水肿的发生率较低,一旦患者用药后出现该症状应立即停药,同时不可以使用其他类型的 ACEI 类降压药物。如果患者长期使用该类药物可能会出现血钾水平升高,所以应定期检测患者的血肌酐和血钾情况。

5. ACEI 类对糖和脂质代谢有影响吗?

答:无不良影响。

6. 在联合用药控制高血压时,ACEI 类可和哪些药物联合使用?

答:可与 CCB、小剂量的利尿药联合使用,效果较佳。

7. ACEI 类降压药有何优点?

答:ACEI 类降压药物的优点在于对高血压患者的靶器官具有很好的保护作用,同时又可以很好地预防心血管事件。单独使用该类药物具有很好的降压作用,并且患者服药后不易出现直立性低血压。此外 ACEI 类降压药物不影响糖代谢和脂代谢,如果患者用药期间同时服用利尿药物和限制盐的摄入可明显增强降压效果。

8. ACEI 类药物还有哪些作用?

答:其中卡托普利若长期使用,对肝纤维化具有一定的改善作用,因此肝炎后肝纤维化患者使用卡托普利更安全;卡托普利舌下含服可以起到快速降压的作用。

(四)ARB类药物常见问题解答

1. ARB类药物推荐用于什么类型的高血压患者?

答:ARB类药物适用于高血压合并糖尿病、高血脂、痛风,对伴有动脉粥样硬化性疾病、有蛋白尿的糖尿病或心肾疾病的高血压患者,可首选ARB类药物。

2. ARB类药物有哪些禁忌证?

答:双侧肾动脉狭窄、孕妇、高血钾者禁服本品。

3. 孕妇及哺乳期妇女可服用ARB类药物吗? 为什么?

答:孕妇及哺乳期妇女禁用ARB,因为此类药物可导致胎儿畸形或者死亡。

4. ARB类最常见的不良反应是什么?

答:头晕、乏力、高钾血症是ARB类药物最常见的不良反应。

5. ARB类对糖和脂质代谢有影响吗?

答:无不良影响。

6. 在联合用药控制高血压时,ARB类可和哪些药物联合使用?

答:可与 CCB、小剂量的噻嗪类利尿药联合使用,效果较佳。

7. 误服与过量服用 ARB 类药物会有什么影响?

答:误服与过量服用会导致低血压与心动过速,采取对症支持治疗。无明确可靠的资料显示误服或过量服用的毒性反应。此类药物不能通过血液透析清除。

8. ADR 类药物还有哪些作用?

答:有临床研究表明缬沙坦有一定的降尿酸作用。

(五)利尿药常见问题解答

1. 目前我国用于控制血压的利尿药是哪类?常用药物有哪些?

答:噻嗪类利尿药;常用的噻嗪类利尿药包括氢氯噻嗪和吲达帕胺。

2. 利尿药推荐用于什么类型的高血压患者?

答:利尿药适用于老年和高龄老年高血压、单独收缩期高血压伴心力衰竭的患者;小剂量的噻嗪类利尿药常与 ARB 或 ACEI 联合组成固定复方制剂用于治疗高血压;利尿药也是难治性高血压的基础药物之一。呋塞米不作为治疗原发性高血压的首选药物,但当噻嗪类利尿药疗效不佳时,可用于伴有肾功能不全的高血压或高血压危象。

3. 噻嗪类利尿药有哪些禁忌证?

答:痛风患者禁用。

4. 利尿药慎用于哪些患者?

答:糖尿病患者、高尿酸血症、代谢综合征患者慎用。

5. 利尿药最常见的不良反应是什么?

答:噻嗪类利尿药的不良反应包括低血钾、低血钠、血尿酸升高;袢利尿药的不良反应包括血钾减低;保钾利尿药的不良反应包括血钾升高;醛固酮拮抗剂的不良反应包括血钾增高、男性乳房发育。

6. 利尿药对糖和脂质以及尿酸代谢有影响吗?

答:长期应用噻嗪类利尿药会影响血糖、血脂、血尿酸代谢。

7. 利尿药什么时候服用最好?

答:最好晨起服用,因为晚间服用因利尿作用会影响睡眠。

8. 在联合用药控制高血压时,利尿药可和哪些药物联合使用?

答:噻嗪类利尿药可与钙拮抗剂(CCB)、血管紧张素转化酶抑制剂(ACEI)、血管紧张素Ⅱ受体拮抗剂(ARB)联合使用,也是我国目前临床上推荐的优化联合方案。

9. 利尿药能和中成药珍菊降压药、复方罗布麻片联合使用吗？

答：避免同时使用。因为珍菊降压药、复方罗布麻片中含利尿药成分，会因重复使用而加重不良反应。

（六）β 受体阻断药类药物常见问题解答

1. β 受体阻断药适用于什么类型的高血压患者？

答：β 受体阻断药适用于高血压伴冠心病心绞痛、心肌梗死后、快速性心律失常、慢性充血性心力衰竭患者的治疗。尤其适合于血压升高同时伴有心率加快的人群，这类人群最常见于年轻人，尤其是每日工作节奏紧张、压力大、应酬多，导致交感神经兴奋的白领们，或者是伴有甲亢的高血压患者。

2. β 受体阻断药有哪些禁忌证？

答：严重的哮喘、严重的心动过缓、严重的房室传导阻滞、重度心力衰竭患者禁服本品。

3. β 受体阻断药的常见不良反应有哪些？

答：β 受体阻断药的不良反应包括直立性低血压、支气管痉挛、加重外周循环性疾病、心动过缓、传导阻滞、心力衰竭加重、脂质代谢异常、掩盖低血糖症状、抑郁、乏力、阳痿。

4. β 受体阻断药的不良反应如何防治？

答：β 受体阻断药的多数不良反应与其药理学效应有关，因此可防可治，尤其应注意以下几点。

首先，β 受体阻断药的心血管保护作用主要来自于阻断 β_1 受体，而对支气管、外周血管、糖脂代谢及性功能的不良影响主要是由于 β_2 受体被阻断。因此，在多数临床情况下，尤其是伴慢性阻塞性肺疾病（COPD）、外周动脉疾病（PAD）或糖尿病者及中青年男性患者，应选用有心脏选择性的 β_1 受体阻断药，如美托洛尔缓释片或比索洛尔。

其次，β_1 受体阻断药的心脏选择性与剂量有关，剂量大时选择性会减弱甚至消失，因此应根据临床情况使用适当剂量的药物。

第三，由于患者对药物的耐受性存在个体差异，β 受体阻断药一般从小剂量开始，根据患者的耐受情况逐步上调剂量，尤其心力衰竭患者须从很小剂量开始应用以避免病情突然恶化。

第四，β 受体阻断药的不同制剂存在异质性，患者对不同制剂的反应也不尽相同，因此，不能耐受一种制剂时可尝试另一种制剂。长期接受 β 受体阻断药治疗的患者其剂量并非一成不变，发现心率过慢或血压偏低时可暂时减量进行观察，但不可突然停药，以免发生撤药综合征。

5. COPD 患者可否服用 β 受体阻断药？

答:COPD 并不是 β 受体阻断药的禁忌证,相反,许多 COPD 患者由于合并冠心病或心力衰竭而应当使用 β 受体阻断药。应选用有心脏选择性的 β₁ 受体阻断药,如美托洛尔或比索洛尔。

6. β 受体阻断药与性功能障碍是否相关?

答:许多医师和患者都认为性功能障碍是 β 受体阻断药的常见副作用,但这种观点缺乏证据。实际情况是:①无论是否用药,性功能障碍都是心血管病患者的常见症状;②性功能障碍常与心理因素有关;③ β₁ 受体阻断药引起性功能障碍的可能性不高于任何其他类别的降压药。

(七)α 受体阻断药类药物常见问题解答

1. α 受体阻断药推荐用于什么类型的高血压患者?

答:α 受体阻断药如哌唑嗪和特拉唑嗪推荐用于治疗难治性高血压、嗜铬细胞瘤患者或合并前列腺肥大的高血压患者。难治性高血压是指在改善生活方式的基础上,应用了足够剂量且合理的 3 种降压药物(包括利尿药)后,血压仍在目标水平之上。哌唑嗪、特拉唑嗪与利尿药、β 受体阻断药或其他血管扩张药合用可以提高降压效果。

2. α 受体阻断药有哪些禁忌证?

答:有排尿晕厥史的患者、孕妇、哺乳期妇女

禁用 α 受体阻断药。

3. α 受体阻断药可能导致直立性低血压(见图 2-1),什么叫做直立性低血压? 如何预防?

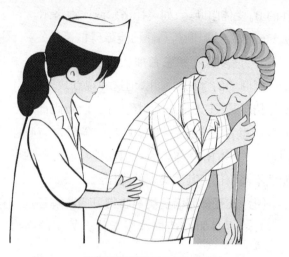

图 2-1　直立性低血压

答:直立性低血压是指测量患者平卧 10 分钟后的血压和站立 3 分钟后的血压,站立后的血压值低于平卧位,收缩压相差 >20mmHg 和(或)舒张压相差 >10mmHg。直立性低血压的主要表现为头晕目眩、站立不稳、视力模糊、软弱无力等,严重时会发生大小便失禁、出汗甚至晕厥。高血压患者在服用 α 受体阻断药后直立性低血压的发生率较高,并随年龄、神经功能障碍、代谢紊乱的增加而增多。1/3 的老年高血压患者可能发生直立性低血压,多见于体位突然发生变化以后血压突然下降。建议患者在首次服用 α 受体阻断药或加量后的第 1 日避免驾车和具有危险性的工作,尽量卧床时给药,不做快速起立动作。此外,饮酒、长时间站立、运动或天气较热时也可出现目眩,故在上述情况下应慎用此类药物。

(八) 其他类降压药物常见问题解答

1. 其他抗高血压药物推荐用于什么类型的高血压患者?

答:其他抗高血压药物不是一线治疗药物,主要应用于某些高血压或特定情况的患者。如硝普钠注射液可用于高血压急症,硫酸镁注射液可用于妊娠高血压。

2. 其他抗高血压药物有哪些禁忌证?

答:硝普钠禁用于代偿性高血压如动静脉分流或主动脉缩窄时;利血平禁用于活动性胃溃疡、溃疡性结肠炎、抑郁症(尤其是有自杀倾向的抑郁症);硫酸镁禁用于对其过敏者、严重的心功能不全者(心脏传导阻滞、心肌损害等)、严重的肾功能不全者(肌酐清除率低于 20ml/min)。

3. 孕妇及哺乳期妇女可应用其他抗高血压药物吗? 为什么?

答:硫酸镁常用于妊娠高血压。硝普钠和利血平在确有应用指征时,需充分权衡利弊决定是否选用。因动物研究证明上述药物对胎儿有危害性(致畸或胎儿死亡等),或尚无设对照的妊娠妇女研究,或尚无妊娠妇女及动物进行研究。只有在权衡对孕妇的益处大于对胎儿的危害之后,方可使用。

4. 其他抗高血压药物最常见的不良反应是什么?

答:硝普钠:短期应用适量不致发生不良反应;血压降低过快过剧可出现眩晕、大汗、头痛、肌肉颤搐、神经紧张或焦虑、烦躁、胃痛、反射性心动过速或心律不齐。利血平:大量口服或注射容易出现不良反应,包括过度镇静、注意力不集中、抑郁、停药之后的数月反应迟钝;嗜睡、晕厥、焦虑、失眠多梦、头痛、帕金森病、倦怠乏力、性欲减退、排尿困难、乳房充血泌乳。硫酸镁:静脉注射常引起潮热、出汗、口干等症状,快速静脉注射时可引起恶心呕吐、心慌头晕,静脉滴注过快也可引起血压下降、呼吸骤停。地巴唑:大剂量时可引起多汗、面部潮红、轻度头痛、头晕、恶心、血压下降、发热等。

5. 过量应用其他抗高血压药物会有什么影响及如何处置?

答:过量应用硝普钠时会导致血压过低,此时应减慢滴速或暂时停药可纠正。如有氰化物中毒征象,可吸入亚硝酸异戊酯或静脉滴注亚硝酸钠或硫代硫酸钠,以助氰化物转为硫氰酸盐。过量应用硫酸镁时常见高镁血症、肾功能不全,用药剂量大均易发生。高镁血症的治疗可应用葡萄糖酸钙注射液 10~20ml 静脉注射,透析疗法可迅速清除体内的镁离子;纠正机体的低容量状态,增加尿量以促进镁的排泄。

6. 其他抗高血压药物还有哪些作用?

答:硝普钠也可用于治疗急性心力衰竭;硫酸镁也可用于抗惊厥、导泻、利胆、消炎去肿;地巴唑也可用于脑血管痉挛、胃肠平滑肌痉挛、脊髓灰质炎后遗症、外周颜面神经麻痹。

六、重要提示

(一)疾病相关重要提示

1. 我国经济发展不平衡,降压药物的应用是长期甚至是终身的,医师要充分考虑到治疗的长期性和基层患者的经济承受能力。降压药选择的范围很宽,应根据病情、经济状况及患者意愿,选择适合的治疗药物。

2. 有些药物可以导致血压升高,这种现象称为"药源性高血压",其机制包括导致心率增快、心肌收缩力增强、水钠潴留或外周血管收缩的药物。常见的导致血压升高的药物包括非麻醉性镇痛药、非甾体抗炎药、拟交感胺制剂、兴奋剂、乙醇、口服避孕药、环孢素、促红素及天然甘草,高血压患者应尽量避免应用这些药物。药源性高血压的治疗总原则是及早发现,对因对症处理。一般来讲,停用引起血压升高的药物后血压可以逐渐下降直至恢复至用药前的水平。如不能自行恢复,可使用降压药物对症治疗。对于出现严重的高血压者,在停药的基础上根据情况使用利尿药如呋塞米,并可给予静脉降压药物,稳妥降压。出现高血压急症并发靶器官损害者,给予相应的对症治疗。

3. 部分药物不可骤然停用,必须缓慢撤药。如使用 β 受体阻断药治疗高血压时,停药或减量可出现反跳性高血压,血压迅速恢复到治疗前的水平,甚至更高并可伴交感神经过度兴奋的症状,可出现严重的心律失常、心绞痛、心肌梗死,甚至猝死,一般在用药 1 个月后出现,多在停药后的 2~7 天内发作。停用中枢性降压药可乐定,可致肾上腺髓质释放大量儿茶酚胺,引起血压显著升高,并伴有失眠、头痛、兴奋和焦虑的表现。

4. 交感神经阻滞药如利血平、胍乙啶、甲基多巴等可以增加患者对去甲肾上腺素、肾上腺素和间羟胺升压作用的敏感度,可能因竞争神经末梢的"胺泵",减少拟肾上腺素的再摄取,增强这些药物对受体的兴奋作用。因此,在应用这类药物的同时使用拟肾上腺素药物可引起暂时性血压升高。这些药物静脉注射也会引起短暂的血压升高,忌用于高血压危象和嗜铬细胞瘤患者。

5. 长效降压药一般每早服用 1 次,中效降压药或短效降压药一般每天用 2~3 次,一天多次服用的药物宜全天均衡时间服用。对夜间及凌晨血压增高的患者可调整用药时间或晚间谨慎加服药物;建议尽量选用长效降压药,服用方便,每天1 次,有利于改善治疗依从性,有利于稳定控制血压。可根据动态血压监测的数据调整降压药物使用的时间。

6. 血压达标稳定且无不良反应者一般予以长期维持治疗,长期达标不要随意调换药物。血压控制不良或不稳定,但无不良反应者,一般将原药加至靶剂量或加另一种药物。尽量使用长效降压药,以提高血压控制率。

7. 出现轻度药物不良反应可将药物适当减量;如有明显的不良反应,则应停用原药,换其他种类的降压药。如出现血压偏低者,可谨慎减少剂量,观察血压变化。如出现低血压或伴明显头晕者,可暂停用药,并密切监测血压变化;待血压恢复后,用小剂量开始继续药物治疗。长期随访中不可随意中断治疗。长期血压不稳定可造成靶器官损害。1~2级高血压患者部分在夏季可停用降压药物,但必须定期测量血压,有升高趋势时及时恢复用药。

8. 二氢吡啶类钙拮抗剂无绝对禁忌证,降压作用强,对糖脂代谢无不良影响,适用于大多类型的高血压,尤其对老年高血压、单纯收缩期高血压、稳定型心绞痛、冠状或颈动脉粥样硬化、周围血管病患者适用,可单药或与其他4类药联合治疗。对伴有心力衰竭或心动过速者应慎用二氢吡啶类钙拮抗剂,对不稳定型心绞痛者不用硝苯地平。患者出现头痛、心悸、面红、轻度踝部水肿等不良反应如能耐受,可以继续使用;出现牙龈增生应停药。

9. 血管紧张素转化酶抑制剂和血管紧张素Ⅱ受体拮抗剂尤适用于高血压伴糖尿病、慢性肾脏疾病等患者。在应用1~2周后应复查血肌酐水平,如血肌酐上升超过30%应减量或停药,超过50%必须停药。双侧肾动脉狭窄、孕妇、高血钾者及有使用后血管神经性水肿发生的患者禁用。对ACEI导致的干咳不能耐受者,可停用ACEI而换用ARB。

10. 利尿药适用于老年高血压、收缩期高血压。它与β受体阻断药联用时注意对代谢的影响,慎用于有代谢综合征或糖尿病的易感人群。大剂量的利尿药对血钾、尿酸及糖代谢可能有一定影响,要注意检查血钾、血糖及尿酸。如治疗中出现痛风者,停用噻嗪类利尿药。

11. β 受体阻断药适用于高血压伴冠心病心绞痛、心肌梗死后、快速性心律失常、充血性心力衰竭、心率增快的患者。对哮喘、二 ~ 三度房室传导阻滞患者禁用,间歇跛行患者慎用。注意支气管痉挛、心动过缓等副作用;长期使用注意对糖脂代谢的影响。心率 <50 次 / 分者应停用 β 受体阻断药。

12. α 受体阻断药适用高血压伴前列腺增生的患者,但直立性低血压者禁用,心力衰竭者慎用。开始用药应在入睡前,以防直立性低血压的发生。使用中注意测量坐立位血压。

(二) 药物相关重要提示

1. 使用 CCB 类药物应注意 非洛地平在极少数患者中可能会引起显著的低血压伴心动过速,对易感个体可能会引起心肌缺氧。

2. 使用 ACEI 类药物应注意

(1) 该类药物应从小剂量起开始使用,并逐渐加量到起效,尤其是肾动脉粥样硬化的老年患者,避免血压过度降低。

(2) 糖尿病肾病患者使用本品时无需调整剂量。严重肾功能不全(肌酐清除率 <30ml/min)者

禁用本品。双侧肾动脉狭窄与单个功能肾的动脉发生狭窄者,使用本品时导致严重低血压和肾功能不全的危险性增高。

(3) 对于双侧肾动脉狭窄、脱水者以及孕妇应禁用该类降压药物。

(4) 因 ACEI 类药物会导致头晕、眩晕等不良反应,所以驾驶及进行高空作业的人慎用。

(5) 如果患者使用该类药物期间出现干咳,若不能耐受应及时停药,并改为其他降压药物进行治疗。

(6) 如果患者用药期间出现低血压现象则应让患者躺下,该症状会立刻减轻,一旦患者血压水平稳定可以考虑继续使用该类药物治疗。

(7) 患者在使用 ACEI 类降压药物期间同时使用胰岛素或口服降血糖药容易引发低血糖,所以应对同时联用上述药物的患者进行密切的血糖水平监测,一旦患者出现严重的低血糖时,应及时静脉推注葡萄糖溶液进行治疗。

(8) 对于正在使用非甾体抗炎药与选择性环氧化酶 -2 抑制剂的患者,使用 ACEI 时会导致ACEI 的作用削弱,并且进一步导致肾功能损害,甚至发生肾衰竭。

(9) 由于食物会影响卡托普利的吸收,所以该药物应在餐前 1 小时服用。

3. 使用 ARB 类药物应注意

(1) 可在进餐或空腹时服用,最好在每天的同一时间服用。

(2) 糖尿病肾病患者使用本品时无需调整剂量。严重肾功能不全(肌酐清除率 <30ml/min) 者禁用本品。双侧肾动脉狭窄与单个功能肾的动脉发生狭窄者,使用本品时导致严重低血压和肾功能不全的危险性增高。

(3) 因 ARB 类药物会导致头晕、眩晕等不良反应,所以驾驶及进行高空作业的人慎用。

(4) 对于正在使用非甾体抗炎药与选择性环氧化酶 -2 抑制剂的患者,使用 ARB 时会导致 ARB 的作用削弱,并且进一步导致肾功能损害,甚至发生肾衰竭。

4. 使用利尿药应注意

(1) 应用噻嗪类利尿药进行降压治疗宜推荐较小的有效剂量(不良反应与剂量相关),可单用,也可与其他类降压药物如 CCB 类、ACEI 类和 ARB 类联合应用,可协同降压。

(2) 可晨起时服用,最好在每天的同一时间服用。

(3) 长期使用噻嗪类利尿药时应定期监测血钾、钠、氯等电解质水平。如使用氢氯噻嗪、吲达帕胺等排钾利尿药或氨苯蝶啶等保钾利尿药时注意监测血钾,以防血钾过低或过高。

(4) 对利尿药成分过敏者禁用该类利尿药,如对磺胺类药物过敏者禁用吲达帕胺;噻嗪类利尿药禁用于痛风患者。

(5) 高血压患者合并糖耐量降低或糖尿病、血脂代谢紊乱者,尤其是高尿酸血症患者慎用噻嗪类利尿药,如长期或大剂量应用应定期监测血糖、血脂、尿酸水平以及电解质情况等。

5. 使用 β 受体阻断药应注意

(1) 运动员慎用。

(2) 剂量应个体化,以避免心动过缓的发生。

(3) 糖尿病患者的血糖水平波动较大时,β 受体阻断药可能会掩盖低血糖症状。

(4) 若没有医师指导,不得突然停药或变更剂量,因为可能导致暂时的病情恶化,尤其对于伴有缺血性心脏病的患者不得突然停药。如果需要停药,建议逐步降低剂量。

6. 使用 α 受体阻断药应注意

(1) 最好采用坐位服药。

(2) 如果药物过量引起低血压,患者应立即平卧,取头低位。

(3) 服用甲磺酸多沙唑嗪缓释片时将药片完整吞服,不应咀嚼、掰开或碾碎。如大便中出现药片类似物,系排出体外的药物空壳,无需担心。

（4）已知对喹唑啉类、多沙唑嗪或其制剂的任何成分过敏者禁用；近期发生心肌梗死者禁用；有胃肠道梗阻或任何程度的胃肠道腔径缩窄病史者禁用。

（5）特拉唑嗪不用于有排尿晕厥史的患者。

（6）给予 α 受体阻断药初始剂量的 12 小时内或剂量增加时应当避免从事驾驶或具有危险性的工作。

7. 其他类型的降压药

（1）硝普钠：对光敏感，溶液的稳定性较差，滴注溶液应新鲜配制并迅速将输液瓶用黑纸或铝箔包裹避光。新配溶液为淡棕色，如变为暗棕色、橙色或蓝色，应弃去。溶液的保存与应用不应超过 6~8 小时。溶液内不宜加入其他药品。硝普钠注射液只可静脉慢速滴注，切不可直接推注。最好使用微量输液泵，这样可以精确控制给药速度，从而减少不良反应发生率。麻醉中控制降压时突然停用硝普钠，尤其血药浓度较高而突然停药时，可能发生反跳性血压升高。对诊断的干扰：用硝普钠注射液时血二氧化碳分压（PCO_2）、pH、碳酸氢盐浓度可能降低；血浆氰化物、硫氰酸盐浓度可能因本品代谢后产生而增高；其超量时动脉血乳酸盐浓度可增高，提示代谢性酸中毒。

（2）利血平：对萝芙木制剂过敏者对利血平

也过敏,包括含利血平的复方制剂,如复方利血平氨苯蝶啶(北京降压 0 号)、复方利血平等。下列情况慎用利血平,包括过敏患者、体弱和老年患者、肾功能不全、帕金森病、癫痫、心律失常、心肌梗死、心脏抑制、呼吸功能不全、消化性溃疡、胃肠功能失调、胆石症、高尿酸血症和有痛风病史者、慢性肾功能不全。

(3) 硫酸镁:分娩前 2 小时不应使用硫酸镁注射液,除非其是治疗子痫的唯一药物。连续使用硫酸镁可引起便秘,部分患者可出现麻痹性肠梗阻,停药后可好转。低血压、呼吸衰竭者、心肌损害、心脏传导阻滞时应慎用。

七、收录药物来源一览表

见表 2-9。

表 2-9 收录药物来源一览表

药品名称		中国指南	欧洲指南	加拿大指南	美国指南	南非指南
	氨氯地平	√	√	√	√	√
	左旋氨氯地平	√				√
	硝苯地平片	√	√	√	√	
	硝苯地平控释片	√	√	√	√	√
	硝苯地平缓释片	√	√	√	√	√
	非洛地平片	√	√		√	
CCB 类	非洛地平缓释片	√	√		√	
	尼卡地平	√	√		√	
	尼卡地平缓释片	√	√		√	
	尼卡地平注射液	√	√		√	
	盐酸贝尼地平片	√				
	尼群地平胶囊	√			√	
	拉西地平片	√	√		√	

续表

药品名称	收录指南	中国指南	欧洲指南	加拿大指南	美国指南	南非指南
CCB类	乐卡地平片	√				
	西尼地平片					
	盐酸地尔硫草片	√	√		√	
	盐酸地尔硫草缓释胶囊	√	√		√	
	盐酸地尔硫草缓释片	√	√		√	
	注射用盐酸地尔硫草	√	√		√	
	盐酸维拉帕米片	√	√		√	
	盐酸维拉帕米缓释片	√	√		√	
	盐酸维拉帕米注射液	√	√		√	
ACEI类	卡托普利	√	√	√	√	√
	依那普利	√	√	√	√	√
	依那普利氢氯噻嗪	√	×	×	×	×
	依那普利叶酸	√	×	×	×	×
	贝那普利	√	√	√	√	√

续表

药品名称	收录指南	中国指南	欧洲指南	加拿大指南	美国指南	南非指南
ACEI 类	贝那普利氢氯噻嗪	√	×		√	√
	福辛普利	√	√	×	√	√
	赖诺普利	√	√	√	√	√
	雷米普利	√	√	√	√	√
	咪达普利	√		√	×	×
	培哚普利	√	√	√	√	√
	西拉普利	×	√	√	×	×
	喹那普利	√	√	√		×
ARB 类	厄贝沙坦	√	√	√	√	√
	氯沙坦钾	√	√	√	√	√
	缬沙坦	√	√	√		×
	替米沙坦	√	√	√	√	√
	坎地沙坦酯	√		√		×

续表

药品名称	收录指南	中国指南	欧洲指南	加拿大指南	美国指南	南非指南
ARB 类	奥美沙坦酯	√	√	√（只列出了丁类别）	√	×
利尿药	氢氯噻嗪	√	√	√	√	√
	吲达帕胺	√	√	√	√	√
	呋塞米	√	×	×	√	√
	氨苯蝶啶	√	×	×	√	×
	阿米洛利	√	×	×	√	×
	螺内酯	√	×	×	√	√
β 受体阻断药	比索洛尔	√	√	×	√	√
	美托洛尔	√	√	×	√	√
	阿替洛尔	√	×	×	√	√
	普萘洛尔	√	×	√	√	√
	艾司洛尔	√	×	×	√	×

续表

收录指南 药品名称		中国指南	欧洲指南	加拿大指南	美国指南	南非指南
α受体 阻断药	哌唑嗪	√	×	√	√	×
	特拉唑嗪	√	×	√	√	×
	多沙唑嗪	√	√	√	√	×
	乌拉地尔	√	×	×	×	×
	酚妥拉明	√	×	√	√	×
其他降 高血压 药物	肼屈嗪	√	×	√	√	×
	米诺地尔	√	×	√	√	×
	二氮嗪	√	×	×	×	×
	硝普钠	√	√	×	×	×
	利血平	√	×	×	√	√
	硫酸镁	√	×	×	×	×
	地巴唑	×	×	×	×	×

第三节 预防与保健

高血压与生活方式密切相关,因此戒除不良生活习惯可在一定程度上预防高血压的发生、减轻血压升高的程度。

一、建立良好的生活、行为方式

1. 合理膳食　饮食宜清淡,低盐低脂饮食。多食用富含维生素与纤维素的食物如新鲜的蔬菜、水果,少进食动物内脏、腌制的食品。进食不宜过饱,忌暴饮暴食。限制钠盐摄入量是高血压防治的主要措施。

2. 适量运动　运动利于减轻体重,增强体质,改善胰岛素抵抗,提高心血管的适应调节能力。应根据个人情况,采取不同的运动方式,如慢跑、散步等,循序渐进,劳逸结合。

3. 戒烟限酒　避免吸烟及饮酒。吸烟损害血管内皮功能,加速动脉硬化血栓形成。过量饮酒在血压过高时易导致脑出血。

4. 心理平衡　长期的精神紧张可导致神经功能紊乱,进而血压升高。生活中应戒骄戒躁,保持心情舒畅。避免过度劳累或情绪异常,正确释放或转移情绪,保持心态平衡,利于血压稳定。

二、坚持服药

按照医嘱规律服药,不可随意减药或停药。

第三章
继发性高血压

第一节 肾实质性高血压

一、疾病基本知识

肾实质性高血压是指由肾脏实质性疾病所导致的高血压，是最常见的继发性高血压，占成人高血压的 5%~10%，并随着人口老龄化和肥胖、糖尿病的发病率增长而持续增长。

肾脏是调节水和电解质平衡的重要器官，并且分泌多种生物活性物质，参与血压的调节。在肾脏疾病的进展过程中发生肾素 - 血管紧张素 - 醛固酮系统过度激活、水钠潴留、容量负荷过重等病理生理改变，导致血压水平升高，任何肾脏实质性疾病均可导致高血压。

急性肾脏疾病中肾前性中发生高血压相对罕

见,而肾性及肾后性中高血压是比较常见的。慢性肾脏疾病中慢性肾盂肾炎较少伴有高血压,多囊肾较多伴发高血压,但随着肾功能不全的加重,高血压的发生率显著上升,终末期肾病患者几乎均有高血压。

肾实质性疾病患者的血压水平升高后又反过来加重肾脏损害,形成恶性循环。肾实质性高血压的血压水平多为中、重度,常为难治性,是青少年高血压急症的主要病因。与同等水平的原发性高血压相比,肾实质性高血压的眼底病变更重、心脑血管并发症更多,更易进展成恶性高血压,肾实质性高血压的预后比原发性高血压差。在治疗肾脏疾病的同时,积极控制肾实质性高血压的血压水平,可最大限度地延缓肾脏疾病的进展,降低终末期肾病及心脑血管并发症发生和死亡的总体危险。

二、诊断基本知识

(一)诊断

先有肾脏实质性疾病病史,蛋白尿、血尿、泡沫尿、浮肿、排尿异常等症状及肾功能异常多发生在高血压之前或同时出现。常见的肾脏实质性疾病包括急、慢性肾小球肾炎,多囊肾;慢性肾小管-间质疾病如慢性肾盂肾炎、梗阻性肾病;代谢性疾病肾损害如糖尿病肾病、痛风性肾病;结缔组织疾病肾损害如狼疮性肾炎、硬皮病等,在肾脏疾病的进程中发生高血压。

若在妊娠 20 周内出现高血压伴蛋白尿或血尿,发生先兆子痫或子痫,分娩后血压仍高者多为肾实质性高血压。

（二）病史采集

详细全面地询问病史,了解高血压与肾脏疾病发生的先后顺序。了解有无头晕、头痛、心悸等血压升高的症状,了解血压水平、治疗经过,合并的危险因素、靶器官损害及临床疾病等。

有无尿色异常、尿泡沫增多、尿量异常、排尿异常、水肿等症状,并了解有无继发性肾脏疾病其他系统的症状,如有无皮疹、脱发及关节痛等,了解有无尿路感染、尿路梗阻病史,有无多囊肾家族史,了解既往肾脏疾病病史的诊断、治疗经过。

临床检查:准确测量血压,注意眼睑、面部及下肢有无水肿,有无贫血貌,颈静脉有无充盈,肺部有无啰音,心率、心音,有无杂音,肾区有无肿块等。

常用的实验室检查包括:

（1）动态血压:能客观反映 24 小时血压的实际水平与波动状况,可评估血压的昼夜节律及血压变异性,并可评估降压治疗后的 24 小时血压控制状况。

(2) 尿常规:可了解有无白细胞尿、蛋白尿、血尿,了解尿比重。清洁中段尿沉渣涂片可提示有无尿路感染,清洁中段尿细菌培养可确诊尿路感染。尿相差显微镜检查有助于提示是否为肾小球源性血尿。24 小时尿蛋白定量、尿蛋白成分及分子量检查有助于了解蛋白尿的病因。糖尿病等肾病的尿微量白蛋白排泄率升高早于尿蛋白排泄率,可检测尿白蛋白排泄率或尿白蛋白/肌酐比值。微量白蛋白的检测是早期诊断肾损害的敏感指标。

(3) 肾功能:血清肌酐、尿素氮反映肾小球功能,但常规检测的血清尿素氮和肌酐在肾小球滤过率显著下降后才会升高,尤其在肌容积小的老年人往往已肾功能显著受损,而血清肌酐水平仍在正常范围内,因此常规检测的血清尿素氮和肌酐不能反映早期的肾脏损害情况。eGFR 是一项判断肾脏功能的简便而且敏感的指标,可采用 MDRD 公式[$GFR\ ml/(min \cdot 1.73m^2) = 186 \times (Scr, mg/dl) - 1.154 \times (年龄,岁) - 0.203 \times (0.742,若为女性) \times (1.210,若为黑人)$],或者我国学者提出的 MDRD 改良公式[$GFR\ ml/(min \cdot 1.73m^2) = 175 \times (Scr, mg/dl) - 1.234 \times (年龄,岁) - 0.179 \times (0.79,女性)$]来计算。eGFR 降低与心血管事件发生之间存在着强相关性。

(4) 肾脏影像学检查:B超有助于评价肾脏的位置、轮廓及大小,分辨肾脏皮质髓质回声。皮髓质交界不清提示肾皮质血流减少,筛查有无肾积水、有无肾脏肿物、多囊肾以及鉴别有无肾动脉狭窄。CT有助于评估肾脏肿物,显示肿物钙化情况,评估无功能肾脏,明确有无肾动脉狭窄。MRI有助于诊断肾实质损害。

(5) 肾脏活检及病理学检查:是诊断肾实质性疾病的"金标准",有助于确立诊断、评价预后、监测疾病进程及选择合理的治疗。

(三) 鉴别诊断

高血压肾损害是指高血压导致的肾脏小动脉或肾实质损害。高血压肾损害与高血压的血压水平和病程相关,一般在血压持续升高 5~10 年后发生。高血压肾损害的临床主要表现为蛋白尿、肾功能受损及夜尿增多。高血压患者的蛋白尿一般为轻至中度,大多表现为微量白蛋白尿。

三、药物治疗

(一) 药物治疗方法

积极有效地控制血压是肾实质性高血压患者靶器官保护的根本措施。肾实质性高血压患者的收缩压应降至 140mmHg 以下,当出现明显的蛋白尿时,收缩压应降至 130mmHg 以下,并对 eGFR 进行监测;舒张压应降至 90mmHg 以下,糖尿病肾病高血压患者的舒张压应降至 85mmHg 以下,但 80~85mmHg 可能是最安全的。

ACEI 或 ARB 能有效降低系统血压,还有非血流动力学依赖的肾脏保护作用;ACEI、ARB 能通过多种机制如改善肾小球内高压、高灌注及高滤过状态,改善肾小球滤过膜的选择通透性而减少尿蛋白排泄,蛋白尿能促进肾损害进展,应尽量将尿蛋白减少至正常或最低水平;ACEI、ARB 还能通过减少肾脏细胞外基质蓄积,拮抗肾小球硬化及肾间质纤维化而延缓肾损害进展。基于以上 ACEI、ARB 的肾保护作用,指南建议若无禁忌证,肾实质性高血压患者应首选 ACEI 或 ARB。因肾脏组织中的血管紧张素II浓度远高于循环中的浓度,因此一般需要较大剂量的 ACEI 或 ARB,但要注意小剂量起始,逐步加量,并需要定期监测肾功能及电解质。用药最初的 2 个月血清肌酐可能轻度上升(升幅 <30%),为正常反应,勿停药;但是如果用药过程中血清肌酐上升 >30%,则为异常反应,提示肾缺血,应停用 ACEI 或 ARB,并查找肾缺血的病因。假若肾缺血能被纠正且血清肌酐恢复正常,则可再用 ACEI 或 ARB;否则不宜再用。如不能达标可加用长效钙通道阻滞药和利尿药。若血肌酐水平 >3mg/dl 或肾小球滤过率低于 30ml/min 时,建议使用袢利尿药(如呋塞米)代替噻嗪类利尿药。若肾功能显著受损如肌酐水平 >3mg/dl,此时宜首先用二氢吡啶类钙通道阻滞药。不推荐 ACEI、ARB 联合使用。不推荐慢性肾脏疾病患者使用醛固酮抑制剂,尤其再与 ACEI、ARB 联合使用。未透析者终末期肾病的降压治疗一般不用 ACEI 或 ARB、噻嗪类利尿药,可使用钙通道阻滞药、袢利尿药等降压治疗。对肾脏透析患者,可以使用除利尿药外的其他降压药物。

降压治疗要注意血压平稳达标,一般需要数周时间将血压控制达标,尤其肾实质性高血压患者同时合并心脑血管疾病时要避免过快降压,以免导致重要脏器供血不足,诱发心脑血管事件发生或肾损害加重;降压过程中要密切观察药物的不良反应,如电解质紊乱、急性肾功能恶化及直立性低血压等。要注重应用诊室血压、动态血压监测并结合家庭血压监测,保证血压晨峰达标及 24 小时达标,并且根据病情变化及季节变化及时调整降压药物,使患者血压长期达标,最大限度地保护靶器官,延缓肾损害进展。

(二)药物治疗目标

严格控制高血压,最大限度地延缓肾损害进

展,降低终末期肾病及心脑血管并发症发生和死亡的总体危险。

第二节 · 内分泌性高血压

内分泌组织增生或肿瘤所致的多种内分泌疾病由于其相应激素如醛固酮、儿茶酚胺、皮质醇等分泌过度增多,导致机体的血流动力学改变而使血压升高。这种由内分泌激素分泌增多而导致的高血压称为内分泌性高血压。根据病因,主要包括原发性醛固酮增多症、嗜铬细胞瘤、库欣综合征 / 皮质醇增多症。

一、原发性醛固酮增多症

原发性醛固酮增多症(primary hyperaldost-eronism, primary aldosteronism)简称原醛症,是体内醛固酮分泌增多和肾素分泌受抑制的综合征。醛固酮分泌呈自主性或部分自主性,肾素分泌受抑制继发于醛固酮分泌增多,临床以高血压、低血钾为特征。

(一) 分类及发病机制

多种病因可致原发性醛固酮增多症,其临床类型可分为以下 7 类:

1. 分泌醛固酮的肾上腺腺瘤。

2. 原发性肾上腺增生。

3. 醛固酮腺癌。

4. 特发性肾上腺皮质增生。

5. 糖皮质激素抑制性原醛。

6. 家族性原醛症-Ⅱ型。

7. 异位醛固酮分泌性腺瘤或腺癌。

(二)临床表现

1. 高血压　是最常见及最早出现的表现,一般呈良性经过,恶性高血压者少见,对常用的降压药物疗效不佳。

2. 低钾血症　为原醛症的典型临床表现之一,发生率为原醛症的 9%~37%,血钾多在 2.0~3.5mmol/L。可出现因缺钾引起的神经、肌肉、心脏及肾功能障碍,轻者仅表现为双下肢无力,重者可出现周期性瘫痪,严重者可致呼吸肌麻痹而致呼吸困难。

3. 肾小管功能损伤　因醛固酮增多使肾脏排钾过多,使肾小管上皮呈空泡变形,尿浓缩功能降低。患者可出现多尿、夜尿增多的表现,可伴口渴、多饮,并易并发尿路感染。

4. 心脏功能改变　包括:①低血钾性心电图改变:Q-T 间期延长,T 波增宽、降低或倒置,出现 U 波等;②心律失常:常见期前收缩或阵发性室上性心动过速。

（三）实验室和辅助检查

1. 筛选检查

（1）低血钾：大多数患者血钾低于正常，多在 2~3mmol/L，也可低于 1mmol/L，低钾呈持续性。

（2）高血钠：因存在"脱逸"现象，血钠多在正常范围内，也可轻度升高。

（3）碱血症：血 pH 和二氧化碳结合力在正常高限或轻度升高，提示有轻度的代谢性碱中毒。

（4）高尿钾：当血钾在 3.5mmol/L 或以下时，24 小时尿钾排出量超过 20~25mmol/L，提示肾排钾过多。

2. 确诊试验

（1）立卧位 RAAS：平卧至少 4 小时后，于上午 8 时及立位活动 2 小时后各取血测血浆肾素［单位以 ng/（ml·h）计］、血管紧张素Ⅱ及醛固酮水平（单位以 ng/dl 计），计算醛固酮/肾素比值（ARR）。若 ARR>25，考虑原醛症可能；若 ARR>50，则可明确诊断为原醛症。

（2）口服钠负荷试验：在高血压和低血钾控制的基础上，每天口服钠 5000mg，相当于 12.8mg 氯化钠，共 3 天。于第 3 天测定尿钠、尿醛固酮和血清肌酐水平。正常尿钠应 >200mmol/24h，若 24 小时尿醛固酮 <10μg/24h（27.7nmol/24h），排除原醛症诊断；若 >12μg/24h（33.3nmol/24h），则提示体内自主分泌醛固酮增加。该试验禁用于严重的心力衰竭、严重且未控制的高血压、肾衰竭及严重的低钾血症患者。

(3) 静脉生理盐水试验：于 2~4 小时内静脉输入生理盐水 2000ml，并于输液开始和结束时分别取血测定血浆醛固酮水平。若结束时血浆醛固酮水平抑制到 5ng/dl 以下，则排除原醛症诊断；若在 10ng/dl 以上，则可诊断原醛症；介于两者之间者，高度怀疑原醛症可能，需结合其他试验进一步明确。该试验禁用于心力衰竭、严重的高血压及严重的水肿患者。

(4) 卡托普利试验：清晨空腹口服卡托普利50mg，保持立位或卧位 2 小时，于服药前及服药后 2 小时分别测定血浆醛固酮及肾素活性。原发性高血压患者口服卡托普利后血浆醛固酮明显抑制，而原醛症患者血浆醛固酮不被抑制。

(5) 螺内酯试验：螺内酯能拮抗醛固酮对肾小管的作用，每日口服螺内酯 300~400mg，2~3 周后血压下降、血钾升高，可初步诊断本病。本病患者对服用螺内酯反应良好者预示手术治疗后血压恢复的可能性大。

(6) 定位检查：肾上腺 B 超、CT、MRI 有助于肾上腺腺瘤、结节增生等定位诊断，其中增强 CT 是影像学诊断的首选方法。肾上腺静脉造影也有助于诊断,并可通过静脉导管分别自两侧取血测定醛固酮以确定腺瘤的位置,并有助于鉴别腺瘤或增生。

(四) 诊断

高血压患者尤其是儿童、青少年患者大都为继发性高血压,其中包括原醛症;高血压患者如用一般降压药物效果不佳时,伴有多饮、多尿,特别是伴有自发性低血钾及周期性瘫痪,且麻痹发作后仍有低血钾或心电图有低钾表现者;高血压患者用排钾利尿药易诱发低血钾者,应疑有原醛症可能,须做进一步的检查予以确诊或排除。原醛症的诊断应首先确定原醛症是否存在,然后应确定原醛症的病因类型。确诊条件如能证实患者具备下述 3 个条件,则原醛症可以确诊。

1. **低血钾及不适当的尿钾排泄增多** 血钾在 2~3mmol/L 或略低于 3.5mmol/L,但病程短且病情较轻者血钾可在正常范围内。

2. **醛固酮分泌增高及不受抑制** 由于醛固酮分泌易受体位、血容量及钠浓度的影响,因此单独测定基础醛固酮水平对原醛症的诊断价值有限,需采用抑制试验以证实醛固酮分泌增多且不受抑制,则具有较大的诊断价值。

3. **血浆肾素活性降低及不受兴奋** 血、尿醛固酮水平增加和肾素活性降低是原醛症的特征性改变,但肾素活性易受多种因素的影响,立位、血容量降低及低钠等均能刺激其增高。因此单凭基础肾素活性或血浆醛固酮浓度(ng/dl)与血浆肾素活性[ng/(ml·h)]比值(ARR)的单次测定结果正常仍不足排除原醛症,需动态观察血浆肾素活性变化。体位刺激试验(PST)、低钠试验是目前较常使用的方法,它们不仅为原醛症诊断提出依据,也是原醛症患者病因分型诊断的方法之一。

(五) 鉴别诊断

1. 原发性高血压 原发性高血压患者服用噻嗪类利尿药可出现低钾血症,一般停服利尿药2~3周后血钾可恢复正常。

2. 继发性醛固酮增多症 包括肾血管性高血压、肾素瘤、嗜铬细胞瘤等,呈高肾素、高醛固酮水平,可测定血浆醛固酮及肾素活性加以鉴别。

3. 假性醛固酮增多症(Liddle 综合征) 为常染色体显性遗传家族性疾病,为先天性肾小管重吸收钠增多致高血钠、低血钾,但肾素及醛固酮正常,氨苯蝶啶治疗有效。

4. 先天性肾上腺皮质增生症 如 11β- 羟化酶和 17α- 羟化酶缺陷者都有高血压和低血钾。前者高血压、低血钾系大量去氧皮质酮引起的,于女性引起男性化,于男性引起性早熟;后者雌雄激素、皮质醇均降低,女性性发育不全,男性呈假两性畸形,临床上不难鉴别。

(六) 药物治疗

对于手术治疗效果欠佳,或不愿手术、不能耐受手术的原发性醛固酮增多症患者均可使用药物治疗。

1. 醛固酮拮抗药

(1) 螺内酯:是原醛症治疗的首选药物,200~400mg/d,分次服用 4~6 周,渐减至维持量。由于螺内酯可阻断睾酮的合成以及雄激素的外周作用,可产生胃肠道不适、阳痿、性欲减退、男性乳房发育或女性月经紊乱。不良反应严重者可改用氨苯蝶啶。

(2) 阿米洛利:对不能耐受螺内酯治疗的患者可选择阿米洛利(氨氯吡咪,amiloride)。初始剂量为 10~20mg/d,必要时可给予 40mg/d 分次口服,2~3 天达药效高峰,服用 6 个月后多能使血钾恢复正常、血压有所缓解,对腺瘤和增生患者均有效。不良反应有头痛、乏力、胃肠不适、阳痿等。

(3) 氨苯蝶啶:起始剂量为 100~200mg/d,分次口服。常见的不良反应有头晕、恶心、呕吐、腹痛。有报道与吲哚美辛合用可能引起急性肾衰竭,因此应尽量避免与非甾体抗炎药物合用。

2. 其他降压药物 如钙通道阻滞药硝苯地平、尼群地平等,也可选用血管紧张素转化酶抑制剂如卡托普利、依那普利等。

3. 糖皮质激素 地塞米松 1~2mg/d,可治疗糖皮质激素抑制性醛固酮增多症,一般应用 3~4 周后症状缓解。血钾上升,对于血压较难恢复者可加用钙通道阻滞药。

(七)常见问题及解答

1. 原发性醛固酮增多症可出现哪些并发症?

答:原醛症患者因其肾素分泌被抑制可并发一种相对良性的高血压,如高血压长期持续存在,可致心、脑、肾损害,长期低血钾也可致心脏受累,严重者可致心室颤动。

2. 除药物治疗外,原发性醛固酮综合征患者还可以开展哪些治疗?

答:确诊为单侧醛固酮分泌瘤或单侧肾上腺增生的患者服用盐皮质激素受体拮抗剂,待血压、血钾正常后行腹腔镜单侧肾上腺手术切除术,如为肾上腺肿瘤所致则手术切除肿瘤后高血压可得到纠正。

3. 完善原发性醛固酮增多症检查尤其是确诊试验时,应注意哪些事项?

答:由于许多药物和激素可影响肾素 - 血管紧张素 - 醛固酮系统的调节,故在检查前须停服所有药物,包括螺内酯和雌激素 6 周以上,赛庚啶、吲哚美辛、利尿药 2 周以上,血管扩张药、钙通

道拮抗药、拟交感神经药和肾上腺素能阻滞药 1
周以上。个别患者如血压过高,在检查期间可
选用哌唑嗪、胍乙啶等药物治疗,以确保患者的
安全。

(八) 预防与保健

对提示原发性醛固酮增多症的患者应尽早诊
断、手术干预,疗效取决于能否早期发现及完全切
除;无法手术治疗或手术疗效不佳者,应尽快开展
药物治疗。

参 考 文 献

1. 中国高血压防治指南修订委员会. 中国高血压防治指
   南 2010. 中华心血管病杂志,2011,39(7):579-616
2. 王吉耀. 内科学. 第 2 版(下册). 北京:人民卫生出版社,
   2010:992-999
3. 陆再英,钟南山. 内科学. 第 7 版. 北京:人民卫生出版
   社,2008:623-626

二、嗜铬细胞瘤

嗜铬细胞瘤(pheochromocytoma)是起源于肾
上腺素能系统嗜铬细胞并大量分泌儿茶酚胺的肿
瘤,持续或间断地释放大量儿茶酚胺,引起持续性
或阵发性高血压和多个器官功能及代谢紊乱。

(一) 临床表现

1. **典型发作表现为阵发性高血压** 由于肿

瘤受某种刺激后忽然大量释放儿茶酚胺入血,引起周围血管强烈收缩,交感神经兴奋,血压突然急剧升高(可达 200~300mmHg/130~180mmHg),患者可突然出现剧烈头痛、心悸、面色苍白、大汗、四肢发凉、胸闷胸痛、恶心呕吐、视力模糊、恐慌、身体颤抖如濒死感。

2. 持续性高血压伴有阵发性血压增高 该型见于肿瘤持续分泌儿茶酚胺,并在持续分泌的基础上阵发性分泌增加所致,部分也可由于长期阵发性高血压转变为持续性高血压。患者除阵发性血压增高有类似于典型发作的表现外,发作后血压仍高,不能回到正常水平。

3. 代谢异常伴或不伴有持续性高血压 患者可出现基础代谢率增高、发热、高血糖甚至临床糖尿病、高脂血症,多见于肾上腺髓质嗜铬细胞瘤患者。

(二)实验室和辅助检查

1. 生化检查

(1) 尿中儿茶酚胺代谢产物 3-甲基-羟基-4-苦杏仁酸(VMA)测定:VMA 为儿茶酚胺的最终代谢产物,定性及定量测定可反映体内的儿茶酚胺水平。为提高阳性,最好留患者发作后 4 及 24 小时的尿进行测定,在留尿前的 48 小时内应避免服用香草食物,如冰激凌、可可茶、香蕉、咖啡及交感胺类药物。

(2) 血浆儿茶酚胺测定:反映瞬间的血浆浓度,对嗜铬细胞瘤阵发性发作时及激发试验血压升高时有较高的诊断价值。正常去甲肾上腺素(NE)为 100~500pg/ml,肾上腺素(E)为 10~100pg/ml;若 NE>1500pg/ml、E>300pg/ml,则有诊断价值。

(3) 尿中甲氧肾上腺素(metanephrine,MN)和尿中甲氧去甲肾上腺素(normetanephrine,NMN)测定:儿茶酚胺代谢产物较儿茶酚胺更为稳定,且不受肾功能影响,MN 正常值为 2.6~23μg/24h,NMN 正常值为 44~540μg/24h。

(4) 尿中游离儿茶酚胺测定:正常人每日尿中直接排出的儿茶酚胺上限为 100~200μg/24h,大多数嗜铬细胞瘤患者超过 250μg/24h,但在寒冷、创伤、疼痛刺激或某些药物如甲基多巴、左旋多巴、阿司匹林、咖啡因、奎尼丁也可引起增高,故必须停药 2 周后再测定。

2. 药理实验

(1) 激发试验:对于既往血压不太高或无临床发作的可疑患者,用组胺或胰高血糖素和纳洛酮做药物诱发试验以引起患者临床发作。但本试验不是生理试验且有一定的危险性,故一般不做该试验。

(2) 酚妥拉明(regitine)试验:酚妥拉明为短

效的 α 肾上腺素受体阻断药,可阻断儿茶酚胺的作用,因此可用以判定高血压是否因高水平儿茶酚胺所致。方法:受试者安静平卧 20~30 分钟,每 2~5 分钟测 1 次血压和心率,待其稳定后静脉滴注生理盐水,待血压平稳并 ≥170/110mmHg 时快速静脉推注酚妥拉明 5mg,然后每 30 秒测血压和心率 1 次,至 3 分钟后每 1 分钟测 1 次至 10 分钟,于 15、20 分钟时各测 1 次血压及心率。结果判定:如注射酚妥拉明后的 2~3 分钟内血压较用药前下降 35/25mmHg 以上且持续 3~5 分钟或更长时间,则为阳性反应,高度提示嗜铬细胞瘤可能。

(3) 可乐定(clonidine)抑制试验:可乐定能抑制神经元介导的儿茶酚胺释放,但不能抑制肿瘤产生的儿茶酚胺释放,可作为鉴别原发性高血压和嗜铬细胞瘤的参考。方法:受试者先安静平卧,静脉穿刺并固定针头以备抽血样,于 30 分钟采血样做儿茶酚胺测定(对照),然后口服 0.3mg 可乐定,在服药后的 1、2 和 3 小时分别取血样测儿茶酚胺。结果判定:大部分非本病患者血压可下降 50% 甚至更高,而大部分嗜铬细胞瘤患者的血浆儿茶酚胺水平不受抑制。

3. 肿瘤定位　无创影像检查首选肾上腺 CT 扫描,还可选用 MRI 和 B 超。核医学可选用 [131]I-间位碘代苄胍(MIBG)闪烁扫描,可显示分泌儿茶酚胺的肿瘤和转移病灶,特异性较高,在恶性嗜铬细胞瘤转移灶的定位和定性诊断方面价值明显优于 CT,但对低功能肿瘤显像较弱。确诊嗜铬细胞瘤但 MIBG 显像阴性患者可选用 ^{99}Tcm-HTOC(奥曲肽)显像。

(三)鉴别诊断

本病需与一些伴交感神经亢进和(或)高代谢状态的疾病相鉴别,包括:①冠心病所致的缺血性胸痛;②不稳定型伴高肾上腺素能状态的原发性高血压;③甲状腺功能亢进症伴高血压者;④伴阵发性高血压的其他疾病如脑瘤、蛛网膜下腔出血等颅内疾病、糖尿病、绝经期综合征等;⑤某些药物如苯丙胺、可卡因、麻黄碱等的长期持续应用。以上疾病可通过血和尿生化检查,必要时加用药理实验以做鉴别。

(四)治疗

嗜铬细胞瘤一旦确诊并定位,应及时切除肿瘤。术前应用药物治疗使血压下降,减轻心脏负荷,并使原来缩减的血管容量扩大以保证手术成功,降低手术死亡率。术后应用药物辅助控制血压,还包括及时控制嗜铬细胞瘤高血压危象。

1. α 肾上腺素能受体抑制剂

(1)酚苄明(phenoxybenzamine,dibenzyline,苯氧苄胺):为非选择性 α 受体抑制剂,对 α_1 受体

的阻断作用强于 α_2 受体近百倍。吸收缓慢,作用时间长,控制血压较平稳,常用于术前准备。术前 2 周开始口服,10mg/d,根据血压控制情况,平均每日总量递增 0.5~1.0mg/kg,直至血压正常;维持量可用至 20~40mg,bid。主要的不良反应有直立性低血压、鼻塞、口干、反射性心率增快、胃肠刺激。用药期间监测卧立位血压和心率。

(2) 哌唑嗪(prazosin,minipress)、特拉唑嗪(terazosin,hytrin)、多沙唑嗪(doxazosin,cardura):为选择性突触后 α_1 受体阻断药,可减少非选择性 α 受体阻断的不良反应,如心动过速。此类药物易致严重的直立性低血压,宜睡前服用,服药后尽量卧床。哌唑嗪口服后 2 小时起降压作用,半衰期为 2~3 小时,持续作用时间为 6~10 小时。初始剂量为 0.5~1mg,bid~tid;按血压逐渐增至 6~15mg/d,每日分 2~3 次服用。特拉唑嗪的半衰期为 12 小时,初始剂量为 1mg/d,服药 1 周后可按血压逐渐增至 2~10mg/d,每日 1 次。多沙唑嗪的半衰期约 11 小时,初始剂量为 0.5mg/d,逐渐增量至 2~8mg/d,每日 1 次。

(3) 酚妥拉明(phentolamine):用于治疗嗜铬细胞瘤所致的高血压危象,抬高床头后立即静脉注射酚妥拉明 1~5mg,当血压降至 160/100mmHg 后停止推注,以 10~15mg 溶于 5% 葡萄糖生理盐水 500ml 中缓慢推注。

2. β肾上腺素能受体抑制剂 当应用α受体抑制剂后,β受体兴奋性增强而致心动过速、心肌收缩力增强、心肌耗氧量增加时才应使用β受体阻断药缓解症状。不应在未使用α受体抑制剂的情况下单独使用,否则可能导致严重的肺水肿、心力衰竭或诱发高血压危险等。常用药物如下:

(1) 普萘洛尔(propranolol,心得安):初始剂量为 10mg,bid~tid;根据症状缓解程度增加剂量,最大剂量为 200mg/d。

(2) 阿替洛尔(atenolol):无明显的负性肌力作用,优于普萘洛尔。初始剂量 6.25~12.5mg,bid;按需要可逐渐增至 50~200mg/d。

3. 其他药物 可酌情加用钙离子拮抗剂、血管紧张素转化酶抑制剂、血管扩张药、儿茶酚胺合成抑制剂等辅助控制血压。

(五)常见问题解答

1. 嗜铬细胞瘤的内科治疗为什么不能单用β受体阻断药?

答:在用β受体阻断药之前必须先用α受体阻断药使血压下降,如单独用β受体阻断药,则由于阻断β受体介导的舒张血管效应而使儿茶酚胺作用于α受体,增强收缩血管效应,血压升高,其而发生肺水肿,尤其是以分泌肾上腺素为主的患者。所以嗜铬细胞瘤的治疗中以 α 受体阻断药为主要用药,β 受体阻断药用于对抗 α 受体阻断药反射性心率增快的副作用。

2. 酚苄明过量后能否用肾上腺素解救?

答:不可以。由于 α 受体已被抑制,此时再用肾上腺素会作用于 β_2 受体进一步舒张血管,降低血压,此为肾上腺素的反转效应。若应用 α 受体阻断药期间发生低血压,需停药,取头低脚高位增加脑供氧,抗休克治疗;严重的低血压反应可用去甲肾上腺素,去甲肾上腺素主要作用于 α 受体,对 β_2 受体几乎无作用。

3. 除了药物治疗,嗜铬细胞瘤患者术前还需注意什么?

答:嗜铬细胞瘤患者的血管长期处于收缩状态,血容量相对不足,无心力衰竭的患者应进食正常或含盐较多的饮食增加血容量,以使原来缩减的血容量恢复正常。

(六) 预防与保健

良性嗜铬细胞瘤术后大多可治愈,故对于可疑的继发性高血压患者应早做诊断,尽早处理。已经诊断的嗜铬细胞瘤患者术前注意监测血压,避免致血压升高的诱因;术后规律监测血压,监测手术疗效,警惕多发、复发情况的出现。

参 考 文 献

1. 林景辉,王荣福. 核医学. 北京:北京大学医学出版社,
   2002:77-78
2. 王吉耀. 内科学. 第 2 版. 北京:人民卫生出版社,2010:
   992-999
3. 陆再英,钟南山. 内科学. 第 7 版. 北京:人民卫生出版
   社,2008:623-626
4. 库宝善. 药理学. 北京:北京大学医学出版社,2004:92-96
5. 陈黎波,李方,景红丽等. ^{99m}Tc-HTOC 和 ^{131}I-MIBG 显
   像诊断嗜铬细胞瘤的比较. 中华核医学杂志,2006,01:
   26-28
6. 林薇,李红. 嗜铬细胞瘤定位核素诊断方法的研究进
   展. 国际内分泌代谢杂志,2006,06:418-420
7. 中国高血压防治指南修订委员会. 中国高血压防治指
   南 2010. 中华心血管病杂志,2011,39(7):579-616

三、皮质醇增多症

皮质醇增多症(hypercortisolism)又名库欣综
合征(Cushing syndrome),是一组体内糖皮质激素
长期过度增加而导致以向心性肥胖、满月脸、多血
质外貌、紫纹、高血压、继发性糖尿病和骨质疏松
等症状为表现的临床综合征。

(一) 病因及发病机制

1. 外源性 Cushing 综合征　是最常见的
Cushing 综合征,或称为类 Cushing 综合征,因长
期应用外源性 ACTH 或糖皮质激素等而导致。

2. 内源性 Cushing 综合征

(1) ACTH 依赖性库欣综合征(ACTH-dependent Cushing syndrome):指下丘脑 - 垂体或垂体以外的某些肿瘤组织分泌过量的 ACTH 和(或)促肾上腺皮质激素释放激素(CRH),引起双侧肾上腺皮质增生并分泌过量的皮质醇。

1) Cushing 病:是库欣综合征最常见的类型。指垂体 ACTH 瘤分泌 ACTH 过多,伴肾上腺皮质增生;可伴压迫周围解剖结构的症状,如视力、视野改变,头痛等。

2) 异位 ACTH 分泌综合征:由垂体以外的肿瘤分泌大量 ACTH,最常见的肿瘤为小细胞肺癌,其次为类癌(我国较多)、嗜铬细胞瘤、甲状腺髓样癌、胰岛细胞瘤等。

3) 异位 CRH 分泌综合征:较罕见,下丘脑转移性前列腺癌和鞍内神经节细胞瘤可异位分泌 CRH 引起本症,也可同时分泌 ACTH。

(2) 非 ACTH 依赖性 Cushing 综合征:或称肾上腺源的 Cushing 综合征。由于过量的糖皮质激素反馈性抑制垂体 ACTH 的分泌,血浆 ACTH 水平下降,使得肿瘤、结节外正常肾上腺皮质组织萎缩和功能下降。包括以下情况:

1) 肾上腺皮质腺瘤:腺瘤由束状带细胞组成,有完整的包膜。

2) 肾上腺皮质癌:体积较大,边界不清,生长快,浸润性生长,易早期转移。

3) 少见情况:原发性色素结节性肾上腺病(primary pigmented nodular adrenal disease,PPNAD)以双侧肾上腺皮质多发性自主分泌的色素沉着结节及结节间皮质组织萎缩为特征。

(3) 假性 Cushing 综合征(Pseudo-Cushing syndrome):由于长时间的应激状态,使下丘脑 CRH 分泌神经元活性持续增高,刺激腺垂体 ACTH 分泌过多所致。

(二) 临床表现

1. 脂肪代谢紊乱　脂肪动员及分解增加、脂肪重新分布,使面部、躯干和腹部脂肪堆积,表现为向心性肥胖。典型特征为满月脸、鲤鱼嘴、水牛背、悬垂腹、锁骨上窝脂肪垫、四肢相对瘦小。

2. 蛋白质代谢紊乱　蛋白质分解加速、合成减少,机体负氮平衡,导致肌无力、伤口不易愈合;儿童患者生长发育受抑制。面部皮肤菲薄,皮下组织减少,皮下毛细血管清晰可见,呈多血质面容;皮肤弹力纤维断裂,形成宽大紫纹(多宽于1cm)。毛细血管壁脆性增加,轻微损伤可致皮下出血导致瘀斑。

3. 糖代谢紊乱　大量的皮质醇促进肝糖异生,拮抗胰岛素,减少葡萄糖利用,降低糖耐量甚至引发类固醇性糖尿病。

4. 高血压　高血压一般为轻至中度,皮质醇有潴钠排钾作用,使体内的总钠量增加,血容量扩大,血压上升,血钾降低。

5. 电解质及酸碱平衡紊乱　可有严重的低血钾、碱中毒、尿钙增多等表现。

6. 其他各系统表现　过多皮质醇可刺激造血系统,抑制免疫功能,引起两性的性功能障碍以及骨质疏松等多系统损害。

(三)实验室检查及诊断

1. 24 小时尿游离皮质醇(urinary free cortisol, UFC)　反映肾上腺皮质激素的日总分泌量。参考正常范围为 55~250nmol/L(29~90μg/L)。

2. 血浆总皮质醇测定　正常人清晨醒后最高,后逐渐减低,在午后 4 点左右可有一小高峰,后减低,至午夜最低。皮质醇增多症患者午夜时总是升高,常与清晨水平相仿,失去正常的昼夜节律。

3. 血清 ACTH 浓度　库欣病的血浆 ACTH 为正常高限或略高,异位 ACTH 综合征者显著升高,而肾上腺肿瘤者则低或测不出。

4. 隔夜地塞米松抑制试验　是诊断库欣综合征最简单的过筛试验。于晚 11 时口服地塞米松 1.0mg,于服药次日 8 时取血测皮质醇,若 >

5mg/dl 应怀疑库欣综合征。

5. 小剂量地塞米松抑制试验（low-dose dexamethasone suppression test，LDDST） 口服地塞米松 0.5mg，每 6 小时 1 次，共 8 次，连服 2 日，共 4mg。本试验可用于确诊库欣综合征。结果判定：正常人服药后的 24 小时尿游离皮质醇较服药前降低 50% 以上，库欣综合征患者则不被抑制。

6. 大剂量地塞米松抑制试验（high-dose dexamethasone suppression test，HDDST） 服地塞米松 2mg，每 6 小时 1 次，连服 2 日，共 8mg。用于已确诊的皮质醇增多症患者鉴别病因及定位。结果判定：若 24 小时尿游离皮质醇能被抑制（下降）50% 以上，考虑为库欣病；不能抑制，考虑为异位 ACTH 综合征（或非 ACTH 依赖性皮质醇增多症）。

7. 影像学检查 垂体 CT 或 MRI 用于发现垂体瘤；腹部肾上腺超声或 CT 用于观察肾上腺是否增大，有无占位性病变。

（四）鉴别诊断

单纯性肥胖，肥胖呈均匀性而非向心性，24 小时尿游离皮质醇正常，血皮质醇分泌的昼夜节律正常。

（五）药物治疗

各型皮质醇增多症的治疗以手术治疗为主要治疗手段，药物治疗为辅助治疗，症状未控制时用药以抑制肾上腺皮质激素合成;若行肾上腺切除,需用药行肾上腺激素替代治疗。

1. 抑制 ACTH 分泌的药物 SOM230:生长抑素类似物,库欣病患者垂体肿瘤上常高表达生长抑素受体 5(hsst 5),该药对 hsst 5 亲和力较高,与 hsst 5 结合后抑制垂体肿瘤分泌 ACTH,发挥临床作用。推荐起始剂量为 0.6mg 或 0.9mg 皮下注射,每日 2 次,之后根据 24 小时尿游离皮质醇、症状体征改变及患者对药物耐受性调整剂量。用药期间需警惕肾上腺皮质功能减退症、糖尿病前期、心动过缓或 Q-T 间期延长、氨基转移酶升高或胆结石。最常见的副作用是腹泻、呕吐、高血糖、胆结石、头痛、腹痛、乏力、糖尿病。

2. 抑制肾上腺皮质激素合成的药物 此类药物均可通过抑制类固醇激素生物合成中的某一或某些酶促反应而降低皮质醇的产生。

(1) 米托坦(mitotane,双氯苯二氯乙烷,O,P′-DDD):适用于无法手术的、功能性和非功能性肾上腺皮质癌、肾上腺皮质增生以及肿瘤所致的皮质醇增多症。成人初始剂量为每日 1~6g,分 3~4 次口服,必要时可增至每日 8~10g,直到临床缓解或达到最大耐受量(一般建议每日最高剂量为 18g),以后再减少至无明显不良反应的维持量。用药期间为避免肾上腺皮质功能不足,需适当补充糖皮质激素。不良反应有食欲减退、恶心、嗜睡、眩晕、头痛、乏力等。本药增加肝 CBG 合成,升高血浆总皮质醇,应采用尿皮质醇作为判断疗效的指标。

(2) 美替拉酮(SU 4885,metyrapone)和氨鲁米特(aminoglutethimide):美替拉酮作用温和、副作用小,可治疗妊娠期皮质醇增多症。每次 0.2g,一日 2 次;必要时增量至每次 1g,每日 4 次。不良反应有食欲减退、恶心、呕吐等。本药抑制 11β-羟化酶,有潜在升高雄激素和盐皮质激素的副作用。氨鲁米特可显著抑制胆固醇侧链的水解,拮抗美替拉酮升高雄激素和盐皮质激素的副作用,但长期应用可致高血压、痤疮和多毛;因其抑制甲状腺激素合成,可致甲减。氨鲁米特对库欣病的疗效较低,对异位 ACTH 综合征和 ACTH 依赖性库欣综合征的疗效较好。口服,初始剂量为一次 250mg,一日 2~3 次;2~3 周后剂量逐增至每日 4 次(每日最大剂量为 1g),维持剂量相同。可同时服氢化可的松 40mg(早晨及下午 5 点各 10mg,临睡前 20mg),以防止因肾上腺皮质产生氢化可的松减少而引起脑垂体向肾上腺皮质激素反馈性增加。常见的副作用有失眠、眩晕、抑郁和视物模糊。

(3) 酮康唑(ketoconazole):可使皮质醇类固醇的产生量减少,副作用主要有肝损伤、胃肠道反应和女性化。开始时每日 1000~1200mg,维持量每日 600~800mg。治疗过程中需观察肝功能,少数患者可出现严重的肝功能损害。

（六）常见问题解答

1. 皮质醇增多症的主要治疗是什么?

答:主要治疗方式是手术治疗,明确病因后需根据具体情况选择治疗。

（1）Cushing 病:手术切除垂体腺瘤、放疗、药物。若无法切除垂体肿瘤,病情严重,可全部或部分切除激素作用靶器官——肾上腺,之后用相应的激素替代治疗。

（2）肾上腺腺瘤、癌:以手术治疗为主,必要时联用放化疗,术后可根据情况应用抑制皮质醇合成的药物治疗。

（3）异位 ACTH 综合征:尽早发现原发病灶,尽早手术;无法发现原发病灶,可选用抑制皮质醇合成的药物或切除肾上腺。

2. Cushing 综合征患者进行垂体或肾上腺手术前后的处理应注意哪些事项?

答:一旦切除垂体或肾上腺病变,皮质醇分泌量锐减,有发生急性肾上腺皮质功能不全的危险,故手术前后需要妥善处理。于麻醉前静脉注射氢化可的松 100mg,以后每 6 小时 1 次 100mg,次日起剂量渐减,5~7 天可视病情改为口服生理维持剂量。剂量和疗程应根据疾病的病因、手术后的临床状况及肾上腺皮质功能检查而定。

(七) 预防与保健

对提示皮质醇增多症症状的患者应尽早诊断、手术干预,疗效取决于能否早期发现及完全切除;有家族史的患者应定期筛查皮质醇功能。治疗后的患者应检测皮质醇功能,以除外复发或皮质功能不足的情况。

参 考 文 献

1. 中国高血压防治指南修订委员会. 中国高血压防治指南 2010. 中华心血管病杂志,2011,39(7):579-616
2. 王吉耀. 内科学. 第 2 版. 北京:人民卫生出版社,2010:992-999
3. 陆再英,钟南山. 内科学. 第 7 版. 北京:人民卫生出版社,2008:623-626
4. Lee Goldman,Andrew I Schafer. Goldman's Cecil Medicine. 24th ed. Amsterdam:Elsevier,2012:1463-1466

第三节 ┊ 肾血管性高血压

一、疾病基本知识

肾血管性高血压是最常见的可治性高血压之一。在美国常见的原因为肾动脉粥样硬化和纤维肌肉增生,而中国常见的是大动脉炎所引起的肾动脉狭窄。狭窄<50%,属于轻度;50%~75%,属于中度;>75%,属于重度。

(一)肾动脉狭窄(RVH)的分类

1. **肾动脉粥样硬化性狭窄** 据国外统计约占RVH的70%。主要影响50~70岁的患者,病变呈进行性发展,对药物治疗的反应差。提示可能出现肾动脉完全闭塞的特征有:①单侧或两侧肾动脉狭窄>75%;②血清肌酐浓度升高,即使在血压控制良好的情况下亦伴轻度升高,提示肾动脉可能会完全闭塞;③肾脏体积缩小。肾动脉完全闭塞并不一定意味着肾实质存在不可逆的损害,因为缺血肾脏可通过侧支循环维持血液供应。

2. **纤维肌性发育不良(FMD)** 据美国报告,占RVH的30%~40%。病变分为:①中层纤维化(占FMD的60%~70%),主要影响肾动脉主干远端部分,常扩展到主要分支,病变往往是双侧。造影为"多发性小动脉瘤",呈串珠样改变。此型多见于30~50岁的女性,很少发生完全性动脉闭塞或缺血性肾萎缩。②中层周围纤维化(占FMD的15%~25%),多见于15~30岁的女性。所见病变主要累及肾动脉主干远端,多为两侧性高度狭窄病变,造影亦呈"串珠样"改变,但"珠"比未受累的小动脉细。此型可发展成完全性动脉闭塞、肾萎缩。受累肾脏常出现侧支循环。③内膜纤维化，多见于儿童。造影见血管高度局限狭窄，常伴狭窄后扩张，可发生在肾动脉近端，但很少发生主动脉夹层或肾梗死。④中层增生，多见于青少年，造影所见难与内膜纤维化相鉴别，故文献往往把这两类病变归在一起。

(二) RVH 的发展

RVH 的发展分为 3 期：

1. 急性期　肾灌注压下降、肾素释放、血浆内血管紧张素 I（Ang I）增多，导致血管收缩、醛固酮分泌增多、水钠潴留；Ang I 作用于中枢神经系统，使交感神经的兴奋性增高，垂体加压素释放，血压升高。

2. 过渡期　由于 Ang I 所致的肾内血流动力学的改变及醛固酮的作用，肾小球滤过率降低，钠、水重吸收增加，细胞外液量增多，使体循环高血压得以维持，血浆肾素活性（PRA）被抑制。

3. 慢性期　主要特征是钠排出障碍、体循环血管收缩。体内的哇巴因样物质释放，血管对 Ang I 的敏感性增高，肾脏传入神经兴奋，通过交感神经中枢，引起周围交感神经兴奋。长期高血压使体循环的血管结构发生改变。上述因素导致周围血管阻抗升高，高血压状态得以长期维持下去。

二、诊断基本知识

肾血管高血压不像甲状腺肾上腺高血压那样伴有明显的特殊症状,且起病时血压轻、中度升高。肾动脉狭窄可为单侧或双侧动脉狭窄。病变性质可为先天性、炎症性或动脉粥样硬化性,前者主要见于青少年,后者多见于成年人。进展迅速的高血压或呈恶性高血压表现、药物治疗无效者应怀疑本症。少数病变严重的患者体检时可在上腹部或背部肋脊闻及血管杂音。但是有肾动脉狭窄者并不一定有高血压。

对年龄较小(10 岁以下)或较大(60 岁以上),舒张压较高(>120mmHg)者应当进行必要的检查以排除 RVH。腹部听诊出现双期血管杂音可诊断,但敏感性较低(出现率约 50%)。到目前为止,RVH 的确诊主要靠实验室检查。

1. 快速连续静脉肾盂造影(IVP) 阳性率为69%,假阴性病例 50% 为两侧病变。排泄性尿路造影有以下特征:①两侧肾影大小的差异;②两侧肾盂显影时间和浓度的差异;③约 2% 的患者有类似于输尿管"狭窄"的切迹,乃是病侧肾动脉与输尿管动脉建立侧支循环所形成的。

2. 周围 PRA 作为筛选 RVA 的指标是合理的。但临床实践证明,假阴性率高达 20%~50%,

而假阳性率为 16%(高肾素原发性高血压)。单剂量的卡托普利口服 1 小时后,RVH 患者的 PRA 升高程度远远超过高肾素及正常肾素的原发性高血压患者。

3. 肾动脉造影　是肾动脉狭窄诊断的金标准。造影同样有假阳性如导管尖端血管痉挛,投以血管扩张药可避免这种情况。

4. 螺旋CT　能较好地显示肾动脉及其分支,敏感性为 88%~96%,特异性为 96%~100%。缺点是造影剂的剂量较大,可能造成造影剂肾病。

5. 分侧肾动脉肾素活性的测定　部分患者的狭窄侧肾静脉肾素活性较对侧显著升高。

6. 放射性核素肾图　可以提示肾血流情况,作为肾血管性高血压的筛选性检查甚有价值。该方法简便、价廉,是诊断的实用方法。

7. 彩色多普勒　肾动脉收缩期的血流峰值速度 >200cm/s。

8. 肾动脉核磁血管成像　较好地显示肾动脉的解剖结构,对肾动脉近端病变的诊断效果较好,敏感性为 80%~100%,特异性为 93%~99%。

三、治疗基本知识

主要从三个方面进行:内科治疗、经皮腔内血管成形术、外科治疗。

1. 内科治疗 对轻型的肾血管性高血压或不宜手术治疗的患者一般采用内科治疗。对于需行手术者,内科治疗也是术前准备、术后处理的重要措施。如双侧肾动脉狭窄 >50%,尽量不用 ACEI/ABR 药物;单侧肾动脉狭窄 <50%,如肾功能正常,可选择任何一种降压药,但一定要密切注意肾功能。

2. 介入治疗 肾动脉介入治疗的适应证包括:①肾动脉病变:狭窄 >50%,收缩期压差 >20mmHg 或平均压差 >10mmHg;②高血压:Ⅱ或Ⅲ级;③病变侧肾发生明显的血流量下降,GFR 下降;④病变侧肾因缺血诱发肾素分泌明显增加,可导致继发性高醛固酮血症。

联用阿司匹林 + 氯吡格雷术前至少 2 天,术后 1~3 个月。

禁忌证:①伴随严重疾病;②对造影剂过敏或无法耐受抗血小板药物;③严重的慢性缺血性肾病;④病变肾动脉解剖不适应介入治疗,比如腹主动脉瘤、弥漫性钙化等;⑤大动脉炎活动期,CRP 正常 2 个月以上方可考虑;⑥患肾严重萎缩,长度 <7cm,GFR<10ml/min。

3. 外科治疗 外科治疗的效果要比内科好,尤其对那些重度的肾动脉狭窄和血压比较高的患者。近期效果在 82%~95%,远期效果为 79.8%。

手术方法包括肾动脉搭桥、动脉内血栓切除术、肾动脉移植、肾段切除、血管吻合术、脾肾动脉吻合术、肾自体移植、补片血管成形术、肾切除等。

疗效：纤维肌性发育不良的治愈与好转率达90%，疗效最好；单侧肾动脉硬化为82%；两侧动脉粥样硬化性狭窄不到10%。

介入治疗患者的病死率低，外科治疗患者的血管开通率要高，因此个体化治疗显得非常重要。

参 考 文 献

1. 中华医学会风湿病学分会. 大动脉炎诊断及治疗指南. 中华风湿病杂志, 2011, 15(2): 119-120

2. Safian RD, Textor SC. Renal artery stenosis. N Engl Med, 2001, 344(6): 431-442

3. Olin JW, Allie DE, Belkin M, et al. ACCF/AHA/ACR/SCAI/SIR/SVM/SVN/SVS 2010 performance measures for adults with peripheral artery disease. Journal of Vascular Surgery, 2011, 29(1): 23-60

第四节 ┊ 主动脉缩窄

一、疾病基本知识

主动脉缩窄是一种较常见的先天性心脏畸形，在先天性心脏病中占 5%~8%。

（一）概念

指在主动脉弓至肾动脉水平以上降主动脉出现缩窄。分为 2 型：

1. 导管后型 多见于成年人。缩窄位于动脉导管之后的主动脉峡部，病变比较局限。

2. 导管前型 多见于婴儿期。缩窄位于动脉导管之前的主动脉，同时累及左锁骨下动脉或合并迷走右锁骨下动脉者称为 A 亚型；合并动脉导管未闭、室间隔缺损者称为 B 亚型。

（二）临床表现

1. 症状 导管前型患儿可早期出现心力衰竭，多有呼吸困难、进食困难、发绀、周围动脉灌注明显减少；导管后型患者可有头痛、头晕、耳鸣、心慌、心前区疼痛、间歇性跛行。

2. 体征 上肢血压升高，脉压增大，下肢血压低，部分患者两侧上肢血压不同，右上肢血压高于左上肢。主动脉缩窄部位闻及收缩期杂音，可伴震颤。

二、诊断基本知识

患者的临床特点是上肢血压高，而下肢血压不高或降低，呈上肢血压高于下肢血压的反常现象。对于侧支循环发达的患者，在胸骨上方及肩胛间区可以扪到侧支循环血管搏动，胸骨左缘常可听到收缩期杂音并传导至背部。主动脉缩窄时下肢动脉搏动可减弱或消失,有冷感、乏力感。上下肢血压异常是本病的特征性表现。

辅助检查有:

(1) 心电图:左心室肥厚,电轴右偏。

(2) 胸部 X 线检查:心影增大,升主动脉扩张,主动脉结突出。缩窄部位远端的胸主动脉出现狭窄后扩张,可出现特征性的"3"字征和反"3"字征。

(3) 心导管检查:左心室和升主动脉压力高,降主动脉压力低,可测量跨缩窄部位的压差。

(4) 超声心动图检查:左室短轴检查时发现左室肥厚,患者无高血压、主动脉瓣狭窄,此时应该检查主动脉弓切面。二维超声示主动脉弓与降主动脉间局限性缩窄,彩色多普勒示五彩湍流,连续多普勒检测到高速血流。同时观察是否合并动脉导管未闭,以及主动脉缩窄与动脉导管的位置关系,以确定分型。

三、治疗选择

首先注意与其他导致左室肥厚的疾病进行鉴别,包括高血压、主动脉瓣狭窄、肥厚型心肌病等。在成人中明显的跨缩窄压差(>25mmHg)、主动脉狭窄 >50% 和高血压时提示需要外科干预。

手术方式包括楔形切除吻合术、纵切横缝、补片成形术、原位端端吻合、人工血管转流术、球囊血管成形术与血管内支架置入。各种手术方法都有其优缺点,应根据个体差异选择或制订最适合个体的治疗方案才能取得最佳的手术效果。

主动脉缩窄超声图像参见图 3-1~ 图 3-4。

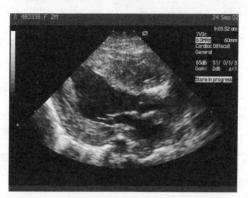

图 3-1　左室长轴切面:左心室肥厚

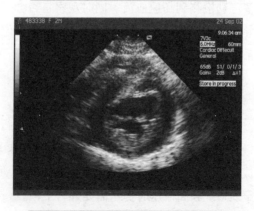

图 3-2　左室短轴切面:左心室肥厚

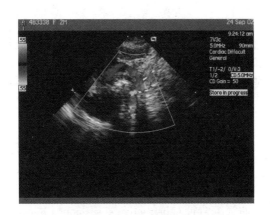

图 3-3 主动脉弓切面：彩色多普勒主动脉峡部血流增快

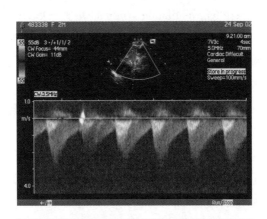

图 3-4 主动脉弓切面：连续多普勒主动脉峡部流速增快

参 考 文 献

1. 徐志伟. 小儿心脏手术学. 北京:人民军医出版社, 2006:307-315
2. 李靖. 超声心动图诊断要点. 北京:人民军医出版社, 2012:375-379

第五节 睡眠呼吸暂停综合征

　　睡眠呼吸暂停综合征包括阻塞性睡眠呼吸暂停低通气综合征(obstructive sleep apnea-hypopnea syndrome, OSAHS)、中枢性呼吸睡眠暂停综合征(central sleep apnea syndrome)和睡眠低通气综合征(sleep hypoventilation syndrome)等。OSAHS 占其中的 80%~90%,主要表现为睡眠打鼾并伴有呼吸暂停和呼吸表浅,夜间反复发生低氧血症、高碳酸血症和睡眠结构紊乱,导致白天嗜睡,心、脑、肺、血管并发症乃至多脏器损害,严重影响患者的生活质量和寿命。OSAHS 也是顽固性高血压的重要原因之一,至少 30% 的高血压患者合并 OSAHS,而 OSAHS 患者中高血压的发生率高达 50%~80%,远远高于普通人群的 11%~12%。

一、诊断依据

　　诊断流程见图 3-5。

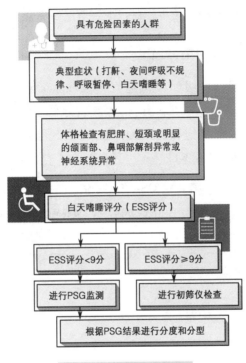

图 3-5 临床诊断流程

1. 症状 患者通常有白天嗜睡、睡眠时严重打鼾和反复的呼吸暂停现象。

2. 体征 有上气道狭窄的因素。

3. 多导睡眠监测（polysomnography, PSG） 是诊断 OSAHS 的"金标准"。检查每晚 7 小时睡眠过程中呼吸暂停及低通气反复发作 30 次以上，和（或）睡眠呼吸暂停和低通气指数≥5 次 / 小时。

4. 影像学检查　显示上气道结构异常。

二、病情分度

根据呼吸暂停低通气指数(apnea hypopnea index, AHI, 平均每小时的呼吸暂停低通气次数)和夜间血氧饱和度(SaO_2)值, OSAHS 可分为轻、中和重度(表 3-1)。

表 3-1　OSAHS 的病情分度

	AHI(次/小时)	夜间最低 SaO_2(%)
轻度	5~20	≥86%
中度	21~60	80%~85%
重度	>60	<79%

三、治疗

戒烟戒酒、控制饮食和减轻体重及生活模式改良非常重要,口腔矫治器对轻、中度 OSAHS 有效,而中、重度 OSAHS 往往需用持续气道正压通气(continuous positive airway pressure, CPAP)。对有鼻、咽、腭和下颌解剖异常的患者可考虑相应的外科手术治疗。中枢型患者在积极治疗基础疾病的前提下可应用氨茶碱、甲羟孕酮、普罗替林等提高呼吸中枢驱动力。高血压患者需选择合适的降压药物,可以选择晚上服药或者使用半衰期长的降压药物,但单纯降压药物治疗效果差。经过治疗睡眠呼吸暂停获得完全或显著缓解后,高血压会出现明显下降。

第六节 ∶ 药物诱发的高血压

药物性高血压(drug-induced hypertension)指常规剂量的药物本身或该药物与其他药物之间发生相互作用而引起的血压升高(>140/90mmHg)。对钠敏感的人群、心肾功能不全的患者应用能导致药物性高血压的药物时发生机会增加。

一、相关药物及其诱发高血压的机制

(一)激素类药物

糖皮质激素和盐皮质激素如泼尼松、地塞米松、甲基或丙基睾丸素、甲状腺素等可引起水钠潴留,使得循环血容量增加,血管壁结构改变,增加外周阻力,兴奋交感神经系统,从而导致高血压。

(二)非类固醇类解热镇痛药

吲哚美辛、吡罗昔康、保泰松等可引起水钠潴留,抑制前列环素、前列腺素的合成,血管收缩。还可拮抗 β 受体阻断药、利尿药、RAS 系统阻滞药的降压作用,导致高血压患者血压控制困难。

(三)避孕药

大部分长期服用避孕药的妇女都有不同程度

的血压升高,避孕药可促进肝脏合成血管紧张素原,增强肾素 - 血管紧张素系统的活性,刺激交感神经活性,增高外周血管阻力,刺激肾上腺皮质激素的释放。

（四）拟交感胺类

如肾上腺素、去甲肾上腺素、多巴胺、麻黄碱等使心肌收缩力增强,心率增快,心排血量增加,血管收缩,外周阻力增高。此外还可激活肾素 - 血管紧张素系统的作用,促进肾素释放。

（五）抗抑郁药

三环类抗抑郁药可抑制突触前膜对交感神经递质的摄取,血管末梢 α 受体活化,血管对去甲肾上腺素的反应性增强,减弱可乐定、甲基多巴的降压作用。

（六）其他

甘草及其衍生物有类皮质激素作用而引起高血压。麦角胺、毒扁豆碱等可直接引起血管收缩。乙醇可促进肾上腺皮质激素分泌,升高血浆儿茶酚胺,引起钠潴留,激活肾素 - 血管紧张素系统。环磷酰胺、白消安等抗癌药物,磺胺类、头孢菌素类、氨基糖苷类、两性霉素 B 等抗菌药物可因直接的肾损害作用导致急性肾衰竭、肾素水平升高,从而导致继发性肾性高血压。

（七）药物相互作用引起的高血压

药物之间药理作用的相加可导致血压急剧升高,如拟交感药与 β 受体阻断药合用可因 β 肾上腺素受体被抑制,而使 α 受体的效应过度增强导致血管强烈收缩引起血压升高;多巴胺、麻黄碱等拟交感药与呋喃唑酮等单胺氧化酶抑制剂合用可使血中的去甲肾上腺素水平迅速升高而致高血压。

（八）药物的反常作用

β 受体阻断药治疗嗜铬细胞瘤和原发性高血压时可因 β 受体被阻断、α 受体活性相对亢进使周围血管收缩,从而导致反常性的血压升高。

（九）突然停药引起的高血压

抗高血压药物如果突然停药或减量太快可出现反跳性高血压。如长期可乐定治疗的患者如果突然停用可产生强烈的拟交感反应,甚至出现高血压危象。

二、药物性高血压的诊治

药物性高血压重在早诊早治。一般来讲,依据以下几点不难作出药物性高血压的诊断:血压升至正常值范围以上;有头痛、头晕、心悸、失眠、乏力,甚至伴水肿等临床表现;血压升高和临床症状与所用药物在时间上有因果关系;从该药的药

理作用推测有致高血压的可能;国内外有使用该
药或该药与其他药物合用致高血压的报告;撤药
后血压恢复至用药前水平,高血压的临床症状消
失;进行药物激发试验血压再次升高。原则上一
旦确定高血压与用药有关,一般通过停用导致高
血压的药物即可恢复正常血压;如不能停药,则需
针对药物引起血压升高的机制进行适当的降压药
物治疗。

第四章
儿童高血压

第一节　儿童高血压的基本知识

高血压是威胁我国民众健康的主要慢性疾病之一，虽然高血压以成人多见，但随着生活水平及饮食模式的改变，儿童高血压的患病率也逐渐上升。儿童和青少年期出现的高血压并非是良性的，部分未经治疗的原发性高血压儿童可能在诊断时就已经有血管损伤等征象，因而对儿童高血压的防治有重要意义。

美国全国高血压教育计划儿童和青少年高血压工作组对儿童高血压按照血压高低及伴随的临床征象分成 5 级：

1. 白大衣高血压　在内科医师办公室或诊室测血压 > 第 95 百分位数，但在临床环境外血压正常。可在家由经过适当培训的家庭成员测量或者使用动态血压监测。

2. 高血压前期　收缩压或舒张压的平均水平
≥第90百分位数,但<第95百分位数;如同成人,
青少年血压≥120/80mmHg时应考虑高血压前期。

3. 高血压1级　收缩压或舒张压平均水平
≥第95百分位数。此时应阶段性地进行诊断
性评价。

4. 高血压2级　收缩压或舒张压平均水平>
第95百分位数5mmHg以上。此阶段需早行诊断
性评价并联合药物治疗。

5. 急性高血压和高血压急症　收缩压或舒
张压平均水平>第95百分位数5mmHg以上并
伴随临床症状和体征(头痛、呕吐、视物模糊等)。
此时患者需入院行降压治疗。

高血压可分为原发性和继发性高血压。原发
性高血压的发病机制主要有遗传因素、肥胖、膳食
因素等。继发性高血压是儿童最常见的高血压,
常常继发于以下疾病,如肾脏疾病(急、慢性肾小
球肾炎,先天性肾脏病,肾动静脉狭窄,溶血尿毒
综合征等)、血管病变(主动脉缩窄、多发性大动脉
炎)、内分泌疾病(原发性醛固酮增多症、神经母细
胞瘤、皮质醇增多症等)、颅脑病变(颅内肿瘤、出
血、脑炎等)、中毒及药物(铅、汞中毒)等。

原发性高血压多表现为轻度高血压,常无明

显症状,常伴有轻、中度肥胖。继发性高血压常表现为原发病的症状,当血压升高明显时,常有头痛、头晕、鼻出血、食欲下降、视力减退等,严重者出现呕吐、惊厥、共济失调、偏瘫、失语、昏迷等。婴幼儿抽搐或心力衰竭及不能解释的烦躁、年长儿头痛等均需要常规监测血压。

第二节 | 诊断基本知识

一、诊断

(一)诊断标准

我国目前尚没有全国统一标准,通常按照《诸福棠实用儿科学》中的高血压诊断标准:在新生儿 >90/60mmHg,学龄期儿童 >120/80mmHg 可判定为高血压。

(二)病史采集

诊断高血压时,应详细询问病史,了解发病的原因或诱因。儿童高血压需首先排除继发性原因。注意询问患儿高血压的主要表现,有无头痛、眩晕、呕吐、心悸、多汗、视物模糊等伴随症状,了解治疗经过和治疗效果,评价疾病对生活质量的影响,了解既往史、新生儿史、母亲用药史等。

(三) 体格检查

诊断高血压的前提是对儿童血压进行规范地测量,具体测量操作规程如下:

1. 患者测前至少休息 5 分钟,测血压时肌肉放松、呼吸自然、不屏气。环境应安静,室温适中。

2. 用定期进行质量检测的标准水银柱台式血压计,袖带宽度相当于上臂长的 2/3,袖带长度应为上臂周径的 1 倍以上。

3. 测量右上臂,肘部与心脏同一水平;袖带应放在肘窝上方 2cm 处,松紧以能伸入 2 个手指为度。血压计的汞柱应垂直位。

4. 听诊器放在肘窝动脉搏动处,使袖带迅速充气至脉搏消失,后继续打气使压力再升高 20mmHg 后,边听边以恒定的速率缓慢放气。

5. 记录出现第一个动脉音即为收缩压,继续放气至声音突然变调时的压力即为舒张压。

6. 将水银柱放至最低处后重复测量 1 次,取 2 次平均值;必要时需要测量四肢血压。

此外,还应进行全面的体格检查,对于高血压患儿的体格检查应注意三个方面:体重变化、高血压对靶器官损害的体征、尿检异常等;引起继发性高血压疾病的体征,如上、下肢脉搏或血压差异,有无腹部血管杂音,有无腹部包块等。

（四）辅助检查

进行相关检查以排除以下疾病：

1. **肾脏疾病** 血尿常规、血生化、尿浓缩功能、尿培养、自身抗体、静脉肾盂造影、腹部 B 超、核素检查、放射性核素肾图、肾动脉造影，必要时行肾活检术。

2. **心血管疾病** 测量四肢血压、超声心动图、主动脉造影、大血管部位杂音等。

3. **内分泌疾病** 血、尿类固醇测定，地塞米松抑制试验，超声，24 小时尿香草苦杏仁酸测定等。

4. **中枢神经系统疾病** 脑脊液检查、眼底检查、神经影像检查等。

二、鉴别诊断

进行相关检查区分原发性高血压及继发性高血压的病因诊断，具体参考辅助检查。

第三节 药物治疗

一、高血压药学管理确认

1. **确认患者的自觉症状** 确认患者有无头痛、头晕、恶心、呕吐、视物模糊等临床症状，有无高血压并发症如心脑血管、肾、眼等病变出现。

2. 确认患者的客观数据资料 进一步从患者那里获得医疗机构的相关数据,如偶测血压、动态血压、心电图、超声心动图等数据。

3. 确认患者的风险因素 确认患者是否因高血压给身体带来一些影响,从而引起一些急、慢性并发症。急性并发症可表现为高血压脑病、动脉瘤、颅内出血、眼底出血等,慢性并发症可表现为心力衰竭、肾衰竭等。

4. 确认患者有无药物相互作用 向患者确认目前正在服用的其他药物,以辨别药物之间的相互作用,提出合理的用药指导。

5. 确认患者是否服用药物或健康食品,以辨别是否影响目前的治疗效果。

6. 确认患者之前的药物治疗情况 对复诊的患者,确认患者之前的药物治疗情况,患者服用药物的安全性、有效性、依从性等,以便于了解药物疗效,提供药物治疗方案的调整依据。

7. 确认患者对药物治疗相关的理解度 确认患者对服用药物的理解程度,包括药物名称、药效、用法用量、使用注意事项、忘记服药的处理办法,以保证治疗效果。

8. 确认患者的生活习惯,进行合理的健康宣教 对患者进行健康生活方式的教育,避免不良生活习惯,有利于高血压的控制。

二、常规药物治疗方案

对于原发性高血压应首先试用非药物性治疗,注意规律的生活制度,消除各种精神紧张因素,加强饮食指导,限制盐摄入量。如坚持半年后血压仍无下降趋势或有靶器官受累现象或有潜在疾病时可试用药物治疗。在对高血压患儿采取药物治疗时,首先要明确用药指征,主要包括有症状的高血压、继发性高血压、有高血压靶器官损害、经非药物治疗高血压持续者。

随着近年对儿童抗高血压用药研究的增加,能用于儿童的药物品种也增加。常用的抗高血压药物如血管紧张素转化酶抑制剂、血管紧张素受体阻断药、钙通道阻滞药和利尿药在儿童身上应用是可接受的。在以往的报告中推荐作为首选治疗的利尿药,其安全性和有效性在儿科高血压治疗中有多年的经验,适合儿科使用。此外一些新的药物也在临床试验中发现有很高的安全性和有效性。在一些特殊情况下,应该使用特殊类型的抗高血压药物,如糖尿病和蛋白尿儿童应该应用血管紧张素转化酶抑制剂类或者血管紧张素受体拮抗剂。所有的抗高血压药物都应该从最低推荐剂量开始,剂量逐渐增加,直到血压控制满意。达到最高推荐剂量后,应添加另外一种类型的药物。

在联合用药时要注意考虑药物的互补作用,如血管紧张素转化酶抑制剂与利尿药合用。

三、药物治疗目标

儿童无并发症的原发性高血压且无靶器官损害时血压应控制在同性别、同年龄、同身高儿童血压的第95百分位以下,当有慢性肾脏病、糖尿病或高血压靶器官损害时血压应控制在第90百分位以下。

四、药物分类介绍

1. 利尿药 如氢氯噻嗪、呋塞米等,使用时应注意电解质紊乱情况。

2. 血管扩张药 肼屈嗪、硝普钠等,使用时可能会引起心率增快、水钠潴留等不良反应。

3. 肾上腺素受体阻断药 酚妥拉明、哌唑嗪、普萘洛尔等。

4. 血管紧张素转化酶抑制剂 卡托普利、依那普利等,降压效果平稳而显著,目前是一线降压药。

5. 钙通道阻滞药 硝苯地平等。

五、重要提示

1. 高血压患儿的药物治疗一般开始治疗时

先用一种药物,由最小剂量开始逐渐增大剂量,直至血压控制满意的剂量。

2. 如剂量已达最大用量疗效仍不满意或出现不能耐受的不良反应,则考虑增加或更换另一类药物。

3. 高血压二期者起始治疗药物可能需 1 种以上,要注意药物之间作用的互补性。

4. 高血压治疗的目标在于控制血压在正常范围内,以延缓或防止高血压靶器官损害,改善生活质量。

六、降压药物的儿童常用剂量

卡托普利 Captopril

口服。①1 个月 ~12 岁:试验剂量为 0.1mg/kg(最大剂量为 6.25mg),认真监测血压 1~2 小时。如果耐受一次 0.1~0.3mg/kg,一日 2~3 次给药,必要时可逐渐增加剂量。最大剂量为一日 6mg/kg,分次口服(1 个月 ~1 岁患儿的最大剂量为一日 4mg/kg)。②>12 岁:试验剂量为 0.1mg/kg 或者 6.25mg,认真监测血压 1~2 小时。如果耐受一次 12.5~25mg,一日 2~3 次给药,必要时可逐渐增加剂量。最大剂量为一日 150mg,分次口服。新生儿容易发生呼吸暂停、惊厥、肾衰竭和严重的低血压,应尽可能避免使用,尤其在早产儿。

依那普利 Enalapril

口服。①1 个月~12 岁:初始剂量为 0.1mg/kg,一日 1 次,认真监测血压 1~2 小时。如果必要剂量可增至一日 1mg/kg,分 1~2 次口服。②>12 岁:初始剂量为 2.5mg,一日 1 次,认真监测血压 1~2 小时。常用维持量为一日 10~20mg,分 1~2 次给药。体重超过 50kg 者最大剂量为一日 40mg,分 1~2 次给药。儿童慎用。

硝普钠 Sodium Nitroprusside

高血压危象时静脉滴注剂量为从每分钟 0.5μg/kg 开始,根据治疗反应如有必要以每分钟 0.2μg/kg 递增,逐渐调整剂量。最大剂量为每分钟 8μg/kg(如果超过 24 小时,最大剂量为每分钟 4μg/kg)。小儿常用量为每分钟按体重 1.4μg/kg 静脉滴注,按效应逐渐调整用量。

硫酸镁 Magnesium Sulfate

儿童用药:肌内注射或静脉用药,每次 0.1~0.15g/kg,用于抗惊厥。用时以 5%~10% 葡萄糖注射液将本品稀释成 1% 溶液静脉滴注或稀释成 5% 溶液缓慢静脉注射。25% 溶液可做深层肌内注射。一般儿科仅用肌内注射或静脉用药。

硝苯地平 Nifedipine

口服。①1 个月~12 岁:初始剂量为一次 0.2~0.3mg/kg,一日 3 次,最大剂量一日不超过 3mg/kg

或 90mg。②>12 岁：一次 5~20mg，一日 3 次，最大剂量一日不超过 90mg。如为缓释和控释制剂，可减少用药次数，每天 1~2 次给药。用于高血压危象时可舌下含化，推荐剂量为一次 0.25~0.5mg/kg。一般体重 >20kg 者用 10mg，10~20kg 者用 5mg，<10kg 者用 2.5mg。

氨氯地平 Amlodipine

口服。①1 个月 ~12 岁：初始剂量为一次 0.1~0.2mg/kg，一日 1 次，如有必要间隔 1~2 周逐渐增加剂量可增至 0.4mg/kg；最高剂量为一次 10mg，一日 1 次。②>12 岁：初始剂量为一次 5mg，一日 1 次，如有必要间隔 1~2 周逐渐增加剂量；最高剂量为一次 10mg，一日 1 次。6~17 岁的儿童高血压患者应用本品的推荐剂量为 2.5~5mg，每日 1 次。

酚妥拉明 Phentolamine

嗜铬细胞瘤手术中控制高血压：①1 个月 ~12 岁：术前 1~2 小时静脉注射 0.05~0.1mg/kg（最大剂量为 5mg），至少 3~5 分钟，如有必要可重复；②>12 岁：术前 1~2 小时静脉注射 2~5mg，至少 3~5 分钟，如有必要可重复。

哌唑嗪 Prazosin

口服。①1 个月 ~12 岁：一次 0.01~0.015mg/kg（首次给药需卧床），一日 2~4 次；逐渐增加到最大剂量一日 0.5mg/kg，分次口服（一日最大剂量不

超过 20mg)。②>12 岁：一次 0.5mg，一日 2~3 次
(首次给药需卧床)；间隔 3~7 天剂量增加至一次
1mg，一日 2~3 次，如有必要进一步逐渐增加剂量，
最大剂量为一日 20mg，分次口服。

维拉帕米 Verapamil

口服：一日 4~8mg/kg，分 3 次。静脉注射：1~
15 岁一次 0.1~0.3mg/kg，缓慢注射至少 2 分钟，15
分钟后可重复相同剂量。最大剂量为首剂 5mg，
第二剂 10mg。本药 1 岁以下的婴儿禁用。

尼卡地平 Nicardipine

口服：>12 岁者一次 20~30mg，一日 3 次；缓
释制剂一日 1~2 次用药。静脉滴注：用氯化钠注
射液或 5% 葡萄糖注射液稀释，配成浓度为 0.01%
后使用。自每分钟 0.5μg/kg 开始，根据血压调节
滴注速度，常用维持量为每分钟 1~4μg/kg。儿童
慎用。

厄贝沙坦 Irbesartan

口服。①6~12 岁的儿童：初始剂量为 75mg，
一日 1 次；必要时可增至 150mg，一日 1 次。
②>12 岁的儿童：初始剂量为 150mg，一日 1 次；
必要时最大剂量可增至 300mg，一日 1 次。

氯沙坦钾 Losartan Potassium

口服。①6~16 岁：体重为 20~50kg 者初始剂
量为 25mg，一日 1 次，根据治疗反应最大剂量可

增至一日 50mg;体重 >50kg 者初始剂量为 50mg 一日 1 次,根据治疗反应最大剂量可增至一日 100mg。②>16 岁:初始剂量为 50mg,一日 1 次,根据治疗反应最大剂量可增至一日 100mg。新生儿、肾小球滤过率 <3ml/min 和肝脏受损的儿童不推荐使用本品。

利血平 Reserpine

口服:儿童每日按体重 0.005~0.02mg/kg 或体表面积 0.15~0.6mg/m^2 给药,分 1~2 次口服,最大剂量为一日 0.25mg。

二氮嗪 Diazoxide

1 个月 ~18 岁的高血压危象患儿静脉注射,一次 1~3mg/kg(最大剂量为 150mg),原液静脉注射至少 30 秒,间隔 5~15 分钟后重复给药,直到血压控制,24 小时内最多给药 4 次。儿童剂量每千克体重 5mg。临用时将本品溶于专用溶剂内,患者卧位快速静脉注射,症状缓解后再改以口服降压药维持。

肼屈嗪 Hydralazine

①新生儿:一次 0.25~0.5mg/kg,每 8~12 小时给药 1 次;如有必要最大剂量可增加到一次 2~3mg/kg,每 8 小时给药 1 次。②1 个月 ~12 岁:一次 0.25~0.5mg/kg,每 8~12 小时给药 1 次;如有必要最大剂量可增加到一日 7.5mg/kg,一日不超过

200mg。③>12岁：一次25mg，一日2次；通常增加到一次50~100mg，一日2次。

米诺地尔 Minoxidil

口服。①1个月~12岁：初始剂量为一日0.2mg/kg，分别1~2次口服；以后每3日增加剂量1次，每次增加0.1~0.2mg/kg，最大剂量为一日1mg/kg。②>12岁：初始剂量为一日5mg，分别1~2次口服；以后每3日增加剂量1次，每次增加5~10mg，最大剂量为一日100mg，很少需超过50mg。

美托洛尔 Metoprolol

口服：①1个月~12岁：初始剂量为1mg/(kg·次)，一日2次；最大量可至8mg/(kg·d)，分2~4次。②>12岁：初始剂量为50~100mg/d，最大量可至200mg/d，分1~2次。新生儿禁用。

普萘洛尔 Propranolol

口服。①新生儿：初始剂量为0.25mg/(kg·次)，一日3次；如有必要可增至最大剂量2mg/(kg·次)，一日3次。②1个月~12岁：一次0.25~1mg/kg，一日3次；必要时每周增加剂量，最大剂量为一日5mg/kg。③>12岁：初始剂量为一次40mg，一日2次；如有必要可每周增加剂量，最大剂量为160~320mg/d。

卡维地洛 Carvedilol

口服。2~18岁心力衰竭患者起始剂量为一次 0.05mg/kg（最大剂量为 3.125mg），一日 2 次；每隔 2 周渐增剂量（至原来剂量的 2 倍），直至一次 0.35mg/kg（最大剂量为 25mg），一日 2 次。

拉贝洛尔 Labetalol

口服。①1 个月 ~12 岁：1~2mg/（kg·次），一日 3~4 次。②>12 岁：初始剂量为 50~100mg/ 次，一日 2 次；如有必要可间隔 3~14 天增加剂量，常用剂量为 20~400mg/ 次，一日 2 次；最大剂量为 2.4g/d。

索他洛尔 Sotalol

口服：①新生儿：初始剂量为 1mg/（kg·次），一日 2 次；如有必要间隔 3~4 天增加剂量，最大剂量为 4mg/（kg·次），一日 2 次。②1 个月 ~12 岁：初始剂量为 1mg/（kg·次），一日 2 次；如有必要间隔 2~3 天增加剂量，最大剂量为 4mg/（kg·次），一日 2 次（最大剂量为 80mg，每日 2 次）。③>12 岁：初始剂量为 80mg，一日 1 次；或者 40mg/ 次，一日 2 次。如有必要间隔 2~3 天增加剂量，常用剂量为 80~160mg/ 次，一日 2 次。对于威胁生命的室性心动过速在医师监护下，最大剂量为 480~640mg/d。静脉注射：按照 0.5~1.5mg/kg，用 5% 葡萄糖溶液稀释，10 分钟内缓慢注射，如有必要可在 6 小时后重复。

赖诺普利 Lisinopril

口服。①6~12 岁：初始剂量为 0.07mg/kg（最

大剂量为 5mg),一日 1 次;间隔 1~2 周可增至最
大剂量一日 0.6mg/kg(或 40mg),一日 1 次。②>12
岁:初始剂量为 2.5mg,一日 1 次;常用维持剂量
为 10~20mg,一日 1 次;最大剂量为一日 40mg。

乌拉地尔 Urapidil

口服:治疗嗜铬细胞瘤初始剂量为缓释胶囊
30~60mg,一日 2 次,随个体血压调整。

可乐定 Clonidine

2~18 岁的严重高血压儿童:①口服:初始剂
量为一次 0.5~1μg/kg,一日 3 次;如有必要逐渐增
加剂量,最大剂量为一日 25μg/kg,分次口服(最
大剂量不超过一日 1.2mg)。②缓慢静脉注射:
2~6μg/kg(最大剂量为 300μg),以氯化钠注射液或
者 5% 葡萄糖注射液稀释后静脉注射至少 10~15
分钟。

甲基多巴 Methyldopa

口服。①1 个月 ~12 岁:初始剂量为一次
2.5mg/kg,一日 3 次;如有必要间隔至少 2 天逐渐
增加剂量,最大剂量为一日 65mg/kg(每天不超过
3g)。②12~18 岁:初始剂量为 250mg,一日 2~3 次;
如有必要间隔至少 2 天逐渐增加剂量,最大剂量
为一日 3g。

酚苄明 Phenoxybenzamine

口服,开始一日 0.2mg/kg,分 2 次;或 6~10mg/

m^2，一日 1~2 次。以后每隔 4 日增量 1 次，直至取得疗效。维持剂量为一日 0.4~1.4mg/kg 或 12~36mg/m^2，分 3~4 次。嗜铬细胞瘤患儿可按一日 1~2mg/kg 分次给药，肾功能不全时和静脉用药时的剂量尚未确定。

特拉唑嗪 Terazosin

治疗嗜铬细胞瘤初始剂量为 1mg，逐渐增量为 2~5mg，一日 1 次。

比索洛尔 Bisoprolol

本品不建议用于儿童。

第四节 预防与保健

预防高血压应从儿童期做起，采取综合措施，预防的目的是减少高血压的发病率，降低血压以减少或避免脏器受累，提高生活质量。对于血压偏高或有阳性家族史、肥胖儿童，应定期测量血压。饮食上在保证儿童正常生长发育需要的基础上，避免超重、避免喂食过量牛奶或总热量过多。日常饮食避免过多高脂高胆固醇饮食，多食蔬菜，鼓励低盐饮食。坚持体育锻炼，避免精神过度紧张的刺激，减少压力，减轻环境中的噪声，保证足够的睡眠时间，避免被动吸烟等。

第五章
妊娠高血压

第一节　妊娠高血压疾病的基本知识

妊娠高血压疾病(hypertensive disorder complicating pregnancy,HDP)是妇女妊娠期特有的疾病,常发病于妊娠 20 周以后,临床表现以高血压、蛋白尿、水肿为特征,严重时可引起母体全身多脏器受损,引起心脑血管疾病、肝肾衰竭、胎盘早剥、弥散性血管内凝血(DIC)、HELLP 综合征等,对胎儿的影响为胎儿宫内生长受限、胎儿宫内窘迫、早产、死胎、死产、新生儿窒息等。其临床病程是进行性加重的,特点是持续性恶化,只有在分娩后病情才能停止进展。该病严重影响母婴健康,疾病病情越重,预后相对越差。到目前为止,无论是发达国家还是发展中国家,其仍然是导致围生期孕产妇和围生儿发病率及病死率风险高的主要原因之一,而且妊娠高血压疾病患者日后罹患心血管疾病的危险性增高,已成为全球性的人类健康问题。

第二节 诊断基本知识

一、诊断

妊娠高血压疾病的含义不仅是高血压,还并发水肿和蛋白尿。由于妊娠高血压疾病的病因不明确,其病名在全世界百年来有多种,如妊娠血压升高、蛋白尿血压升高、毒血症、中毒、妊娠期血压升高、暂时性血压升高、妊娠中毒症等。从以上几种名称可以看出,昔日妇产科学者对妊娠高血压疾病病名的考虑力求既要符合临床症状,又要符合病因。

在妊娠高血压疾病的分类上,国际上尚未统一。2001 年 第 21 版《WILLIAMS OBSTETRICS》中将妊娠合并高血压疾病(hypertension disorders complicating pregnancy)分为 5 种情况:①gestational hypertension(妊娠高血压):是指妊娠 20 周以后出现的单纯血压高而无蛋白尿,产后 12 周内恢复正常;②preeclampsia(先兆子痫):是指妊娠高血压与蛋白尿同时出现,preeclampsia 又分为轻度和重度;③eclampsia(子痫):与我国的子痫定义相同;④superimposed preeclampsia(慢性高血压基础上发生的先兆子痫);⑤chronic hypertension(慢性高血压)。现在美国、加拿大、英国、澳大利亚、欧洲等国基本接受了此命名和分类方法。

乐杰主编的第 6 版《妇产科学》提出了妊娠高血压疾病的概念,分类为妊娠高血压、子痫前期(轻度、重度)、子痫、慢性高血压并发子痫前期、妊娠合并慢性高血压,相比较而言此分类更接近国际分类。因此,从第 6 版《妇产科学》发表后,全国各地开始逐步地采用新的分类方法进行临床诊断,指导治疗(表 5-1)。

表 5-1　妊娠高血压疾病的分类

妊娠高血压	BP ≥140/90mmHg,妊娠期首次出现,并于产后 12 周恢复正常;尿蛋白(-);患者可伴有上腹不适或血小板减少,产后方可确诊
子痫前期	
轻度	妊娠 20 周后首次出现收缩压 ≥140mmHg 和(或)舒张压 ≥90mmHg,伴 24 小时尿蛋白 ≥0.3g,或随机尿蛋白≥+(300mg/L)
重度	妊娠 20 周后首次出现收缩压 ≥160mmHg 和(或)舒张压 ≥110mmHg;24 小时尿蛋白 ≥2.0g,或随机尿蛋白 ≥++;血清肌酐 >1.2mg/dl;血小板 <100 × 10⁹/L;微血管溶血(LDH 上升);ALT 或 AST 上升;持续头痛或其他脑或视觉障碍;持续性上腹不适

续表

子痫	子痫前期患者在产前或产后出现原因不能解释的抽搐
慢性高血压并发子痫前期	高血压孕妇在妊娠 20 周前无尿蛋白,若出现尿蛋白≥300mg/24h;高血压孕妇在妊娠 20 周前突然尿蛋白增加,血压进一步升高或血小板<100×10⁹/L
妊娠合并慢性高血压	在妊娠前或妊娠 20 周前血压≥140/90mmHg,或在妊娠 20 周后首次诊断高血压并持续到产后 12 周以后

注:①通常正常妊娠、贫血及低蛋白血症均可发生水肿,妊娠高血压疾病之水肿无特异性,因此不能作为妊娠高血压疾病的诊断标准及分类依据;②血压较基础血压升高 30/15mmHg,但低于 140/90mmHg 时不作为诊断依据,须严密观察;③重度子痫前期是血压升得更高或有明显的尿蛋白,或肾、脑、肝和心血管系统等受累引起的临床症状,其临床症状和体征见表 5-2

表 5-2 重度子痫前期的临床症状和体征

收缩压≥160~180mmHg 或舒张压≥110mmHg
24 小时尿蛋白 >5g
血清肌酐升高
少尿,24 小时尿 <500ml
肺水肿
微血管病性溶血
血小板减少
肝细胞功能障碍(血清氨基转移酶 AST、ALT 升高)
胎儿生长受限或羊水过少
症状提示显著的末梢受累(头痛、视觉障碍、上腹部或右上腹部痛)

妊娠高血压疾病是产科特有的、常见的并发症,但产科医师对妊娠高血压疾病的诊断绝不能

单从发病孕周、妊娠高血压疾病的定义和分类草率地作出诊断,必须深入了解病史、病程,辅以全身检查和实验室有关的各项检查,以便进一步了解妊娠高血压疾病的一般临床表现,及其病情已累及的机体重要脏器和系统发生的病理生理变化。临床表现不仅是三个主要症状,还有不同脏器功能损害的各种症状。所谓妊娠高血压疾病的并发症或急症,涉及内科、外科、神经科的诸多病理表现,故也需与内、外科的相应疾病相鉴别。

（一）详细询问病史

1. 本次妊娠　年龄、孕周、胎产次,曾否做过产前检查,有无异常感觉,有无下肢水肿,何时开始发病、有无诱因。

2. 既往病史　妊娠前有无高血压、心脏病、肾病、糖尿病等心血管相关疾病,以及抽搐、神志不清等病史。

3. 家族史　有无原发性高血压、先兆子痫、子痫及家族遗传病史。

4. 孕产史。

（二）高血压

血管痉挛性收缩导致血压升高,所以在产前检查,初诊无论在任何孕周都应为产妇测量血压,妊娠 20 周前的血压值尤为重要,可与其他原发性高血压初步鉴别。高血压的定义是持续血压升高至收缩压≥140mmHg或舒张压≥90mmHg。测量血压应注意的事项参见儿童高血压章节。

（三）水肿

本病患者水肿的特点是自踝部逐渐向上延伸的凹陷性水肿。水肿局限在膝以下为"+"，延及大腿为"++"，延及外阴及腹壁为"+++"，全身水肿或伴有腹水为"++++"。水肿的检查不仅要检查可见的可凹性水肿，还要注意定时测体重，如每日清晨体重，每日体重增加>1kg以上提示病情加重。对长期卧床治疗的患者注意腋中线及腋后线部位组织液体的潴留，必要时测量每日清晨腹围变化也可提示腹水和腹壁组织液体潴留的表现。患者是否能平卧，双肺是否有异常呼吸音，是否存在胸腹水征等。

（四）自觉症状

1. 头痛　头痛示妊娠高血压疾病的病情发展至有神经症状，是子痫的前驱症状。头痛多发生在前额，也可能发生在枕部。如不积极进行降压、镇静、止痛，则可突发抽搐、神志不清。头痛严重者应做神经反射检查。

2. 视力模糊　主诉眼冒金星、视物不清、不能分辨手指、视力模糊或视野缺损。视网膜剥离一般在产后1周可以复位，视力逐渐恢复，严重者可导致失明。

3. 上腹部疼痛　重度妊娠高血压疾病有时并发上腹部疼痛,常主诉为胃痛。检查右上腹部疼痛较重,肝区有压痛,超声波检查示肝脏增大,实为肝被膜肿胀引发疼痛,有重要的临床意义。

(五) 子痫

主要表现为在前述的妊娠高血压疾病基础上,发生全身普遍的强直性阵发性抽搐,伴阵发性昏迷。子痫发作可在产前、产时、产后,一般以产前发作者多。其抽搐的表现分为侵入期、强直期、抽搐期和昏迷期 4 期。一般抽搐发作均有妊娠高血压疾病的基础,血压骤然升高,并有头痛的前驱症状,少数没有妊娠高血压疾病的过程而暴发抽搐,抽搐后血压增高。多由精神紧张和产痛,或声、光刺激而诱发。

(六) 辅助检查

1. 血液检查　包括全血细胞计数、血红蛋白含量、血细胞比容、血黏度、凝血功能。

2. 肝、肾功能测定　肝细胞功能受损可导致 ALT、AST 升高,患者可出现白蛋白缺乏为主的低蛋白血症,白 / 球蛋白比值倒置。肾功能受损时血清肌酐、尿素氮、尿酸升高,肌酐升高与疾病的严重程度呈正相关。

3. 尿液检查　蛋白尿多发生在妊娠高血压疾病的后期,血压升高之后,提示毛细血管通透性有所增加。正常尿液中含有微量蛋白质（75mg/24h），由于含量极少，普通检测方法不能发现，故检验结果为阻性（−）。定性（±）蛋白含量约在 0.01% 以下；（+）蛋白含量为 0.01%~0.05%，尿呈白色混浊；（++）蛋白含量为 0.05%~0.2%，尿呈白色颗粒状混浊；（+++）蛋白含量为 0.2%~0.3%，尿呈大片云絮状混浊；（++++）蛋白含量约在 0.5% 以上，尿内可见凝块。必要时特别是重症患者应 24 小时尿定量检查。此外尿比重也与蛋白含量有关，尿越浓缩比重愈高，蛋白含量相对较高。

4. 眼底检查　视网膜小动脉的痉挛程度反映全身小动脉痉挛的程度，可反映本病的严重程度。通常眼底检查可见视网膜小动脉痉挛，小动脉与小静脉之比可由正常的 2∶3 或 3∶4 变为 1∶2 甚至 1∶4。严重者出现视网膜水肿、絮状渗出或出血，渗出性视网膜剥离。

5. 其他　心电图、超声心动图、胎盘功能、胎儿成熟度检查、脑血流图检查等，视病情而定。

二、鉴别诊断

（一）围生期心肌病

围生期心肌病是一种少见的充血性心力衰竭，是指既往无心血管系统疾病，发病于妊娠 3 个月至产后 6 个月内的扩张型心肌病，与原发型心肌病的不同点是本病与妊娠分娩有密切关系。子痫前期心脏衰竭和围生期心肌病的鉴别诊断要点为病史,子痫前期心力衰竭有子痫前期发病过程,围生期心肌病突然发病。

(二)妊娠期急性脂肪肝

妊娠期急性脂肪肝是一种少见而病死率很高的妊娠期特有的肝损害,发病于妊娠 30~36 周者较多,初产妇占 80.9%。典型的临床表现为恶心、呕吐、乏力,伴上腹不适、疼痛等消化道症状,继之出现黄疸并迅速加深,常伴有高血压、蛋白尿及水肿。病情继续恶化,出现全身出血倾向,患者多死于肝肾衰竭或 DIC、出血。

(三)脑血管意外

脑血管意外是孕产妇严重的并发症,所谓意外,表示此类疾病发作突然、病情急剧、诊断困难,对母婴危害极大,占孕产妇病死率的 5%~15%。根据病理生理特点,脑血管意外可分为三类:梗阻性、暂时血管功能障碍、出血性。高血压脑病、蛛网膜下腔出血与脑出血的鉴别诊断要点见表 5-3。

(四)妊娠期血小板减少性疾病

血小板减少是因血小板的质和量发生异常而引起的以出血和贫血为特点的疾病。在妊娠期血小板减少中,妊娠期特发血小板减少约占 74%,子痫前期所致的血小板减少约占 21%,妊娠期免疫

表5-3 高血压脑病、蛛网膜下腔出血与脑出血的鉴别诊断要点

症状及体征	高血压脑病	蛛网膜下腔出血	脑出血
主要病因	子痫或其他病因的高血压	颅内动脉瘤、动静脉血管畸形	(同左)高血压
颅压增高	急剧、明显、随血压降低颅压迅速下降	迅速、明显	明显
血压	极高	多正常	可升高
意识状态	抽搐后一过性昏迷	清晰或短时昏迷	持续性深昏迷
神经功能障碍	少数有暂时性瘫痪	一侧动眼神经轻瘫或肢体轻瘫	偏瘫最常见而明显
病理反射	少有	一般不出现	两侧出现
脑膜刺激征	无	很明显	多存在
抽搐	似癫痫大发作	少有	有
确诊方法	临床观察结合判断,CT 脑水肿	CT、磁共振成像	同左

因素所致的血小板减少约占 4%，还有 2% 为弥散性血管内凝血。妊娠期血小板减少症是子痫前期并发症还是合并症应认真鉴别，因为有些在内外科原发病的基础上所发生的血小板减少症经常伴有高血压、蛋白尿，当临床遇有妊娠期血小板减少症时切不可被表面现象所迷惑，以免误诊为子痫前期并发症。

（五）系统性红斑狼疮（systemic erythematosus，SLE）

多见于青壮年女性，病因尚未完全明了，一般认为是遗传因素与环境因素相互作用的结果。其诱因可能是由病毒感染、药物损害，使某些有免疫缺陷的患者体内产生抗自身细胞核的抗体，出现多种循环免疫复合物，沉积到靶器官中，引起全身多器官、组织的炎症。另外还产生抗淋巴细胞、红细胞和血小板抗体，导致这些细胞损害。典型表现有面部蝶形或环形红斑、反复发热、多关节疼痛、肾脏损害等，狼疮细胞、抗核抗体阳性。

（六）高血压病

妊娠期血压升高要区别于慢性高血压病与妊娠特发的子痫前期。慢性高血压病的主要病理变化包括血管病性高血压病、原发性高血压病、肾血管性高血压病、主动脉狭窄性高血压病。内分泌性高血压常见于糖尿病、库欣综合征、原发性醛固酮病、嗜铬细胞瘤、甲状腺毒症和肾小球肾炎。结缔组织疾病常见于红斑狼疮、硬皮病、动脉周围炎结节以及多囊肾等。而子痫前期的高血压是妊娠病理生理变化的一种，常伴有多脏器灌注不良。慢性高血压病一般均在妊娠前或妊娠 20 周前已有高血压病和其疾病本身的其他临床表现，但嗜铬细胞瘤常于妊娠期发作血压升高、头痛等症状，易与子痫前期相混淆，故重点阐述如下以兹鉴别（表 5-4 和表 5-5）。

表 5-4　慢性高血压病与子痫前期的鉴别诊断要点

项目	子痫前期	慢性高血压病
血压升高的发病时间	≥20 孕周	<20 孕周
血压升高的程度	轻或重	轻或重
蛋白尿	有	无
血尿酸增高 >5.5g/L	多数	极少
血液浓缩	有	无
血小板减少	重度有	无
肝功能异常	重度有	无

表 5-5　重度子痫前期与嗜铬细胞瘤的鉴别诊断要点

项目	重度子痫前期	嗜铬细胞瘤
血压升高的时间	妊娠 20 周后发生	妊娠前、妊娠后、产时、产中、产后不定时发作
血压升高的程度	持续性，一般 <26.7kPa	阵发性，可为 26.7~40kPa
蛋白尿、水肿	相对较重	较轻

续表

项目	重度子痫前期	嗜铬细胞瘤
头痛	(+)	剧烈
心律不齐	(−)	(+)
血儿茶酚胺	≤1μg/L	>1μg/L
B超肾上腺	肿瘤(−)	(+)
CT、MRI	肿瘤(−)	肿瘤局部定位确诊

（七）慢性肾小球肾炎

简称慢性肾炎,是原发于肾小球的一组免疫性疾病。临床表现为程度不等的水肿、高血压、蛋白尿和血尿,多数患者随着病程的进展合并肾功能损害。由于慢性肾炎表现有水肿、高血压、蛋白尿,特别是妊娠晚期出现症状而无肯定的慢性肾炎病史者易与子痫前期相混淆。

（八）癫痫

癫痫是由于脑局部兴奋性过高的某些神经元异常的突然超同步高频放电所引起的暂时性脑功能紊乱。临床上表现为一种或数种异常,如抽搐、运动异常、感觉异常、意识障碍、自主神经功能障碍等。妊娠合并癫痫的发病率为 1.5‰ ~ 6.5‰。根据既往有癫痫发作的病史,妊娠期间首次发作者仅占少数、发作症状及脑电图检查不难作出癫痫的诊断。癫痫发作为突然发生和突然终止。

第三节 药物治疗

一、妊娠高血压疾病药学管理确认

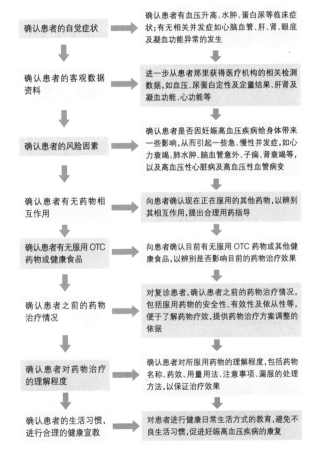

确认患者的自觉症状 → 确认患者有血压升高、水肿、蛋白尿等临床症状;有无相关并发症如心脑血管、肝、肾、眼底及凝血功能异常的发生

确认患者的客观数据资料 → 进一步从患者那里获得医疗机构的相关检测数据,如血压、尿蛋白定性及定量结果、肝肾及凝血功能、心功能等

确认患者的风险因素 → 确认患者是否因妊娠高血压疾病给身体带来一些影响,从而引起一些急、慢性并发症,如心力衰竭、肺水肿、脑血管意外、子痫、肾衰竭等,以及高血压性心脏病及高血压性血管病变

确认患者有无药物相互作用 → 向患者确认现在正在服用的其他药物,以辨别其相互作用,提出合理用药指导

确认患者有无服用 OTC 药物或健康食品 → 向患者确认目前有无服用 OTC 药物或其他健康食品,以辨别是否影响目前的药物治疗效果

确认患者之前的药物治疗情况 → 对复诊患者,确认患者之前的药物治疗情况,包括服用药物的安全性、有效性及依从性等,便于了解药物疗效,提供药物治疗方案调整的依据

确认患者对药物治疗的理解程度 → 确认患者对所服用药物的理解程度,包括药物名称、药效、用量用法、注意事项、漏服的处理方法,以保证治疗效果

确认患者的生活习惯,进行合理的健康宣教 → 对患者进行健康日常生活方式的教育,避免不良生活习惯,促进妊娠高血压疾病的康复

二、妊娠高血压疾病的治疗原则

治疗的目的是防止子痫的发生,减少母儿并发症,降低围生儿病死率。

治疗原则是解痉、降压、镇静、有指征地扩容。妊娠高血压疾病的治疗为个体化、综合治疗,尤其严重 HDP 患者血压较高,治疗时除了解痉、镇静之外,降低血压对预防脑血管意外和心力衰竭的发生有十分重要的意义。在此仅表述降压治疗的相关内容。

降压治疗的目的:①预防子痫、心血管意外、胎盘早剥;②预防、延缓靶器官损害;③降低远期罹患心血管病的风险。

三、常规药物治疗方案

(一)药物治疗原则

1. 药物降压指征

(1)孕妇收缩压≥160mmHg 和(或)舒张压≥110mmHg 或平均动脉压≥140mmHg。

(2)高血压患者收缩压≥140mmHg 和(或)舒张压≥90mmHg。

(3)重度子痫前期患者产后 3~6 天时产褥期血压峰值≥160/110mmHg。

2. 药物降压原则

（1）降压效果确切有效，孕妇可良好耐受。

（2）对胎儿无毒副作用。

（3）不影响心排血量、肾血浆流量及子宫胎盘血流灌注。

（4）不致血压急剧下降或下降过低。

（5）给药方式为先口服后静脉给药。

（二）药物治疗方法

由于在孕期这一特殊时期，在选择降压药时除注意降压效果外，还须不影响子宫胎盘灌流量，对胎儿生长发育无害。如血管紧张素转化酶抑制剂药（ACEI）、血管紧张素Ⅱ受体拮抗剂（ARB）虽降压效果好，但有致畸作用，因此无应用价值。

1. 肼屈嗪 一直被公认为控制子痫时的降压首选药。可阻断 α 受体，使外周血管扩张而血压下降。优点是使心排血量增加，肾、脑血流增加。其不良反应为心率加快、面部潮红，伴有恶心、心悸等不适。此药扩张小动脉降低舒张压的效果明显，对胎儿无不良影响。剂量为 12.5~25mg 加入葡萄糖溶液 250~500ml 中静脉滴注，一般为每分钟 20~30 滴，血压维持在 18.6/12.0kPa（140/90mmHg）即需减慢滴速，以维持之。国内无药。

2. 钙通道阻滞药

（1）硝苯地平：用于治疗 HDP，其降压效果缓和,不降低心排血量。每次 10mg,4~6 次 /d,舌下含化,起效快,且子宫平滑肌受其影响的程度甚微,使产程能顺利进行。可作为一线降压药。

(2) 尼卡地平:为选择性扩张血管的第二代二氢吡啶类钙离子拮抗剂,作用于血管平滑肌细胞膜的钙离子通道,抑制钙离子内流而使血管舒张,有扩张外周血管、冠状动脉、肾小动脉及脑动脉的作用。30mg 尼卡地平加入 5% GS 250ml 中,从 10μg/min(即 2 滴 / 分)开始,每 5 分钟测量 1 次血压,根据血压随时调节药量,5~10μg/ 次,最高用量可以调至 4μg/(kg·min),直至预期血压(140~150mmHg/90~100mmHg)。至预期血压后继续用输液泵持续静脉滴注,并随时根据血压测量情况调节输液速度。极严重的心功能低下者慎用,当出现颅内高压或脑水肿时慎用。待血压基本稳定达 24 小时改口服尼卡地平控释片(40mg/片,每 8 小时口服 1 次;第 2 天改为 40mg,每 12 小时口服 1 次)。

(3) 硝苯地平:10mg 口服,q6h,24 小时内的总量不超过 60mg。

3. 拉贝洛尔 为水杨酸氨衍生物,兼有 α、β 受体阻断作用。优点为降压作用良好,血管阻力降低,肾血流量增加而胎盘血流量无减少,并有促进胎儿成熟、减少血小板消耗和增加前列环素水平等作用。静脉注射与口服不同,主要作用于α受体,同时对β受体的阻断作用可抵消α受体阻断所致的反射性心动过速,但有严重的支气管哮喘者禁用。剂量:①拉贝洛尔200mg+0.9% NS 60ml,输液泵控制输液速度为5滴/分起;②拉贝洛尔200mg+0.9% NS 10ml,微量泵控制输液速度为3ml/h。根据血压调整滴速,一般1mg/min即可控制血压,最高用量可以调至4mg/min,直至预期血压。至预期血压后继续用输液泵持续静脉滴注,并随时根据血压测量情况调节输液速度。待血压基本稳定达24小时改口服拉贝洛尔(100mg/次,每8小时口服1次)。停药标准为用量超过4mg/min血压未下降;出现严重的不良反应,例如皮疹、心力衰竭、严重的低血压致胎心监护胎心下降。

4. 硝酸甘油 属硝酸酯类血管扩张药。硝酸甘油有抑制血小板聚集、降低胎儿-胎盘循环阻力及降低血压的作用,能改善妊高症患者的病理状态,从而对妊高症引起的胎儿宫内生长发育迟缓有治疗作用。硝酸甘油10mg加入5%葡萄糖溶液250ml中静脉滴注,也可加入50ml葡萄糖溶液中用输液泵静脉滴注。常用量为5~100μg/min,未纠正的血容量过低者尤其与扩血管药同用时需谨防直立性低血压的发生。禁用于青光眼、颅内压增高者。

5. **酚妥拉明** 为短效、非选择性 α_1、α_2 肾上腺素能受体阻断药,尚有直接抑制血管平滑肌和"组胺样作用"。可扩张小动脉和毛细血管,增加组织血流量,改善微循环。静脉注射 2 分钟血药浓度达峰值,作用持续 15~30 分钟。酚妥拉明 10~20mg 加入 5% GS 250 或 500ml 中静脉滴注。由于对抗儿茶酚胺而致周围血管扩张,个别患者可出现心动过速,还可引起容量不足,甚至严重的直立性低血压。剂量为 10~20mg 静脉滴注。严重的动脉硬化、严重的肾功能不全、胃炎或胃溃疡及对本品过敏者禁用。

6. **甲基多巴** 可兴奋血管运动中枢的 α 受体,从而抑制外周交感神经,产生降压效果。单次口服后 4~6 小时降压作用达高峰,作用持续 12~24 小时;多次口服后 2~3 天达作用高峰,并持续至停药后 24~48 小时。剂量为 250~500mg 口服,一日 3 次;或 500mg 加入 10% GS 200ml 中静脉滴注,每日 1 次。急性肝病和嗜铬细胞瘤患者、直接抗球蛋白(Coombs)试验阳性者禁用。

7. **硝普钠** 少数患者血压很高,经上述药物治疗未能控制者,可在严密观察下使用本药。硝普钠主要作用于血管平滑肌,扩张动、静脉,降低外周血管阻力及降低心脏舒张末期压力,使血压迅速下降和改善心功能,增加心排血量。必须注意的是硝普钠静脉滴注后可迅速透过胎盘进入胎儿循环,而且胎儿的血内浓度比母体高,另外硝普钠代谢产物(氰化物)可与红细胞的巯基结合而有毒性作用。动物实验证明孕羊应用硝普钠静脉滴注,连续 24 小时后,可致羊仔因氰化物中毒而宫内死亡。所以对于重症妊高症患者只有在其他降压药物无效时,为母体安全而采用,或用于产后重症患者控制血压。5mg 硝普钠加入 5% GS 200ml中,配液浓度为 25μg/1ml,从 12.5μg/min 起滴,每5 分钟增加 12.5μg,可增至 100μg/min,根据血压调整滴数,24 小时内的剂量不超过 100mg。应用时需避光。

8. 可乐定 为中枢突触后 α_2 受体激动剂,使抑制性神经元激动,从而抑制外周交感神经活动。可乐定还激动外周交感神经突触前膜的 α_2 受体,增强其负反馈作用,减少末梢神经释放去甲肾上腺素,降低外周血管和肾血管阻力,减慢心率,降低血压。静脉注射后 10 分钟内产生降压作用,30~60 分钟后达峰值,持续 3~7 小时,产生降压作用前可出现短暂的高血压现象,能通过血脑屏障蓄积于脑组织内。口服后 0.5~1 小时发挥降压作用,3~5 小时血药浓度达峰值。常用剂量为0.15mg 加入葡萄糖溶液中缓慢注射,24 小时内的总量不宜超过 0.75mg。口服起始剂量为 0.1mg，一日 2 次；需要时隔 2~4 天递增，每日 0.1~0.2mg；常用维持剂量为 0.3~0.9mg/d，分 2~4 次口服。对本品过敏者禁用。

四、药物治疗的目标

1. 降压治疗的目标　近期目标为减少脑血管意外的发生，降低围生期病死率，减少低出生体重儿、胎儿生长受限及胎盘早剥的发生；远期目标为降低远期罹患心血管疾病的风险，降低相关的死亡风险。

2. 目标血压　孕妇无脏器功能损害，目标血压为 130~155mmHg/80~105mmHg；孕妇并发脏器功能损害，目标血压为 130~139mmHg/80~89mmHg。降压宜平稳、波动小，降压速度以 15~20 分钟降低 5~10mmHg 为宜，不可低于 130mmHg/80mmHg，以保证子宫胎盘的血流灌注。

3. 高血压治疗血压达标的时间　严重的高血压争取在 2~4 小时内血压逐渐达标，并维持长期稳定；轻、中度高血压的降压治疗缺乏共识。

五、药物分类介绍

见表 5-6~ 表 5-13。

表 5-6 妊娠高血压疾病的治疗药物分类表

类别	通用名	常用的商品名	医保目录
解痉降压药	硫酸镁		甲类 (注射剂)
中枢性降压药	甲基多巴		乙类 (口服常释)
α、β 受体阻断药	拉贝洛尔	柳胺苄心定、欣宇森、喘泰低	乙类 (口服常释、注射剂)
α 受体阻断药	酚妥拉明	利其丁、立其丁、瑞支停、俏哥美珍	甲类 (注射剂)
强效血管扩张药	硝普钠		甲类 (注射剂)
血管扩张药	硝酸甘油	耐绞宁、保欣宁、护心乐、贴保宁、帖保宁	甲类 (注射剂)
钙拮抗剂	硝苯地平	爱地清、爱地平、爱克迪平、得高宁、拜心通、尔康必同、酒保卡迪、克力坦、利焕、弥心平、弥新平、纳欣同、尼福达、圣通平、硝苯吡啶、欣然、易心通、拜新同	甲类 (口服常释) 乙类 (缓释控释)
	尼莫地平	尼膜同	甲类 (口服常释) 乙类 (注射剂)
	尼卡地平		乙类 (口服常释、缓释控释、注射剂)
利尿药	呋塞米	速尿	甲类 (注射剂)
	甘露醇		甲类 (注射剂)
	甘油果糖	固利压、布瑞得、甘霜宁、博坦、源诺可、时刻	甲类 (注射剂)

表 5-7 药物的适应证以及禁忌证比较

药品名称	适应证	禁忌证
硫酸镁	妊娠高血压	未进行该项实验且无可靠的参考文献
甲基多巴	高血压	活动性肝脏疾病，如急性肝炎活动性肝硬化；直接抗球蛋白（Coombs）试验阳性者禁用
拉贝洛尔	各种类型的高血压	支气管哮喘患者禁用；病态窦房结综合征、心传导阻滞（二～三度房室传导阻滞）未安装起搏器的患者禁用；重度或急性心力衰竭、心源性休克患者禁用；对本品过敏者禁用
酚妥拉明	高血压	严重的动脉硬化及肾功能不全者，低血压、冠心病、心肌梗死、胃炎或胃溃疡场以及对本品过敏者禁用
硝普钠	适用于其他降压药物应用无效的高血压危象孕妇	代偿性高血压如动静脉分流或主动脉缩窄时禁用本品
硝酸甘油	降低血压或治疗充血性心力衰竭	禁用于心肌梗死早期（有严重的低血压及心动过速时）、严重贫血、青光眼、颅内压增高和已知对硝酸甘油过敏的患者。还禁用于使用枸橼酸西地那非的患者
硝苯地平	高血压（单独或与其他降压药合用）	对硝苯地平过敏者禁用。哺乳期妇女应停止哺乳

346

续表

药品名称	适应证	禁忌证
尼莫地平	预防和治疗蛛网膜下腔出血并发的脑血管痉挛;预防血管性头痛发作;缺血性突发性耳聋	严重肝功能损害的患者禁用。应尽可能避免与其他钙拮抗剂或β受体阻断药合并使用,不推荐口服尼莫地平与抗癫痫药物同时服用
尼卡地平	手术时异常高血压的急救处置;高血压急症	颅内出血的,估计尚未完全止血的患者;脑卒中的急性期颅内压增高患者;对盐酸尼卡地平有过敏史者禁用
呋塞米	水肿性疾病,与其他药物合用治疗急性肺水肿和急性脑水肿等	尚不明确
甘露醇	组织脱水药,辅助性利尿措施治疗	①已确诊为急性肾小管坏死的无尿患者,包括对试用甘露醇无反应者,因甘露醇积聚引起血容量增多,加重心脏负担;②严重失水者;③颅内活动性出血者,因扩容加重出血,但颅内手术除外;④急性肺水肿或严重的肺淤血
甘油果糖	用于脑血管病、脑外伤、脑肿瘤、颅内炎症及其他原因引起的急、慢性颅内压增高,脑水肿等症	遗传性果糖不耐受症患者禁用;对本品中的任一成分过敏者禁用;高钠血症、无尿和严重脱水症禁用

347

表 5-8 药物使用剂量及过量使用的处置方法

药品名称	剂型	正常的用法用量	基本疗程	过量用药的症状及处置方法
硫酸镁	注射剂	首次剂量为 2.5~4g，以后每小时 1~2g 静脉滴注维持，决总量为 25~30g	用药期间每天评估病情变化，决定是否继续用药	硫酸镁中毒时可引起呼吸抑制，可很快达到致死的呼吸麻痹。此时应即刻停药，进行人工呼吸，并缓慢注射钙剂解救
甲基多巴	片剂	口服：250mg/次，3 次/日。以后根据病情酌情增减，最高不超过 2g/d	根据患者的病情及血压情况来决定用药疗程	药物过量将产生急性低血压伴脑和胃肠道功能紊乱的各种反应，如过度镇静、虚弱、心动过缓、眩晕、反应迟钝、便秘、腹胀、排气、腹泻、恶心、呕吐等。治疗应采取对症疗法；甲基多巴可通过透析排出
拉贝洛尔	片剂、注射剂	口服：50~150mg，3~4 次/日。静脉注射：初始剂量为 20mg，10 分钟后如未有效降压则剂量加倍，最大单次剂量为 80mg，直至血压被控制，每天的最大总剂量为 220mg。根据血压调整滴速，血压稳定后改口服	根据患者的病情及血压情况来决定用药疗程	尚不明确

续表

药品名称	剂型	正常的用法用量	基本疗程	过量用药的症状及处置方法
酚妥拉明	注射剂	10~20mg，必要时根据降压效果调整滴注剂量	根据患者的病情及血压情况来决定用药疗程	药物过量可引起低血压、心律失常、全身静脉血量增加、休克、头痛、视力障碍、呕吐、低血糖等，必要时用升血压药
硝普钠	注射剂	50mg加入5%葡萄糖500ml中按0.5~0.8μg/(kg·min)缓慢静脉滴注	产前应用不超过4小时	药物过量：血压过低时减慢滴速或暂停本品即可纠正。如有氰化物中毒征象，吸入亚硝酸异戊酯或静脉滴注亚硝酸钠或硫代硫酸钠均有助于将氰化物转为硫氰酸盐而降低氰化物的血药浓度
硝酸甘油	注射剂	起始剂量为5~10μg/min静脉滴注，每5~10分钟增加滴速至维持剂量20~50μg/min	根据患者的病情及血压情况来决定用药疗程	过量可引起严重的低血压

续表

药品名称	剂型	正常的用法用量	基本疗程	过量用药的症状及处置方法
硝苯地平	片剂	口服：5~10mg，3~4次/日。24小时内的总量不超过60mg。紧急时舌下含服10mg，起效快，但不推荐常规使用	根据患者的病情及血压情况来决定用药疗程	过量可引起意识障碍甚至昏迷，血压下降，心率过速，心动过缓性心律失常，高血糖，代谢性酸中毒，低氧血症，心源性休克伴肺水肿
尼莫地平	片剂、注射剂	口服：20~60mg，2~3次/日。静脉滴注：20~40mg加入5%葡萄糖溶液250ml中，每天的总量不超过360mg	根据患者的病情及血压情况来决定用药疗程	尚不明确
尼卡地平	片剂、注射剂	口服：初始剂量为20~40mg，3次/日。静脉滴注：1mg/h起，根据血压变化每10分钟调整剂量	根据患者的病情及血压情况来决定用药疗程	用量过多引起明显的低血压时，应终止给药。如需迅速恢复血压，应给予升压药（肾上腺素）

续表

药品名称	剂型	正常的用法用量	基本疗程	过量用药的症状及处置方法
呋塞米	注射剂	治疗水肿性疾病，开始20~40mg，必要时每2小时追加剂量，直至出现满意疗效。维持用药阶段可分次给药。治疗急性左心衰竭时，起始40mg静脉注射，必要时每小时追加80mg，直至出现满意疗效	直至出现满意疗效	尚不明确
甘露醇	注射剂	按体重0.25~2g/kg，配制为15%~25%的浓度于30~60分钟内静脉滴注。当患者衰弱时，剂量应减小至0.5g/kg	根据患者的病情及血压情况来决定用药疗程	药物过量：应尽早洗胃，给予支持，对症处理，并密切随访血压、电解质和肾功能
甘油果糖	注射剂	静脉滴注：一次250~500ml，一日1~2次。每500ml需滴注1~1.5小时。根据年龄，症状可适当增减	根据患者的病情及血压情况来决定用药疗程	尚不明确

注：正常的用法用量参考中华医学会妇产科学分会妊娠高血压疾病学组·妊娠高血压疾病诊治指南（2012版）

表 5-9 药物的药代动力学参数比较

药品名称	起效时间	达峰时间	半衰期	生物利用度	蛋白结合率	分布容积	组织分布情况	代谢途径和代谢酶
硫酸镁	肌内注射后20分钟起效，静脉注射几乎立即起作用	暂无资料	暂无资料	暂无资料	暂无资料	暂无资料	暂无资料	暂无资料
甲基多巴	暂无资料	4~6小时	1.7小时	暂无资料	与血浆蛋白结合不到20%	暂无资料	暂无资料	主要在肝脏代谢
拉贝洛尔	暂无资料	口服后1~2小时	6~8小时	口服后绝对生物利用度（F）为25%，长期用药生物利用度可逐渐增加至70%	注射液为50%	11.2L/kg	暂无资料	大多数药物在肝中被代谢

续表

药品名称	起效时间	达峰时间	半衰期	生物利用度	蛋白结合率	分布容积	组织分布情况	代谢途径和代谢酶
酚妥拉明	暂无资料	肌内注射20分钟达峰值,静脉注射2分钟达峰值	静脉注射19分钟	暂无资料	暂无资料	暂无资料	暂无资料	暂无资料
硝普钠	暂无资料	静脉滴注后立即达血药浓度峰值	7天	暂无资料	暂无资料	暂无资料	暂无资料	经肾排泄
硝酸甘油	静脉滴注即刻起作用	暂无资料	暂无资料	暂无资料	暂无资料	暂无资料	暂无资料	主要在肝脏代谢
硝苯地平	口服15分钟起效,舌下给药嚼碎服或舌下含服达峰时间提前	约30分钟	$t_{1/2}$呈双相,$t_{1/2\alpha}$为2.5~3小时,$t_{1/2\beta}$为5小时	暂无资料	90%	暂无资料	暂无资料	肝脏

353

社区安全用药指导 ○ 高血压

续表

药品名称	起效时间	达峰时间	半衰期	生物利用度	蛋白结合率	分布容积	组织分布情况	代谢途径和代谢酶
尼莫地平	服药10~15分钟后，在血浆中能检测到活性成分及首过效应代谢产物	口服本品60mg，血药浓度达峰时间为(52.65±17.08)分钟	口服半衰期为0.5~2小时	绝对生物利用度为5%~15%	97%~99%	暂无资料	在肝脏和脂肪组织中浓度最高	50%从肾脏排泄，30%从胆汁排泄
尼卡地平	能够迅速完全地被胃肠道吸收	暂无资料	连续口服给药的半衰期约为7.6小时。静脉给予后，消除半衰期为50~68分钟	35%	静脉给药为90%	暂无资料	暂无资料	主要通过肝脏广泛代谢

354

续表

药品名称	起效时间	达峰时间	半衰期	生物利用度	蛋白结合率	分布容积	组织分布情况	代谢途径和代谢酶
呋塞米	静脉给药5分钟	静脉给药0.33~1小时	正常人为30~60分钟,无尿患者延长至75~155分钟,肝、肾功能受损时,严重受损者延长至11~20小时	暂无资料	91%~97%	平均为体重的11.4%	暂无资料	12%经肝脏代谢
甘露醇	利尿作用于静脉注射后1小时出现,降低眼压和颅内压作用于静脉注射后15分钟内出现	30~60分钟	100分钟	暂无资料	暂无资料	暂无资料	暂无资料	肝脏代谢的量很少
甘油果糖	暂无资料	暂无资料	暂无资料	暂无资料	暂无资料	暂无资料	暂无资料	暂无资料

表 5-10 药物的不良反应

药品名称	不良反应	处置方法
硫酸镁	1. 静脉注射硫酸镁常引起潮红、出汗、口干等症状，快速静脉注射时可引起恶心、呕吐、心慌、头晕，个别出现眼球震颤，减慢注射速度症状可消失 2. 肾功能不全、用药剂量大时可发生血镁积聚，血镁浓度达 5mmol/L 时可出现肌肉兴奋备性受抑制，感觉反应迟钝，膝腱反射消失。呼吸抑制，浓度进一步升高可使心跳停止生。呼吸停止和心律失常、心脏传导阻滞，浓度达 6mmol/L 时可发 3. 连续使用硫酸镁可引起便秘，部分患者可出现麻痹性肠梗阻，停药后好转 4. 极少数血钙降低，再现低钙血症 5. 镁离子可自由透过胎盘，造成新生儿高血镁症，表现为肌张力低、吸吮力差、不活跃哭声不响亮等，少数有呼吸抑制现象 6. 少数孕妇出现肺水肿	停药，对症支持治疗；如出现急性镁中毒的现象，可用钙剂静脉注射解救，常用的为 10% 葡萄糖酸钙注射液10ml 缓慢注射
甲基多巴	1. 镇静、头疼、乏力多于开始用药和加量时出现，通常是一过性 2. 较常见的有水钠潴留所致的下肢浮肿、口干 3. 较少见的有药物热或嗜酸性粒细胞增多、肝功能变化（可能属免疫性或过敏性）、精神改变（抑郁或焦虑、梦忆、失眠）、性功能减低、腹泻、乳房增大、恶心、呕吐、晕倒 4. 偶有加重心绞痛和心力衰竭	停药，对症支持治疗

续表

药品名称	不良反应	处置方法
甲基多巴	5. 少见的有延长颈动脉窦敏感性和直立性低血压时间，体重增加，肝功能损害，胰腺炎，结肠炎睡液腺炎，舌痛或舌黑，便秘，腹胀，排气，高泌乳素血症，骨髓抑制，血小板减少，溶血性贫血，白细胞减少，抗核抗体，LE细胞现象，狼疮样综合征，帕金森病，反应迟钝，球蛋白（Coombs）试验阳性，心肌炎，血包炎，精神错乱如多梦，镇静，衰弱，感觉异常，尿素氮不自觉舞蹈症，脑血管供血不足的症状，肌肉痛，关节痛，皮疹，闭经，男性乳腺发育，（BUN）升高，关节痛，可伴关节肿胀，泌乳 6. 罕见的有粒细胞减少症，停药后即恢复正常，致命性肝细胞坏死	停药，对症支持治疗
拉贝洛尔	偶有头晕，胃肠道不适，疲乏，感觉异常，哮喘加重等症；个别患者有直立性低血压	停药，对症支持治疗
酚妥拉明	较常见的有直立性低血压，心动过速或心律失常，鼻塞，恶心，呕吐等；晕厥和乏力较少见；突然胸痛（心肌梗死），神志模糊，头痛，共济失调，言语含糊等极少见	停药，对症支持治疗
硝普钠	以下几种情况下出现不良反应： 1. 血压降低过快过剧时出现眩晕，大汗，头痛，肌肉颤搐，神经紧张或焦虑，烦躁，胃痛，反射性心动过速或心律失常。症状的发生与静脉给药速度有关，与剂量关系不大	停药，对症支持治疗

续表

药名名称	不良反应	处置方法
硝普钠	2. 硫氰酸盐中毒或剂量过大时可出现运动失调、视力模糊、谵妄、眩晕、头痛、意识丧失、恶心、呕吐、耳鸣、气短 3. 氰化物中毒或超量时可出现反射消失、昏迷、心音遥远、低血压、脉搏消失、皮肤粉红色、呼吸浅、瞳孔散大 4. 皮肤光敏感与疗程及剂量有关，皮肤石板蓝样色素沉着，停药后经长时间（1~2年）才渐退。其他过敏性皮疹，停药后消退较快	
硝酸甘油	1. 头痛，可于用药后立即发生，可为剧痛和呈持续性 2. 偶可发生眩晕、虚弱、心悸和其他低血压的表现，尤其在直立、制动的患者 3. 治疗剂量可发生明显的低血压反应，表现为恶心、呕吐、虚弱、出汗、苍白和虚脱 4. 晕厥、面红，药疹和剥脱性皮炎均有报告	停药，对症支持治疗
硝苯地平	1. 常见服药后出现外周性水肿、头晕、头痛、恶心、乏力和面部潮红（10%），以及一过性低血压（5%） 2. 个别患者发生心绞痛，可能与低血压反应有关。还可见心悸；鼻塞；胸闷；气短；便秘；腹泻；胃肠痉挛；腹胀；骨骼肌发炎；关节僵硬；肌肉痉挛；精神紧张；颤抖；神经过敏；睡眠紊乱；视力模糊；平衡失调等（2%）	一过性低血压（5%）多不需要停药；停药，对症支持治疗

续表

药品名称	不良反应	处置方法
尼莫地平	少见血小板减少症；皮疹，过敏反应；头痛；心动过速；低血压，血管舒张；恶心	停药，对症支持治疗
尼卡地平	1. 常见者有足踝部水肿、头痛、面部潮红等 2. 有时出现 AST、ALT、γ-GTP 升高，偶有胆红素升高 3. 较少见者有心悸、乏力、心动过速 4. 有时出现便秘、腹痛，偶有食欲缺乏、腹泻、恶心、呕吐 5. 其他偶有 LDH、胆固醇、尿素氮、肌酐升高，偶见粒细胞减少	停药，对症支持治疗
呋塞米	常见者与水、电解质紊乱有关，尤其是大剂量或长期应用时，如直立性低血压、休克、低钾血症、低氯血症、低氯性碱中毒、低钠血症、低钙血症以及与此有关的口渴、乏力、肌肉酸痛、心律失常等。少见者有过敏反应（包括皮疹、恶心、呕吐、腹泻、胰腺炎、肌肉强直等，甚至心脏骤停）、视觉模糊、黄视症、光敏感、头晕、头痛、消化不良、血小板减少、粒细胞缺乏、再生障碍性贫血、肝功能损害，指（趾）感觉异常、高血糖症、尿糖阳性、原有的糖尿病加重、高尿酸血症、耳鸣、听力障碍多见于大剂量静脉快速注射时，多为暂时性，少数为不可逆性，尤其当与其他具有耳毒性的药物同时应用时。在高钙血症时可引起肾结石。尚有报道本药可加重特发性水肿	停药，对症支持治疗

续表

药品名称	不良反应	处置方法
甘露醇	1. 水和电解质紊乱最为常见。①快速大量静脉注射甘露醇可引起体内甘露醇积聚，血容量迅速大量增多（尤其是急、慢性肾衰竭时），导致心力衰竭（尤其有心功能损害时）、稀释性低钠血症，偶可致高钾血症；②不适当的过度利尿可导致血容量减少，加重少尿；③大量细胞内液转移至细胞外可致组织脱水，并可引起中枢神经系统症状 2. 寒战、发热 3. 排尿困难 4. 血栓性静脉炎 5. 甘露醇外渗可致组织水肿、皮肤坏死 6. 过敏可引起皮疹、荨麻疹、呼吸困难、过敏性休克 7. 头晕、视力模糊 8. 高渗引起口渴 9. 渗透性肾病（或称甘露醇肾病）主要见于大剂量快速静脉滴注时。其机制尚未完全阐明，可能与甘露醇引起肾小管液渗透压上升过高，导致肾小管上皮细胞损伤有关。病理表现为肾小管上皮细胞肿胀、空泡形成，临床上出现尿量减少，甚至急性肾衰竭。渗透性肾病常见于老年肾血流量减少及低钠、脱水患者	停药，对症支持治疗
甘油果糖	一般无不良反应，偶有瘙痒、皮疹、头痛、恶心、口渴和出现溶血现象	停药，对症支持治疗

表 5-11 药物的联合用药及处理

药品名称	与其他药物的相互作用	临床症状及处理
硫酸镁	与硫酸镁呈配伍禁忌的药物有硫酸多黏菌素 B、硫酸链霉素、葡萄糖酸钙、盐酸多巴酚丁胺、盐酸普鲁卡因（四环素、青霉素和萘夫西林（乙氧萘青霉素）	应避免同时使用
甲基多巴	1. 可增加口服抗凝药的作用 2. 本品可加强中枢神经抑制剂的作用 3. 三环类抗抑郁药、拟交感胺类药和非甾体抗炎止痛药可减弱本品的降压作用 4. 本品可使血浆乳激素浓度增高并干扰泌隐亭的作用 5. 与其他抗高血压药合用有协同作用 6. 与左旋多巴合用可加强中枢神经毒性作用 7. 与麻醉药合用须减少麻醉药的剂量 8. 与锂剂合用时须防备锂剂的毒性作用	有毒副作用的药物应避免同时使用，有协同作用的药物应减量使用
拉贝洛尔	1. 本药与三环抗抑郁药同时应用可产生震颤 2. 西咪替丁可增加本品的生物利用度 3. 本品可减弱硝酸甘油的反射性心动过速，但降压作用可协同 4. 与维拉帕米类钙拮抗剂联用时需十分谨慎 5. 甲氧氯普胺（胃复安）可增强本品的降压作用 6. 本品可增强氟烷对血压的作用	应避免同时使用

续表

药品名称	与其他药物的相互作用	临床症状及处理
酚妥拉明	与拟交感胺类药同用，使后者的周围血管收缩作用抵消或减弱。与胍乙啶同用，直立性低血压或心动过缓的发生率增高。与二氮嗪同用，使二氮嗪抑制胰岛素释放的作用受抑制。本品比安类、格鲁米特等加强本品的降压作用	有毒副作用的药物应避免同时使用，有协同作用的药物应减量使用
硝普钠	1. 与其他降压药同用可使血压剧降 2. 与多巴酚丁胺同用可使心排血量增多而肺毛细血管嵌压降低 3. 与拟交感胺类同用，本品的降压作用减弱 4. 要避免与磷酸二酯酶Ⅴ抑制剂同用，因会增强本品的降压作用	应避免同时使用
硝酸甘油	1. 中度或过量饮酒时，使用本药可致低血压 2. 与降压药或血管扩张药合用可增强硝酸盐的致直立性血压作用 3. 阿司匹林可减少舌下含服硝酸甘油的清除，并增强其血流动力学效应 4. 使用长效硝酸盐可降低舌下用药的治疗作用 5. 枸橼酸西地那非加强有机硝酸盐的降压作用 6. 与乙酰胆碱、纳酮西及拟交感胺类药合用时疗效可能减弱	应避免同时使用

续表

药品名称	与其他药物的相互作用	临床症状及处理
硝苯地平	1. 硝酸酯类与本品合用控制心绞痛发作,有较好的耐受性 2. 绝大多数患者合用本品与β受体阻断药有较好的耐受性和疗效,但个别患者可能诱发和加重低血压,心力衰竭和心绞痛 3. 本品可能增加地高辛的血药浓度,提示在初次使用,调整剂量或停用本品时应监测地高辛的血药浓度 4. 蛋白结合率高的药物如双香豆素类,苯妥英钠,奎尼丁,奎宁,华法林等与本品同用时,这些药物的游离浓度常发生改变 5. 西咪替丁与本品同用时本品的血浆峰浓度增加,注意调整剂量	有毒副作用的药物应避免同时使用,有协同作用的药物应减量使用
尼莫地平	1. 合并应用抗抑郁药氟西汀可使尼莫地平的稳态血药浓度提高50% 2. 去甲替林与尼莫地平同时给药,尼莫地平的血药浓度稍有减少 3. 尼莫地平与降压药物合并应用时可能增强降压效果 4. 同时静脉给予β肾上腺素受体阻断药可导致心肌负性肌力作用,直至非代偿性心力衰竭 5. 同时服用具有肾毒性的药物(如氨基糖苷类药物,头孢菌素类药物,呋塞米)或已有肾功能损害者可引起肾功能减退 6. 与乙醇呈配伍禁忌的药物亦与本品相互作用	有毒副作用的药物应避免同时使用,有协同作用的药物应减量使用

续表

药品名称	与其他药物的相互作用	临床症状及处理
尼卡地平	1. 本品与 β 受体阻断药同用前受性良好 2. 本品与西咪替丁合用,本品的血药浓度增高 3. 本剂与其他降压药联合用药时有可能产生相加作用,使用时应多加注意 4. 本剂与地高辛联合用药时,测定地高辛血药浓度 5. 本品与环孢素合用时环孢素的血浓度增高 6. 在体外,治疗浓度的呋塞米、双嘧达莫、华法林、奎尼丁等加于人体血浆中不改变本品的蛋白结合率	有毒副作用的药物应避免同时使用,有协同作用的药物应减量使用
呋塞米	1. 肾上腺琳、盐皮质激素、促皮质激素及雌激素能降低本药的利尿作用,并增加电解质紊乱尤其是低钾血症的发生机会 2. 非甾体消炎镇痛药能降低本药的利尿作用,肾损害的机会也增加,这与前者抑制前列腺素合成、减少肾血流量有关 3. 与拟交感神经药物及抗惊厥药物合用,利尿作用减弱 4. 与氯贝丁酯(安妥明)合用,两药的作用均增强,并可出现肌肉酸痛、强直 5. 与多巴胺合用,利尿作用加强 6. 饮酒及含乙醇的制剂和可引起血压下降的药物能增强本药的利尿和降压作用;与比妥类药物、麻醉药合用易引起直立性低血压	有毒副作用的药物应避免同时使用,有协同作用的药物应减量使用

续表

药品名称	与其他药物的相互作用	临床症状及处理
	7. 本药可使尿酸排泄减少，血尿酸升高，故与治疗痛风的药物合用时，后者的剂量应做适当调整	
	8. 降低降血糖药的疗效	
	9. 降低抗凝血药和抗纤溶药物的作用，主要是与利尿后容量下降，致血中的凝血因子浓度升高，以及利尿使肝血液供应改善，肝脏合成凝血因子增多有关	
呋塞米	10. 本药加强去极化型肌松药的作用，与血钾下降有关	
	11. 与两性霉素 B、头孢菌素类、氨基糖苷类等抗生素合用时肾毒性和耳毒性增加，尤其是原有肾损害时	
	12. 与抗组胺药物合用时耳毒性增加，易出现耳鸣、头晕、眩晕	
	13. 与锂合用肾毒性明显增加，应尽量避免	
	14. 服用水合氯醛后静脉注射本药可致出汗、面色潮红和血压升高	
	15. 与碳酸氢钠合用发生低氯性碱中毒的机会增加	
甘露醇	1. 可增加洋地黄的毒性作用，与低钾血症有关	有毒副作用的药物应避
	2. 增加利尿药及碳酸酐酶抑制剂的利尿和降眼压作用，与这些药物合并应调整剂量	免合用时使用，有协同作用的药物应减量使用
甘油果糖	尚不明确	

表 5-12 特殊人群的用药选择

人群种类 是否可用 药品名称	孕妇	肾功能损害	肝功能损害
硫酸镁	可用	慎用	暂无资料
甲基多巴	人体的研究尚不充分	慎用	慎用
拉贝洛尔	可用	暂无资料	慎用
酚妥拉明	慎用	禁用	暂无资料
硝普钠	对孕妇的影响尚缺乏人体研究	慎用	慎用
硝酸甘油	慎用	暂无资料	暂无资料
硝苯地平	怀孕 20 周以内的孕妇禁用	慎用	慎用
尼莫地平	对孕妇尚无足够的研究，依临床的严重程度审慎权衡利弊	慎用。发现肾功能减退时应停药	减量
尼卡地平	慎用	慎用	慎用
呋塞米	妊娠前 3 个月应尽量避免应用	慎用	慎用
甘露醇	能透过胎盘屏障	急性肾小管坏死禁用；严重的肾衰竭慎用	暂无资料
甘油果糖	不推荐使用	暂无资料	暂无资料

表 5-13　并发症选药指导

药品名称 \ 并发症	糖尿病	高血脂	心脏病	哮喘	肾上腺素瘤	良性前列腺增生	肾病
硫酸镁	暂无资料	暂无资料	心肌损害、心脏传导阻滞时应慎用或不用	暂无资料	暂无资料	暂无资料	慎用
甲基多巴	暂无资料	暂无资料	暂无资料	暂无资料	暂无资料	暂无资料	慎用
拉贝洛尔	慎用	暂无资料	1. 病态窦房结综合征、心传导阻滞(二～三度房室传导阻滞)未安装起搏器的患者禁用 2. 重度或急性心力衰竭、心源性休克患者禁用	支气管哮喘患者禁用	暂无资料	暂无资料	暂无资料
酚妥拉明	暂无资料	暂无资料	禁用	暂无资料	暂无资料	暂无资料	禁用
硝普钠	暂无资料	暂无资料	慎用	暂无资料	暂无资料	暂无资料	慎用
硝酸甘油	暂无资料	暂无资料	禁用于心肌梗死早期	暂无资料	暂无资料	暂无资料	暂无资料

续表

药品名称＼并发症	糖尿病	高血脂	心脏病	哮喘	肾上腺素瘤	良性前列腺增生	肾病
硝苯地平	暂无资料	暂无资料	心力衰竭、严重的主动脉狭窄慎用	暂无资料	暂无资料	暂无资料	慎用
尼莫地平	慎用	暂无资料	心力衰竭、严重的主动脉狭窄慎用	暂无资料	暂无资料	暂无资料	慎用
尼卡地平	暂无资料	暂无资料	主动脉瓣狭窄慎用	暂无资料	暂无资料	暂无资料	慎用
呋塞米	慎用	暂无资料	急性心肌梗死慎用	暂无资料	暂无资料	前列腺肥大慎用	严重肾功能损害者慎用
甘露醇	暂无资料	暂无资料	明显的心肺功能损害者慎用	暂无资料	暂无资料	暂无资料	急性肾小管坏死禁用；严重的肾衰竭慎用
甘油果糖	慎用	暂无资料	暂无资料	暂无资料	暂无资料	暂无资料	暂无资料

六、常见问题解答

1. 妊娠高血压的流行病学情况如何?

答:妊娠高血压疾病的发病率国内外报道不一,在发达国家为 7%~12%,在我国为 9.4%。2011 年全国多中心横断面调查结果显示,妊娠高血压疾病的总体发病率为 5.22%,较 1988 年的全国数据发病率有所下降。

2. 妊娠高血压有哪些症状?

答:妊娠 20 周以后出现高血压、蛋白尿及水肿。其他症状包括头痛、眼花、恶心、呕吐、上腹部疼痛,甚至昏迷、抽搐。妊娠高血压是对妊娠妇女有潜在生命威胁的疾病,在世界范围内严重威胁母婴安全,常伴发较高的孕妇及围生儿病死率。

3. 如何预防妊娠高血压?

答:妊娠高血压的高危因素有:①妊娠高血压疾病病史、多胎妊娠、高龄、患有慢性内科疾病等,应早期进行产前检查,加强对高危人群的监护;②定期产检,监测血压,查水肿、测蛋白尿;③合理膳食,进食富含蛋白质、维生素、钙、镁等微量元素的食物及新鲜水果,减少动物脂肪及过量盐的摄入;④补充钙剂;⑤注意休息,保证充足的睡眠,采取左侧卧位;⑥必要时住院治疗至分娩。

4. 原发性高血压与妊娠高血压有什么不同?

答:原发性高血压多有家族史,主要表现为血压升高发生在孕 20 周以前,一般无水肿及蛋白尿,常无自觉症状,尿常规镜检一般无红细胞及管型。妊娠早期肾功能检查正常,尿酸水平不升高。眼底表现为动脉变细,有动静脉交叉压迫,呈小动脉硬化的高血压病变。产后血压虽然可以降低,但只能恢复到孕前水平。而妊娠高血压疾病患者在妊娠 20 周之前血压正常,妊娠 20 周之后才会出现血压升高并常伴有不同程度的水肿、头痛、头晕、胸闷不适及尿蛋白,严重时尿中可出现管型及血尿酸升高。眼底检查为小动脉痉挛,严重者可出现出血、渗出或视网膜脱落。这些病变多于产后逐渐恢复正常。

原发性高血压患者伴有妊娠高血压疾病时,需根据病史、血压升高的时间及程度确定。有原发性高血压的患者易并发妊娠高血压疾病,且发生妊娠高血压疾病的时间较一般孕妇早。

5. 妊娠期慢性高血压的降压药如何选用?

答:在妊娠早期(孕 3 个月以内)时应尽可能地避免用药,以防止药物对胎儿的致畸作用,停用 ACEI(血管紧张素转化酶抑制剂)和 ARB(血管紧张素受体抑制剂)类降压药。对收缩压为 140~149mmHg 或舒张压为 90~99mmHg 的患者一般采用非药物治疗,包括判断疾病的危险程度,密切随访患者,限制活动,卧床休息。但妊娠高血压有蛋白尿,既往有高血压病史或伴有靶器官损害,血压≥140/90mmHg就应给予药物治疗。当收缩压在150~160mmHg、舒张压在100~110mmHg或有靶器官损害(如左心室肥大、肾功能不全)时,都应重新评估或应用降压药。若妊娠前使用的降压药控制血压效果良好,也可继续使用。首选甲基多巴,其次为拉贝洛尔、硝苯地平或其他β受体阻断药。对口服药物血压控制不理想者应转入三级医院或专科医院,给予相关的专科治疗。

6. 妊娠高血压的治疗原则是什么?

答:基本治疗原则是休息、镇静、解痉,有指征地降压、利尿,密切监测母胎情况,适时终止妊娠。应根据病情轻重分类,进行个体化治疗。①妊娠高血压:休息、镇静,密切监测母胎情况,酌情降压治疗;②子痫前期:镇静、解痉,有指征地降压、利尿,密切监测母胎情况,适时终止妊娠;③子痫:控制抽搐,病情稳定后终止妊娠;④妊娠合并慢性高血压:以降压治疗为主,注意子痫前期的发生;⑤慢性高血压病伴子痫前期:兼顾慢性高血压和子痫前期的治疗。

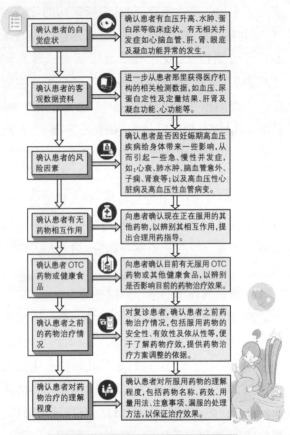

图 5-1 妊娠高血压患者如何用药

七、重要提示

1. 妊娠高血压疾病的病因及发病机制较为特殊,至今尚未完全理解其机制,其治疗也与原发性高血压有很大区别。治疗目的不仅仅是将血压控制在正常范围内,而是还要改善母婴结局。因此,疗效的评判也不仅仅是目标血压的达标,需结合孕妇的整体状况、胎儿的宫内安危,以寻求母胎利益最大化的临床结局。

2. 硫酸镁 是子痫治疗的一线药物,也是重度子痫前期预防子痫发作的预防用药。在硫酸镁治疗期间至少每天要评估 1 次膝腱反射是否存在,观测呼吸次数和 24 小时尿量,并详细记录;如有条件应监测血镁离子浓度,以防硫酸镁中毒。重度子痫前期患者产后应继续使用硫酸镁 24~48 小时预防产后子痫,继续给予降压治疗。

3. 硝普钠 为强效血管扩张药。孕期仅适用于其他降压药物应用无效的高血压危象孕妇。产前应用不超过 4 小时。硝普钠的代谢产物(氰化物)可与红细胞的巯基结合而产生毒性作用,所以在分娩前应慎用此药。

4. 利尿药 子痫前期患者不主张常规应用利尿药,仅当患者出现全身性水肿、肺水肿、脑水肿、肾功能不全、急性心力衰竭时,可酌情使用呋塞米等快速利尿药。甘露醇主要用于脑水肿,甘油果糖适用于肾功能有损伤的患者。

5. 硝苯地平控释片 本品有不可吸收的外壳,这样可使药品缓慢释放进入人体内吸收。当这一过程结束时,完整的空药片可在粪便中发现。本品含有光敏性的活性成分,因此应避光保存。药片应防潮,从铝塑板中取出后应立即服用。

八、收录药物来源一览表

见表 5-14。

表 5-14　收录药物来源一览表

药品名称	中国指南	欧洲指南	加拿大指南	美国指南	南非指南
硫酸镁	√	√	√	√	
甲基多巴	√	√	√	√	
拉贝洛尔	√	√	√	√	
酚妥拉明	√				
硝普钠	√	√			
硝酸甘油	√	√			
硝苯地平	√	√	√	√	
尼莫地平	√				
尼卡地平	√				
呋塞米	√	√			
甘露醇	√				
甘油果糖	√				

第四节 | 预防与保健

做好预防工作,对降低妊娠高血压疾病的发生、发展有重要作用。

1. 建立、健全三级妇幼保健网,开展围妊娠期及围生期保健工作。

2. 加强健康宣教,使孕妇掌握孕期卫生的基础知识,自觉进行规范的产前检查。

3. 指导孕妇合理膳食与休息。孕妇应进食富含蛋白质,维生素,铁、钙、镁、锌、硒等微量元素的食物及新鲜蔬果,减少动物脂肪及过量盐的摄入,但不限制盐和液体摄入。保证足够的休息及愉快的心情,左侧卧位以增加胎盘绒毛血供。

4. 补钙预防妊娠高血压疾病。对有妊娠高血压疾病高危因素者,每日补钙 1~2g 可有效减低疾病的发生。

5. 维生素 C 1000mg/d 和维生素 E 400mg/d 的抗氧化剂治疗可以预防子痫前期。

6. 阿司匹林可以抑制环氧化酶,而环氧化酶对前列腺素如血栓素 A_2 和前列环素的合成是必需的。低剂量的阿司匹林(60~80mg/d)对双侧子宫动脉切迹的患者可以降低子痫前期的发生率。

药品说明书和药师特别提示

一、CCB 类药品说明书和药师特别提示

■ 苯磺酸氨氯地平片（Amlodipine Besylate Tablets）

【其他名称】阿洛地平、阿莫洛地平、阿姆乐地平、安洛地平、安内真、苯磺安洛地平、二氢吡啶、二氢吡啶苯磺酸盐、二氢吡啶磺酸盐、兰迪、络活喜、络可顺、美喜宁、平能、施慧达、压氏达、亚斯克平。

【药理作用】本品为二氢吡啶类钙拮抗剂。选择性地抑制钙离子跨膜进入平滑肌细胞和心肌细胞,对平滑肌的作用大于心肌。直接作用于血管平滑肌,降低外周血管阻力,舒张冠状血管和全身血管,增加冠状动脉血流量,降低血压。不影响血浆钙浓度。

【适应证】高血压;心绞痛,尤其自发性心绞痛。

【禁忌】对二氢吡啶类钙拮抗剂过敏者禁用。

【药代动力学】口服吸收完全但缓慢,6~12 小时达到峰浓度;生物利用度为 64%~90%,不受饮食影响;血浆蛋白结合率为 95% 以上,分布容积为 21L/kg;持续用药 7~8

天达稳态血药浓度。二室模型,肝脏广泛代谢为无药理活性的代谢产物;终末半衰期健康者约 35 小时,高血压患者为 50 小时,老年人为 65 小时,肝功能受损者为 60 小时,肾功能不全者不受影响。10% 以原形、60% 以代谢物的形式从尿中排出,20%~25% 从胆汁或粪便中排出。不被血液透析清除。

【用法用量】口服,每日 1 次,起始剂量为 5mg,最大剂量不超过 10mg。根据个体需要调整,除非临床有保障,调整不少于 7~14 天。心绞痛的推荐剂量为 5~10mg。

【不良反应】大多数不良反应是轻、中度的。头痛、头晕、水肿、潮红、心悸、疲倦、恶心、腹痛和嗜睡、过敏、虚弱、背痛、潮热、不适、疼痛、僵硬、体重增加等。

【药物相互作用】

1. 西咪替丁、葡萄柚汁、制酸剂不改变本品的药代动力学。

2. 本品不影响阿伐他汀、地高辛的药代动力学,不改变华法林的凝血酶原时间。

3. 合用地高辛、苯妥英和华法林对血浆蛋白结合率没有影响,合用磺吡酮增加本品的蛋白结合率。

4. 合用吸入烃类可引起低血压,合用锂可引起神经中毒。

5. 拟交感胺、非甾体抗炎药尤其吲哚美辛减弱降压作用,合用雌激素可引起体液潴留而增高血压。

6. 与 β 肾上腺素受体阻断药合用可能导致严重的低血压或心动过缓,合用时应仔细监测心脏功能。

7. 合用舌下硝酸甘油和长效硝酸酯制剂可加强抗心绞痛效应。

● **药师特别提示** ●

1. 有严重的阻塞性冠状动脉疾病的患者在开始应用钙通道拮抗剂治疗或加量时会出现心绞痛发作频率、时程和（或）严重性上升，或发展为急性心肌梗死，机制不明。

2. 本品逐渐产生扩血管作用，口服一般很少出现急性低血压。与其他外周扩血管药物合用时仍需谨慎，特别是对于有严重主动脉瓣狭窄的患者。

3. 心力衰竭患者、严重的肝功能不全患者慎用。肾衰竭患者的起始剂量可以不变。

4. 梗阻性肺病、代偿良好的心力衰竭、外周血管疾病、糖尿病和脂质异常疾病的患者可以使用。

5. 对突然停用 β 受体阻断药所产生的反跳症状没有保护作用，停用 β 受体阻断药仍需逐渐减量。

■ **苯磺酸左旋氨氯地平**（Levamlodipine Besylate）

【其他名称】施慧达、玄宁

【药理作用】本品为氨氯地平的左旋光学异构体，是二氢吡啶类钙内流阻滞药。参见氨氯地平。

【适应证】原发性高血压、心绞痛。

【禁忌】对二氢吡啶类钙拮抗剂过敏的患者禁用。

【药代动力学】健康志愿者一次口服 20mg 消旋氨氯地平，具有药理活性的左旋氨氯地平与无活性的右旋氨氯地平的平均血药峰浓度之比为 47 : 53，平均 AUC 之比为 41 : 49。平均终末消除半衰期左旋氨氯地平为 49.6 小时，右旋氨氯地平为 34.9 小时。其余参见氨氯地平。

【用法用量】口服，一日 1 次，起始剂量为 2.5mg，根据患者的反应剂量最大可增至 5mg。

【不良反应】头痛、水肿、疲劳、失眠、恶心、腹痛、面红、心悸和头晕、瘙痒、皮疹、呼吸困难、无力、肌肉痉挛和消化不良等。极少有心肌梗死和胸痛。

【药物相互作用】合用下列药物是安全的：噻嗪类利尿药、β 受体阻断药、血管紧张素转化酶抑制剂、长效硝酸酯类药物、舌下用硝酸甘油、非甾体抗炎药、抗生素和口服降血糖药。不改变地高辛的血药浓度或肾清除率；西咪替丁不改变本品的药代动力学。本品对地高辛、苯妥英钠、华法林或吲哚美辛的血浆蛋白结合率无影响。不影响华法林对凝血酶原时间的改变。

● 药师特别提示 ●

同苯磺酸氨氯地平片。

■ 硝苯地平片（Nifedipine Tablets）

【其他名称】心痛定、尼非地平、硝苯吡啶、硝苯啶、硝基啶、拜心通、拜新同、伲福达、艾克迪平、爱地平、尔康必同、非地平、海得、久保卡迪、克力坦、乐欣平、立克宁、利心平、弥心平、钠欣同、圣通平、天海力、欣乐平、欣然、易心通、益心平、源浮。

【药理作用】本品为二氢吡啶类钙拮抗剂。舒张正常供血区和缺血区的冠状动脉,拮抗冠状动脉痉挛,增加心肌氧的递送,解除和预防冠状动脉痉挛。抑制心肌收缩,降低心肌代谢,减少心肌耗氧量。舒张外周阻力血管,降低外周阻力,降低收缩血压和舒张血压,减轻心脏后负荷。没有延缓房室传导、延长窦房结恢复时间和减慢窦房结率的作用。

【适应证】心绞痛,包括变异型心绞痛、不稳定型心绞痛、慢性稳定型心绞痛;高血压。

【禁忌】对硝苯地平过敏者禁用。

【药代动力学】口服吸收迅速完全。吞服、嚼碎服或舌下含服,相对生物利用度基本无差异。血浆蛋白结合率为 90%。口服 15 分钟起效,1~2 小时作用达高峰,作用持续 4~8 小时;舌下给药 2~3 分钟起效,20 分钟达高峰。$t_{1/2}$ 呈双相,$t_{1/2\alpha}$ 为 2.5~3 小时,$t_{1/2\beta}$ 为 5 小时。在肝脏内转换为无活性的代谢产物,约 80% 经肾排泄,20% 随粪便排出。肝、肾功能不全者代谢和排泄速率降低。

【用法用量】

1. 从小剂量开始口服,起始剂量为 10mg/ 次,一日 3 次口服;常用维持量为 10~20mg/ 次,一日 3 次。部分有明显冠状动脉痉挛的患者可用至 20~30mg/ 次,一日 3~4 次。最大剂量不宜超过 120mg/d。病情紧急可嚼服或舌下含服 10mg/ 次,根据患者的反应决定再次给药。

2. 通常调整剂量需 7~14 天,剂量调整期可缩短。根据患者对药物的反应、发作的频率和舌下含化硝酸甘油的剂量,可在 3 天内将用量从 10~20mg 调至 30mg/ 次,一日

3 次。严格监测下的住院患者,可根据心绞痛或缺血性心律失常的控制情况,隔 4~6 小时增加 1 次,每次 10mg。

【不良反应】

1. 常见 外周性水肿,与剂量相关;头晕、头痛;恶心;乏力和面部潮红;一过性低血压,多不需要停药。个别患者发生心绞痛;心悸;鼻塞;胸闷、气短;便秘、腹泻;胃肠痉挛;腹胀;骨骼肌发炎;关节僵硬;肌肉痉挛;精神紧张;颤抖;神经过敏;睡眠紊乱;视力模糊;平衡失调等。

2. 少见 贫血;白细胞减少;血小板减少;紫癜;过敏性肝炎;齿龈增生;抑郁;偏执;血药浓度峰值时瞬间失明;红斑性肢痛;抗核抗体阳性关节炎等。

3. 可能产生的严重不良反应 心肌梗死和充血性心力衰竭;肺水肿;心律失常和传导阻滞。

【药物相互作用】

1. 合用硝酸酯类控制心绞痛发作有较好的耐受性。

2. 合用 β 受体阻断药时绝大多数患者有较好的耐受性和疗效,但个别患者可能诱发和加重低血压、心力衰竭和心绞痛。

3. 本品可能增加地高辛的血药浓度,在初次使用、调整剂量或停用本品时应监测地高辛的血药浓度。

4. 蛋白结合率高的药物如双香豆素类、苯妥英钠、奎尼丁、奎宁、华法林等与本品同用时,这些药物的游离浓度常发生改变。

5. 西咪替丁与本品同用时本品的血浆峰浓度增加,注意调整剂量。

● 药师特别提示 ●

1. 老年人的半衰期延长,应注意调整剂量。

2. 硝苯地平可分泌入乳汁中,哺乳期妇女应停药或停止哺乳。孕妇无详尽的临床研究资料。

3. 剂量调整期或加量时个别患者出现严重的低血压症状,特别是合用 β 受体阻断药时,需监测血压。

4. 芬太尼麻醉接受冠状动脉旁路血管移植术(或者其他手术)的患者,单独服用硝苯地平或与 β 受体阻断药合用可导致严重的低血压,如条件许可应至少停药 36 小时。

5. 极少数患者特别是严重冠状动脉狭窄的患者,服药或加量期间降压后出现反射性交感神经兴奋而心率加快,心绞痛或心肌梗死的发生率增加。

6. 10% 的患者发生轻、中度外周性水肿,与动脉扩张有关,可用利尿药治疗。对于伴充血性心力衰竭的患者,需分辨水肿是否由于左室功能进一步恶化所致。

7. 少数接受 β 受体阻断药的患者开始服用硝苯地平后可发生心力衰竭,严重主动脉狭窄的患者危险性更大。

8. 应用本品时偶可有碱性磷酸酶、肌酸磷酸激酶、乳酸脱氢酶、天冬氨酸氨基转移酶和丙氨酸氨基转移酶升高,一般无临床症状,但曾有报道胆汁淤积和黄疸;血小板聚集度降低,出血时间延长;直接 Coombs 试验阳性伴 / 不伴溶血性贫血。

9. 肝肾功能不全、正在服用 β 受体阻断药者应慎用，宜从小剂量开始。慢性肾衰竭患者应用本品时偶有可逆性血尿素氮和肌酐升高，与硝苯地平的关系不够明确。

10. 长期给药不宜骤停，以避免发生停药综合征而出现反跳现象。

11. 药物过量导致临床上出现低血压的患者，及时给予心血管支持治疗，包括心肺监测、抬高下肢、注意循环血容量和尿量。若无禁忌，可用血管收缩药(去甲肾上腺素)恢复血管张力和血压。肝功能损害的患者药物清除时间延长。血液透析不能清除硝苯地平。

■ **硝苯地平控释片**（Nifedipine Controlled-Release Tablets）

【其他名称】拜新同。

【药理作用】同硝苯地平片。

【适应证】高血压、冠心病、慢性稳定型心绞痛(劳累性心绞痛)。

【禁忌】禁用于已知对硝苯地平过敏者、心源性休克患者、孕妇和哺乳期妇女。

【药代动力学】本品在 24 小时内近似恒速释放硝苯地平，通过膜调控的推拉渗透泵原理，使药物以零级速率释放。它不受胃肠道蠕动和 pH 的影响。服药后，药片中的非活性成分完整地通过胃肠道，并以不溶的外壳随粪便排出。

吸收

硝苯地平口服给药后几乎完全吸收。由于首过效应,即释型硝苯地平胶囊口服给药后的生物利用度为45%~56%。稳态时硝苯地平控释片的生物利用度相当于硝苯地平胶囊的68%~86%。进食时服药轻微影响药物的早期吸收率,但不影响生物利用度的范围。硝苯地平控释片给药后血浆药物浓度按控制速率升高,首次给药后6-12小时达到高值稳定水平。多剂量给药后相对恒定的血药浓度得到维持,给药期间24小时内血药浓度的峰谷波动很小(0.9-1.2)。

分布

硝苯地平与血浆蛋白(白蛋白)的结合率大约是95%。

生物转化

口服给药后,硝苯地平主要通过氧化作用在肠壁和肝脏代谢。其代谢物无药物活性。硝苯地平绝大多数以代谢物形式经肾脏排泄,另有大约5%~15%经由胆汁排泄到粪便中。尿中仅有微量原形药物(0.1%以下)。

消除

常规剂型硝苯地平(硝苯地平胶囊)的终末消除半衰期为1.7~3.4小时。因为控释片释药和吸收过程中血浆药物浓度呈平台样,所以硝苯地平控释片给药后的终末消除半衰期这一药代动力学参数没有实际意义。硝苯地平控释片末次给药后,血浆药物浓度逐渐降低,消除半衰期与常规剂型相同。与健康志愿者比较,肾功能低下患者服药后药物消除无明显改变。肝功能低下患者服药后总清除率降低,所以严重肝功能损害患者用药时可能需要减少给药剂量。

【用法用量】口服,一日 1 次,整片吞服,剂量应个体化。成人 30~60mg,初始剂量为为每日 30mg。服药时间不受就餐时间的限制。

【不良反应】虚弱(疲劳),水肿,头晕、头痛,心悸,血管扩张(面红、热感),便秘,腹痛,胸痛,腿痛,疼痛不适,低血压,晕厥,心动过速,腹泻,口干,消化不良,失眠紧张,感觉异常,嗜睡等。

【药物相互作用】同硝苯地平。

不存在相互作用的药物有阿义马林、贝那普利、异喹胍、多沙唑嗪、伊贝沙坦、奥美拉唑、奥利司他、泮托拉唑、雷尼替丁、罗格列酮、他林洛尔、氨苯蝶啶、氢氯噻嗪、坎地沙坦、阿司匹林 100mg。

与利福平合用时,硝苯地平达不到有效的血药浓度。

● 药师特别提示 ●

同硝苯地平。

■ 硝苯地平缓释片(Nifedipine Sustained-Release Tablets)

【其他名称】纳欣同。

【药理作用】同硝苯地平。

【适应证】高血压(单独或与其他降压药合用);心绞

痛,尤其是变异型心绞痛。

【禁忌】对硝苯地平过敏者禁用。

【药代动力学】口服后约 6 小时达平台,可持续 24 小时。禁食情况下缓释制剂可减少血药浓度的波动。口服 90mg,其平均血药浓度为 115ng/ml。高脂餐时血药浓度可提高 60%,达峰浓度时间延长,*AUC* 无明显变化。与普通制剂相比缓释制剂的相对生物利用度为 86%。在 30~180mg 剂量范围内,血药浓度与剂量成正比。药物在肝脏内转换为无活性的代谢产物,60%~80% 经肾排泄,20% 随粪便排出。消除半衰期约 2 小时。血浆蛋白率为 92%~98%。肝、肾功能不全患者消除半衰期延长,生物利用度提高。

【用法用量】空腹整粒吞服,不得嚼碎或掰开服用。从小剂量开始服用,初始剂量为 20mg/ 次,最大剂量为 60mg/ 次,一日 1 次。日服最大剂量不超过 120mg。

【不良反应】参见硝苯地平。

【药物相互作用】同硝苯地平。

• 药师特别提示 •

同硝苯地平。

■ **非洛地平片**(Felodipine Tablets)

【药理作用】本品为选择性钙离子拮抗药。主要抑制小动脉平滑肌细胞外钙的内流,选择性扩张小动脉,对静脉无此作用,不引起直立性低血压;对心肌亦无明显的抑制作用。在降低肾血管阻力的同时,不影响肾小球滤过率和肌酐廓清率,肾血流量无变化甚至稍有增加,有促尿钠排泄和利尿作用。可增加心排血量和心脏指数,显著降低后负荷,而对心脏收缩功能、前负荷及心率无明显影响。

【适应证】用于轻、中度原发性高血压的治疗。

【禁忌】孕妇及对本品过敏者禁用。

【药代动力学】10 名健康成年人口服本品 10mg 后,达峰时间为(2.01 ± 0.63)小时,峰浓度为(4.78 ± 0.89)ng/ml,消除相半衰期为(16.09 ± 6.07)小时。主要由肝脏代谢、消除,约 70% 以代谢产物的形式从尿排出,10% 左右的药物由粪便排出。老年人半衰期长约 36 小时。

【用法用量】口服,起始剂量为 2.5mg,一日 2 次。

【不良反应】面色潮红、头痛、头晕、心悸和疲劳,大部分具有剂量依赖性,在剂量增加后的短时间内暂时出现,随着应用时间延长而消失。可引起与剂量有关的踝肿、牙龈或牙周炎,患者用药后可能会引起轻微的牙龈肿大,也可见皮疹、瘙痒等。

【药物相互作用】酶诱导药(如苯妥英、卡马西平、巴比妥)能引起非洛地平血药浓度的降低。酶抑制药(西咪替丁)可引起非洛地平血药浓度的升高。非洛地平不影响其他血浆蛋白结合药物(如华法林)的结合程度。

> ● 药师特别提示 ●
>
> 1. 极少数患者中可能会引起显著的低血压伴心动过速,对易感个体可能会引起心肌缺氧。
>
> 2. 药物过量可引起外周血管过度扩张,伴有显

著的低血压,有时还可能出现心动过缓。如出现严重的低血压应给予对症处理,如患者平卧、抬高下肢。伴有心动过缓时,应静脉滴注阿托品 0.5~1.0mg。如效果不明显,应输注葡萄糖氯化钠注射液和右旋糖酐扩充血容量。在上述措施仍不见效时,可给予以 α_1 肾上腺素受体作用为主的拟交感胺类药。

■ **非洛地平缓释片**(Felodipine Sustained-Release Tablets)

【**药理作用**】同非洛地平片。

【**适应证**】高血压、缺血性心脏病和心力衰竭。

【**禁忌**】对非洛地平过敏者、严重的低血压者、主动脉狭窄者禁用。

【**药代动力学**】本品口服吸收完全并经历广泛的首过代谢,生物利用度约 20%。服药后 2.5~5 小时血药浓度达峰值。血药浓度峰值和药 - 时曲线下面积(AUC)在 20mg 范围内随剂量呈线性增加。血浆蛋白结合率 >99%。年轻健康受试者口服 10mg,平均峰谷稳态血药浓度分别为 7 和 2nmol/L。高血压患者(平均年龄 64 岁)口服 20mg 后的平均峰谷稳态血药浓度分别为 23 和 7nmol/L。半数有效浓度为 4~6nmol/L。不同患者口服 5~10mg 或 20mg,均可期望达到 24 小时降压效应。年轻健康受试者的血浆清除率约 0.8L/min,表观分布容积约 10L/kg。血药浓度随年龄增加,老年高血压患者的平均清除率仅为年轻人的

45%,稳态时年轻患者的 AUC 只为老年人的 39%。生物利用度受饮食影响,当给予高脂餐或碳水化合物饮食时,C_{max} 增加 60%,AUC 未见改变。少量清淡饮食不影响药动学特征。饮用葡萄柚汁生物利用度大约增加 2 倍。高血压患者服用本品后,稳态时的平均血药浓度峰值比单剂量给药高 20%。降压作用与非洛地平的血药浓度相关。肝功能不全患者的清除率为正常年轻受试者的 60%。肾功能不全不改变血药浓度曲线。

【用法用量】早晨口服,剂量应个体化。药片不能掰、压或嚼碎。

1. 治疗高血压　最初剂量为一次 5mg,一日 1 次;根据患者的反应进行剂量调整,调整一般不少于 2 周,剂量范围为每日 2.5~10mg。

2. 治疗心绞痛　建议以 5mg,一日 1 次为开始治疗剂量;常用维持剂量为 5 或 10mg,一日 1 次。

【不良反应】同非洛地平片。

【药物相互作用】同非洛地平片。

1. 与 β 受体阻断药合用时耐受性良好,但有报道与美托洛尔合用时可使美托洛尔的 AUC 和 C_{max} 分别增加 31% 和 38%。

2. 其他药物如吲哚美辛或螺内酯与本品无明显的相互作用。

━━●　药师特别提示　●━━

1. 本品可引发严重的低血压和晕厥,产生反射性心动过速,在敏感人群中可能引发心绞痛,低血压患者慎用。

2. 本品慎用于心力衰竭和心功能不全患者,须注意本品的负性肌力作用,特别是在与 β 受体阻断药合用时。

3. 本品慎用于孕妇、哺乳期妇女和儿童。老年人(65 岁以上)或肝功能不全患者宜从低剂量(一次 2.5mg,一日 1 次)开始治疗,并在调整剂量的过程中密切监测血压。

4. 临床试验表明,剂量超过每日 10mg 可增加降压作用,但同时增加周围性水肿和其他血管扩张不良事件的发生率。肾功能不全患者一般不需要调整建议剂量。

5. 空腹口服或食用少量清淡饮食,保持良好的口腔卫生可减少牙龈增生的发生率和严重性。

■ **盐酸尼卡地平片(Nicardipine Hydrochloride Tablets)**

【**药理作用**】参见非洛地平片。此外还有增加慢性稳定型心绞痛患者的运动耐受量,减少心绞痛发作频率的作用。降低人体外周血管阻力,血压下降,降低轻、中度高血压患者的收缩压与舒张压,不改变血压的昼夜节律变化。此作用在高血压患者大于正常血压者,降压时有反射性心率加快和心肌收缩性增强。阻滞慢钙通道而不影响快钠通道。

【适应证】原发性高血压;脑血管疾病如脑动脉硬化症、脑血栓形成及脑出血后遗症;冠心病及各种类型的心绞痛。

【禁忌】过敏反应者、重度主动脉狭窄的患者、颅内出血尚未完全止血的患者、脑卒中急性期颅内压增高的患者禁用。

【药代动力学】口服吸收完全,血药浓度峰值出现于服药后的 0.5~2 小时,餐后服用血药浓度降低。由于饱和肝脏首过代谢,呈非线性动力学特征。一日 3 次口服 20、30 和 40mg,稳态时的达峰浓度分别为 36、88 和 133ng/ml,个体差异较大。每日给药 3 次,2~3 天后血药浓度达稳态,稳态时的血药浓度比单剂量给药时高 2 倍,平均消除半衰期为 8.6 小时。口服 30mg 稳态时的生物利用度为 35%。血浆蛋白结合率 >95%。肝脏广泛代谢,60% 从尿中排出,35% 从粪便排出,尿中的原形药物 <1%。给药后 48 小时内回收的药物总量为 90%。不诱导肝微粒体代谢酶。严重肝功能失调患者的药物浓度高于正常受试者,半衰期明显延长。肾功能不全患者(基线血肌酐浓度为 1.2~5.5mg/dl)的血药浓度高于健康受试者。口服 30mg(一日 3 次)本品达稳态时,肾功能不全患者的 C_{max} 和 AUC 比健康受试者高 2 倍。

【用法用量】口服,起始剂量为 20mg/ 次,一日 3 次;可随反应调整剂量至 40mg/ 次,一日 3 次。增加剂量前至少连续给药 3 日以上,以保证达到稳态血药浓度。高血压可与利尿药、β 受体阻断药等抗高血压药物合用。心绞痛可与硝酸酯类、β受体阻断药等抗心绞痛药合用。

【不良反应】较常见者有足踝部水肿、头晕、头痛、面部潮红等。有时出现丙氨酸氨基转移酶(ALT)、天冬氨酸氨基转移酶(AST)升高。较少见者有心悸、心动过速、心绞痛加重。

【药物相互作用】参见非洛地平片。并有以下相互作用:与地高辛合用未见到地高辛的血药浓度升高,但须测定地高辛的血药浓度;与环孢素合用时环孢素的血药浓度升高,须密切监测环孢素的血药浓度并相应减少环孢素的剂量;治疗浓度的呋塞米、普萘洛尔、双嘧达莫、华法林、奎尼丁、萘普生加于人体外血浆中不改变本品的蛋白结合率。

● 药师特别提示 ●

1. 肝肾功能障碍、低血压、青光眼、孕妇、哺乳期妇女、儿童慎用本品。肝功能不全的患者宜从低剂量(一次 20mg,一日 2 次)开始治疗。

2. 充血性心力衰竭患者慎用,特别是在与受体阻断药合用时。急性脑梗死和脑缺血患者慎用,以防发生低血压。用药后注意患者的反应,尤其对于降压后心率加快者。

3. 在治疗早期决定合适剂量的过程中,应仔细监测血压,注意避免发生低血压。最大降压作用是在血药峰浓度时,故宜在给药后的 1~2 小时测血压;为了解降压是否满意,则宜在血药谷浓度(给药后的 8 小时)测血压。

■ **盐酸尼卡地平缓释片**（Nicardipine Hydrochloride Sustained Release Tablets）

【其他名称】贝立宁、卡尼亚。

【药理作用】本品为钙拮抗剂、血管扩张药。抑制心肌与血管平滑肌的跨膜钙离子内流而不改变血钙浓度，对血管选择性较强。降低人体周围血管阻力，此作用在高血压患者大于正常血压者，降压时有反射性心率加快。使心脏射血分数及心排血量增多而左室舒张末压改变不多，冠状动脉血流量增加。

【适应证】同盐酸尼卡地平片。

【禁忌】同盐酸尼卡地平片。

【药代动力学】口服吸收完全，餐后服本品血药浓度降低。本品的蛋白结合率高(>95%)。$t_{1/2\beta}$平均为8.6小时。在肝内代谢。本品60%从尿中排出，35%从粪便排出。

【用法用量】口服，成人10mg/d。

【不良反应】同盐酸尼卡地平片。

【药物相互作用】同盐酸尼卡地平片。

● 药师特别提示 ●

1. 服用本品期间须定期测量血压、心电图检查，尤其在治疗早期决定合适的剂量过程中，注意避免发生低血压。用药后注意患者的反应，尤其在降压后心率加快者。

2. 肝肾功能不全者、有卒中史者应慎用。

3. 本品也曾用于充血性心力衰竭，初步结果见后负荷减低而不影响心肌收缩力,但须注意本品的负性肌力作用。

4. 本品可能减低脑血管阻力,增加肾小球滤过率。

5. 孕妇及儿童慎用。本药能排入乳汁中,故哺乳期妇女最好不用。

■ **盐酸尼卡地平注射液**(Nicardipine Hydrochloride Injection)

【其他名称】佩尔。

【药理作用】同盐酸尼卡地平片。

【适应证】手术时异常高血压的急救处置、高血压急症。

【禁忌】同尼卡地平片。

【药代动力学】健康男性成年人按 0.01~0.02mg/kg 盐酸尼卡地平静脉给予后,消除半衰期为 50~63 分钟,血浆蛋白结合率为 90% 左右。

【用法用量】本品用生理盐水或 5% 葡萄糖注射液稀释后,以盐酸尼卡地平计 0.01%~0.02% 的溶液进行静脉滴注。手术时异常高血压的急救处置:开始以 1 分钟 2~10μg/kg 的滴注速度给予,血压降到目标值后,监测血压调节滴注速度;如有必要迅速降低血压时,则将本品以盐酸尼卡地平计 10~30μg/kg 的剂量进行静脉给予。高血压急症:以 1 分钟 0.5~6μg/kg 的滴注速度给予,从 1 分钟 0.5μg/kg 开始,将血压降到目标值后,边监测血压边调节滴注速度。

【不良反应】心动过速、心慌、面赤、全身不适感、心电图变化；肝功能障碍（AST、ALT 等上升），BUN、肌酐上升；恶心；血氧过少、头痛、体温上升、尿量减少、血液总胆固醇下降等。

【药物相互作用】加剧降压药的效果；充血性心力衰竭患者合用 β 受体阻断药有时会呈阴性变力作用；使地高辛、环孢素、苯妥英钠的血药浓度升高；与 β 受体阻断药合用时，进行芬太尼麻醉有时会出现低血压；西咪替丁会使本品的血药浓度上升；合用硝酸甘油出现过房室传导阻滞的报道。

═══ ● 药师特别提示 ● ═══

1. 本品的作用因人而异，应在充分监测血压、心率等的情形下慎重用药。

2. 药物过量引起明显的低血压时应终止给药；若需迅速恢复血压，应给予肾上腺素。

3. 高血压急症给予本品控制后，仍然继续进行降压治疗，且有可能时应改为口服。

4. 高血压急症停止使用应逐渐减量，停药后仍应观察血压；改为口服给药时也应注意血压再次上升。

5. 长期使用本品若注射部位出现疼痛或发红时，应改变注射部位。

6. 肝、肾功能障碍的患者或主动脉瓣狭窄症进展的患者慎用。

7. 本品对光不稳定，使用时应避免阳光直射。

■ **盐酸贝尼地平片**（Benidipine Hydrochloride Tablets）

【其他名称】可力洛、元治。

【药理作用】本品为二氢吡啶类钙拮抗剂。与细胞膜电位依赖性钙通道的 DHP 结合部位相结合，抑制钙离子内流，扩张冠状动脉和外周血管。细胞膜的分布较多，进入细胞内与 DHP 结合部位相结合，结合性强且解离速度非常缓慢，显示持续的药理作用，与血药浓度无相关性。

【适应证】适用于原发性高血压。

【禁忌】心源性休克患者、孕妇或有可能妊娠的妇女、哺乳期妇女禁用。

【药代动力学】口服后吸收较快，健康成人给药后约 1 小时血药浓度达峰值，半衰期为 1~2 小时。通过脱去 3 位侧链的苄基（*N*- 脱烷化）、水解 3 位的 1- 苄基 -3- 哌啶酯及 5 位的甲酯、氧化二氢吡啶环、氧化 2 位甲基代谢。西欧健康成年男子单次口服 8mg 时，48 小时内尿中排泄量约 35%，粪中排泄约 36%；给药后 120 小时内尿中排泄 36%，粪中排泄约 59%。

【用法用量】每日 1 次，早饭后口服。成人通常每次 1~2 片（2~4mg），可增至每次 4 片（8mg）；重症原发性高血压患者每次 2~4 片（4~8mg）。

【不良反应】AST、ALT、γ-GTP、AI-P、胆红素、LDH 升高等肝功能损害的表现；BUN、肌酐升高；白细胞数减少、嗜酸性粒细胞增加；心悸、颜面潮红、潮热、血压降低；头痛、头重、眩晕、步态不稳、直立性低血压；便秘、腹泻、呕吐；皮疹、光敏；水肿等。

【药物相互作用】合用其他降压药降压作用增强。抑制肾小管的地高辛分泌,使血中的地高辛浓度上升。和抑制肝微粒体酶的药物或食物(如西咪替丁、柚子汁)合用,本品的血药浓度升高,可能使血压过度降低。与诱导肝脏代谢酶的药物(如利福平)合用,可使其血药浓度降低,降压作用减弱。

● 药师特别提示 ●

1. 高空作业者有时会出现降压作用引起的眩晕等,因此从事高空作业、驾驶汽车等具有危险性的机械操作时应予以注意。

2. 药物过量有可能引起血压过度降低。若出现严重的血压降低,应抬高下肢、进行输液或给升压药等适当处置。采取透析除去的方法无效。

■ 尼群地平(Nitrendipine)

【其他名称】舒麦特。

【药理作用】本品为二氢吡啶类钙通道阻滞药。抑制血管平滑肌和心肌的跨膜钙离子内流,血管选择性较强。能引起冠状动脉、肾小动脉等全身血管的扩张,产生降压作用。

【适应证】高血压。

【禁忌】过敏反应和严重的主动脉瓣狭窄者禁用。

【药代动力学】口服吸收良好,存在明显的首过效应。蛋白结合率为98%。$t_{1/2}$ 为 10~22 小时。口服后约 1.5 小时血药浓度达峰值。30 分钟收缩压开始下降,60 分钟后舒张压开始下降,降压作用在 1~2 小时最大,持续 6~8 小时。肝内广泛代谢,代谢产物 70% 经肾排泄,8% 随粪便排出。肝病患者的血药浓度和消除半衰期增加。

【用法用量】口服,成人常用量为开始一次 10mg,每日 1 次;以后可随反应调整为每次 20mg,每日 2 次。

【不良反应】头痛、脸红、头晕、恶心、低血压、脚肿、心绞痛发作。在降压时可有反射性心动过速,诱发心绞痛。多数不良反应轻微,不影响治疗。

【药物相互作用】与其他作用于心血管的钙离子拮抗剂联合应用时可增加其他钙离子拮抗剂的效用。合用西咪替丁增加本品的血药浓度。合用 β 受体阻断药绝大多数可加强降压作用,减轻本品降压后的心动过速;个别患者有可能诱发和加重体循环低血压、心力衰竭和心绞痛。可增加合用的地高辛血药浓度,应监测地高辛的血药浓度。

● 药师特别提示 ●

1. 老年人宜适当减少剂量。肝功能损害者慎用该药,应从小剂量开始服用。

2. 由药物过量导致临床上出现显著的低血压反应的患者,应及时在心肺监测的同时给予积极的心血管支持治疗。肝功能不全的患者药物清除率下降。

■ 拉西地平片(Lacidipine Tables)

【其他名称】司乐平。

【药理作用】本品为二氢吡啶类钙离子拮抗剂。高度选择性地作用于平滑肌的钙通道,主要扩张周围动脉,减少外周阻力,降压作用强而持久。对心脏传导系统和心肌收缩功能无明显影响。并可改善受损肥厚左室的舒张功能,及抗动脉粥样硬化作用。可使肾血流量增加而不影响肾小球滤过率,可产生一过性但不明显的利尿和促尿钠排泄作用。脂溶性高,在脂质部分沉积并在清除阶段不断释放。

【适应证】高血压的治疗药物,可单独应用或与其他降血压药物合用,如与 β 受体阻断药和利尿药合用。

【禁忌】对本品成分过敏者禁用。

【药代动力学】口服吸收迅速,肝脏广泛首过代谢,生物利用度为 2%~9%。蛋白结合率为 95%,主要是白蛋白及 α_1- 糖蛋白。肝脏代谢,主要通过胆道从粪便排出,主要为代谢物。代谢谷峰比 >60%。血浆清除率为 1.1L/kg。稳态时终末 $t_{1/2}$ 为 12~15 小时。

【用法用量】口服,成人每日 1 次,在早晨服用较好,饭前、饭后均可。起始剂量为 4mg,3~4 周可增加至 6~8mg。肝病患者初始剂量为 2mg。

【不良反应】头痛、皮肤潮红、水肿、眩晕和心悸。少见无力、皮疹、胃纳不佳、恶心、多尿。极少数有胸痛和齿龈增生。

【药物相互作用】与 β 受体阻断药、利尿药合用,降压作用可加强。西咪替丁可使本品的血药浓度增高。与地高辛合用,地高辛的峰值水平可增加 17%,对 24 小时平均地高辛水平无影响。合用普萘洛尔,可轻度增加两者的药 - 时曲线下面积(AUC)。与华法林、甲苯磺丁脲、双氯芬酸、环孢素、安替比林等无特殊交叉反应。

● 药师特别提示 ●

1. 肝功能不全者需减量或慎用，肾病患者无需调整剂量。

2. 一般不明显影响实验室检查或血液学，但曾有1例可逆性碱性磷酸酯酶增加的报告。

3. 本品不影响传导系统和心肌收缩，但理论上钙拮抗药影响窦房结活动及心肌储备，应予注意。窦房结活动不正常者尤应关注，心脏储备较弱患者亦应谨慎。

■ 乐卡地平（Lercanidipine）

【其他名称】再宁平。

【药理作用】本品为新一代二氢吡啶类钙通道阻滞药。可逆地阻滞血管平滑肌细胞膜 L 型钙通道的 Ca^{2+} 内流，扩张外周血管而降低血压。还具有抗动脉粥样硬化和保护终末器官的作用。治疗剂量时不干扰高血压患者的正常心脏兴奋性和传导性。动物实验表明，本药对肾脏亦有保护作用。体内外试验表明，本药的血管选择性强于氨氯地平、非洛地平、尼群地平及拉西地平；而选择性血管扩张作用所致的负性肌力作用较硝苯地平、尼群地平和非洛地平弱。

【适应证】轻、中度原发性高血压及老年收缩期高血压。

【禁忌】对本品过敏者、左室流出道梗阻、未治疗的充血性心力衰竭、不稳定型心绞痛、重度肝肾功能损害、心肌梗死患者 1 个月内禁用。

【药代动力学】口服吸收良好。因亲脂性较高,故起效时间较慢而作用持续时间较长。一般在服药后 1.5~3 小时达血药浓度峰值(3.3 ± 2.09)ng/ml,迅速而广泛地分布于组织与器官中,血浆蛋白结合率约 98%。在肝脏代谢转化成非活性产物,其中约 50% 随尿液排出,其余随粪便排泄。血浆半衰期为 2~5 小时,治疗作用可维持 24 小时。重复给药未见蓄积。

【用法用量】口服,一日 1 次,初始剂量为一次 10mg,常用剂量为一次 10~20mg,最大剂量为一次 30mg。

【不良反应】耐受性良好,不良反应与硝苯地平相似,多为轻、中度,与其扩血管作用有关,如面部潮红、踝部水肿、心悸、心动过速、头痛、眩晕;偶见胃肠道反应、皮疹、疲劳、嗜睡、肌痛;偶可出现低血压。

【药物相互作用】与 β 受体阻断药有协同作用。同时服用地高辛或西咪替丁需注意观察。应慎与酮康唑、伊曲康唑、红霉素、氟西汀、利福平、特非那定、阿司咪唑、环孢素、胺碘酮、奎尼丁以及某些苯二氮䓬类如地西泮和咪达唑仑、普萘洛尔和美托洛尔同时服用。同时服用抗惊厥药如苯妥英或卡马西平需要谨慎。

● 药师特别提示 ●

1. 轻至中度肝、肾功能不全者需要适当调整剂量。

2. 孕妇、哺乳期妇女及儿童不宜服用。

3. 行透析治疗、心脏病或需安装起搏器者慎用。

■ **西尼地平片（Cilnidipine Tablets）**

【药理作用】本品为亲脂性的二氢吡啶类钙拮抗剂。能与血管平滑肌细胞膜上 L 型钙通道的二氢吡啶位点结合，抑制 Ca^{2+} 通过 L 型钙通道的跨膜内流，从而松弛、扩张血管平滑肌，起到降压作用。它还可通过抑制 Ca^{2+} 通过交感神经细胞膜上 N 型钙通道的跨膜内流而抑制交感神经末梢去甲肾上腺素的释放和交感神经活动。

【适应证】高血压。

【禁忌】对本品中的任何成分过敏的患者禁用。

【药代动力】健康成年男子单次口服西尼地平,剂量分别为 5mg、10mg 和 20mg,此时血药峰浓度 Cmax（单位: ng/ml）分别为 4.7、5.4 和 15.7,$AUC0\sim24$（ng.h/ml）分别为 23.7,27.5 和 60.1,呈剂量依赖性增加趋势。健康成年男子口服本品 10mg,每日 1 次,连服 7 日,药代动力学指标为:给药第 1 日、第 4 日、第 7 日的 Cmax（单位:ng/ml）分别为 9.5 ± 1.6,13.5 ± 5,16.5 ± 7.9,Tmax（单位:小时）分别为 2.8 ± 1,3.7 ± 0.8,3 ± 1.3,半衰期 T1/2（α）（单位:小时）分别为 $1 \pm 0.2 \sim 1.1 \pm 0.6$,T1/2（β）（单位: 小 时）$5.2 \pm 2 \sim 8.1 \pm 2.7$,$AUC0\sim\infty$（ng.h/ml）分别为 59.1 ± 12.7,108.1 ± 29,95.5 ± 34.5。用药第 4 天后,血药浓度开始稳定,未发现药物蓄积情况。高血压患者单次口服 10mg 本品后的血药浓度变化,肾功能正常和肾功能异常患者（血 Cr:1.5~3.1mg/dl）之间没有显著差异,给肾功能低下的患者每日 1 次服用本品 10mg,连续用药 7 日,其血药浓度的变化不会因多次服药而受影响。在健康成年人,本品主要在肝脏经 CYP3A4 和 CYP2C19 代谢,代谢途径为甲氧乙基的脱甲氧化、肉桂酯的加水分解以及二氢吡啶的氧化。健康成年男子每日 2 次服用本品 10mg,连服 7 天,尿中未检测出药物原形,代谢物占总服药量的 5.2%,体外实验发现人体血清蛋白结合率为 99.3%。

【用法用量】每天 1 次,早饭后服用。成人初始剂量为每次 5mg(1 片),最大可增至每次 10mg(2 片)。

【不良反应】尿频,尿酸、肌酸、尿素氮上升,尿蛋白尿沉渣阳性;头痛、头晕、肩部肌肉僵硬、犯困、失眠、手颤动、健忘;面色潮红、心悸、燥热、心电图异常、低血压、胸痛、畏寒、期外收缩、性功能障碍;肝功能异常、呕吐、腹痛、口渴、便秘、腹胀;血液系统异常;过敏;浮肿、疲倦、血清胆固醇上升、血清钾和磷异常;眼部干燥充血;味觉异常;尿糖阳性;空腹时血糖、总蛋白、血清钙和 CRP 异常等。

【药物相互作用】与其他降压药、地高辛、西咪替丁和利福平的相互作用同其他二氢吡啶类钙拮抗剂;与偶氮类抗真菌药(如酮康唑和伊曲康唑)合用时血药浓度会增加;葡萄柚汁导致本品的血药浓度上升。

● 药师特别提示 ●

1. 老年患者使用时应从小剂量开始,并仔细观察药物的治疗反应。

2. 肝功能不全者应慎用。

3. 不推荐儿童应用本品。孕妇禁止使用。本品可通过乳汁分泌,故哺乳期妇女应避免使用或终止哺乳。

■ **盐酸地尔硫䓬片**（Diltiazem Hydrochloride Tablets）

【**其他名称**】合心爽。

【**药理作用**】本品为钙离子通道阻滞药。其作用与心肌与血管平滑肌除极时抑制钙离子内流有关。扩张心外膜和心内膜下的冠状动脉，缓解自发性心绞痛或由麦角新碱诱发冠状动脉痉挛所致的心绞痛；通过减慢心率和降低血压，减少心肌需氧量，增加运动耐量并缓解劳力型心绞痛。松弛血管平滑肌，周围血管阻力下降，血压降低。其降压的幅度与高血压的程度有关，血压正常者仅使血压轻度下降。有负性肌力作用，并可减慢窦房结和房室结的传导。

【**适应证**】冠状动脉痉挛引起的心绞痛和劳力型心绞痛；轻、中度高血压；肥源性心肌病。

【**禁忌**】病态窦房结综合征未安装起搏器者，二或三度房室传导阻滞未安装起搏器者，收缩压低于 12kPa（90mmHg）、心率低于 50 次 / 分者，对本品过敏者，充血性心力衰竭患者禁用。

【**药代动力学**】口服吸收较完全，有较强的首过效应，生物利用度为 40%。体内代谢完全，仅 2%~4% 的原药由尿液排出。血浆蛋白结合率为 70%~80%。单次口服本品 30~120mg，30~60 分钟后可在血浆中测出，2~3 小时血药浓度达峰值。单次或多次给药的血浆清除半衰期为 3.5 小时。最小有效血药浓度为 50~200ng/ml。

【**用法用量**】口服，每次 1~2 片，每日 3~4 次，餐前或睡前服药；剂量增加每日不超过 360mg。

【**不良反应**】常见浮肿、头痛、恶心、眩晕、皮疹、无力。

罕见房室传导阻滞、心动过缓、束支传导阻滞、充血性心力衰竭、心电图异常、低血压、晕厥、心动过速、室性期前收缩、多梦、嗜睡、遗忘、抑郁、步态异常、幻觉、失眠、神经质、感觉异常、性格改变、震颤、畏食、便秘、腹泻、味觉障碍、消化不良、口渴、呕吐、体重增加、肝功检测异常；皮肤瘀点、光敏感；弱视、CPK升高、口干、呼吸困难、鼻出血、易激惹、高血糖、高尿酸血症、阳痿、肌痉挛、多尿、耳鸣、骨关节痛、脱发、多形红斑、锥体外系综合征、齿龈增生、溶血性贫血、紫癜、视网膜病变、血小板减少、剥脱性皮炎等。

【药物相互作用】

1. 与β受体阻断药合用的耐受性良好，但在左心室功能不全及传导功能障碍患者中的资料尚不充分。本品可增加普萘洛尔的生物利用度近50%，因而在开始或停止两药合用时需调整普萘洛尔的剂量。

2. 西咪替丁可明显增加本品的血药浓度峰值及AUC，雷尼替丁仅使本品的血药浓度轻度升高。

3. 有报告本品可使地高辛的血药浓度增加20%，但也有不影响的报告，在开始、调整和停止本品治疗时应监测地高辛的血药浓度。

4. 麻醉药对心肌收缩、传导、自律性都有抑制，并有血管扩张作用，可与本品产生协同作用。

5. 本品可明显增加三唑仑和咪达唑仑的血浆峰浓度并延长消除半衰期。

6. 一些病例本品可使卡马西平的血药浓度增高40%~72%而导致毒性。

7. 对心、肾移植患者,环孢素合用本品时,环孢素的剂量应降低 15%~48%,应监测环孢素的血药浓度,特别是在开始、调整剂量或停止使用本品时。

8. 利福平可明显降低本品的血浆药物浓度及疗效。

━━ ● 药师特别提示 ● ━━━━━━━━━━━━━━━━

1. 本品有负性肌力作用,在心室功能受损的患者单用或与 β 受体阻断药合用的经验有限,应慎用。

2. 长期给药应定期监测肝、肾功能,肝、肾功能受损者慎用。

3. 老年患者的清除半衰期可能延长,应用较低的起始剂量。

4. 皮肤反应多为暂时性的,如果皮肤反应为持续性应停药或就医。

5. 药物过量可导致心动过缓、低血压、心脏传导阻滞和心力衰竭。在通过胃肠道清除本品的同时可给予以下治疗:①心动过缓:给予阿托品 0.6~1mg,如无效可谨慎地使用异丙肾上腺素;②高度房室传导阻滞:治疗同前,如出现持续的高度房室传导阻滞则应用起搏器治疗;③心力衰竭:应用正性肌力药物(异丙肾上腺素、多巴胺、多巴酚丁胺)和利尿药;④低血压:应用升压药(如多巴胺或去甲肾上腺素)。

■ **盐酸地尔硫䓬缓释胶囊**(Diltiazem Hydrochloride Sustained-Release Capsules)

【**其他名称**】合贝爽、艾克朗。

【**药理作用**】同盐酸地尔硫䓬片。

【**适应证**】心绞痛，轻、中度高血压。

【**禁忌**】同盐酸地尔硫䓬片。

【**药代动力学**】本品口服后通过胃肠道吸收较完全（达92%），有较强的首过效应，生物利用度为40%。单剂口服1粒，2~3小时可测到血浆药物浓度，6~11小时达到血浆药物浓度高峰。单剂或多剂口服本品的消除半衰期为5~7小时。本品在体内代谢完全，仅2%~4%的原药由尿液排出。血浆蛋白结合率为70%~80%。有效血药浓度为50~200ng/ml。

【**用法用量**】口服，起始剂量为60~120mg/次，每日2次，平均剂量范围为240~360mg/d，分次服用，但需在医师的指导下服用。

【**不良反应**】同盐酸地尔硫䓬片。

【**药物相互作用**】同盐酸地尔硫䓬片。

● **药师特别提示** ●

同盐酸地尔硫䓬片。

■ **盐酸地尔硫䓬缓释片**（Diltiazem Hydrochloride Sustained-Release Tablets）

【**其他名称**】恬尔新。

【**药理作用**】同盐酸地尔硫䓬片。

【**适应证**】心绞痛，轻、中度高血压。

【**禁忌**】同盐酸地尔硫䓬片。

【**药代动力学**】本品口服后通过胃肠道吸收较完全（达92%）。单剂口服本品120mg后，2~3小时可测到血浆药物浓度,6~11小时达到血浆药物浓度高峰。单剂或多剂口服本品后的表观消除半衰期为5~7小时。当每日剂量由120mg增至240mg,其*AUC*增加2.6倍;当每日剂量由240mg增至360mg,其*AUC*增加1.8倍。仅2%~4%的原药由尿液排出。血浆蛋白结合率为70%~80%。最小有效血药浓度为50~200ng/ml。

【用法用量】口服,起始剂量为60~120mg/次,每日2次(一次2~4片,一日2次),平均剂量范围为240~360mg/d。应整片用水吞服,不能掰开服用。

【不良反应】同盐酸地尔硫䓬片。

【药物相互作用】同盐酸地尔硫䓬片。

● 药师特别提示 ●

同盐酸地尔硫䓬片。

■ 注射用盐酸地尔硫䓬(Diltiazem Hydrochloride for Injection)

【其他名称】合贝爽。

【药理作用】本品通过作用于冠状动脉血管及末梢血管的心管平滑肌及房室结,抑制Ca^{2+}向细胞内流入,而显示血管扩张作用及延长房室结传导时间的作用,从而对高血压、心律不齐、心绞痛有效。

【适应证】室上性心动过速;手术时异常高血压的急救处置;高血压急症;不稳定型心绞痛。

【禁忌】严重的低血压或心源性休克患者,二度和三度房室传导阻滞或病态窦房结综合征[持续窦性心动过缓(心率 <50 次 / 分)、窦性停搏和窦房传导阻滞等],严重的充血性心力衰竭患者,严重的心肌病患者,对于药物中的任一成分过敏者,孕妇或可能妊娠的妇女禁用。静脉给予盐酸地尔硫草和静脉给予 β 受体阻断药应避免在同时或相近的时间内给予(几小时内)。室性心动过速患者、宽 QRS 心动过速者(QRS≥0.12 秒)使用钙通道阻滞药可能会出现血流动力学恶化和室颤。静脉注射地尔硫草前,明确宽 QRS 复合波为室上性或室性是非常重要的。

【药代动力学】单次静脉注射地尔硫草的消除半衰期约为1.9小时。静脉注射、滴注后5~6小时血药浓度达稳态。

【用法用量】静脉注射、滴注,以 5ml 以上的生理盐水或葡萄糖注射液溶解。室上性心动过速:成人通常一次在 3 分钟内缓慢静脉注射 10mg;手术时异常高血压的急救处置:成人通常一次在 1 分钟内缓慢静脉注射 10mg;高血压急症:成人通常以 5~15μg/(kg·min)的速度静脉滴注;不稳定型心绞痛:成人通常以 1~5μg/(kg·min)的速度静脉滴注。

【不良反应】常见心动过缓、低血压、一度或二度房室传导阻滞、房室交界性心律等;严重的不良反应偶见完全房室传导阻滞、严重的心动过缓,有时可导致心跳停止;极少见充血性心力衰竭。其他不良反应有心动过缓、房室传导阻滞、低血压、房室交界性心律、期前收缩、窦性停搏、面部发热、颜面潮红、头痛、恶心,以及 AST、ALT、LDH 升高等;窦房传导阻滞、束支传导阻滞、眩晕、阵发性心动过速、头痛、ALP 升高、尿量减少、血清肌酐和 BUN 升高、皮疹、瘙痒、注射部位局部发红等。

【药物相互作用】参见盐酸地尔硫䓬片，另外还有以下药物相互作用：

1. 洋地黄制剂可能出现心动过缓、房室传导阻滞。

2. 抗心律失常药(盐酸胺碘酮、盐酸美西律等)可能发生心动过缓、房室传导阻滞、窦性停搏等。

3. 盐酸阿普林定可能发生由于两药的血药浓度升高而引起的症状(心动过缓、房室传导阻滞、窦性停搏、震颤、眩晕或轻度头痛等)。

4. 与肌松剂(泮库溴铵、维库溴铵等)合用增强肌松剂的作用。

━━● 药师特别提示 ●━━

1. 长期给药应定期监测肝、肾功能，肝、肾功能受损者应用本品应谨慎。

2. 老年患者的清除半衰期可能延长，应用较低的起始剂量。

■ **盐酸维拉帕米片**(Verapamil Hydrochloride Tablets)

【其他名称】异搏定。

【药理作用】本品为钙离子拮抗剂。通过调节心肌传导细胞、心肌收缩细胞以及动脉血管平滑肌细胞细胞膜上的钙离子内流发挥作用，但不改变血清钙浓度。扩张心脏正常部位和缺血部位的冠状动脉主干和小动脉，拮抗自发的或麦角新碱诱发的冠状动脉痉挛，增加了冠状动脉痉挛患者心肌氧的递送，解除和预防冠状动脉痉挛；减少总外周阻力，降低心肌耗氧量。可用于治疗变异型心绞痛和不稳定型心绞痛。减少钙离子内流,延长房室结的有效不应期,减慢传导,可降低慢性心房颤动和心房扑动患者的心室率;减少阵发性室上性心动过速发作的频率。通过降低体循环的血管阻力产生降低血压作用,一般不引起直立性低血压或反射性心动过速。减轻后负荷,抑制心肌收缩,改善左室舒张功能。在心肌等长或动力性运动中,不改变心室功能正常患者的心脏收缩功能。器质性心脏疾病患者的负性肌力作用可被降低后负荷的作用抵消,心脏指数无下降。但在严重左室功能不全的患者(例如肺楔压 >20mmHg 或射血分数 <30%),或服用 β 受体阻断药或其他心肌抑制药物的患者可能出现心功能恶化。

【适应证】心绞痛、变异型心绞痛、不稳定型心绞痛、慢性稳定型心绞痛;心律失常、与地高辛合用控制慢性心房颤动和(或)心房扑动时心室率、预防阵发性室上性心动过速的反复发作;原发性高血压。

【禁忌】严重的左心室功能不全,低血压(收缩压 <90mmHg)或心源性休克,病态窦房结综合征(已安装并行使功能的心脏起搏器患者除外),二或三度房室阻滞(已安装并行使功能的心脏起搏器患者除外),心房扑动或心房颤动患者合并房室旁路通道,对本品过敏的患者禁用。

【药代动力学】口服后吸收完全,有首过效应,生物利用度仅有 20%~35%。血浆蛋白结合率约 90%。单剂口服后 1~2 小时内达峰浓度,作用持续 6~8 小时。平均半衰期为 2.8~7.4 小时,在增量期可能延长。长期口服的半衰期增加至 4.5~12.0 小时。老年人的清除半衰期延长。大部分在肝脏代谢。尿中可检测到 13 种代谢产物,代谢产物去甲维拉帕米的心血管活性是维拉帕米的 20%,可达到与维拉帕米基本相同的稳态血药浓度。口服 5 天内大约 70% 以代谢物由尿中排泄,16% 或更多由粪便清除,3%~4% 以原形由尿排出。肝功能不全的患者代谢延迟,清除半衰期延长至 14~16 小时,表观分布容积增加,血浆清除率降低至肝功能者的 30%。

【用法用量】口服,剂量应个体化,安全有效的剂量为不超过 480mg/d。①心绞痛:一日 3 次,一般剂量为 80~120mg/ 次,肝功能不全者及老年人为 40mg/ 次。约在药后 8 小时根据疗效和安全评估决定是否增量。②心律失常:慢性心房颤动服用洋地黄治疗的患者每日总量为 240~320mg,分 3~4 次口服。预防阵发性室上性心动过速(未服用洋地黄的患者)成人的每日总量为 240~480mg,一日 3~4 次口服。年龄 1~5 岁者每日量为 4~8mg/kg,分 3 次口服或每隔 8 小时口服。③原发性高血压:一般起始剂量为 80mg,老年人或体型瘦小者起始剂量为 40mg,一日 3 次;剂量可达每日 360~480mg。

【不良反应】便秘;眩晕、轻度头痛;恶心;低血压;头痛;外周性水肿;充血性心力衰竭;窦性心动过缓、一、二或三度房室阻滞;皮疹;乏力;心悸;氨基转移酶升高,伴或不伴碱性磷酸酶和胆红素升高;低血压;心动过速;潮红;溢乳;牙龈增生;非梗阻性麻痹性肠梗阻等。

【药物相互作用】

1. 环磷酰胺、长春新碱、丙卡巴肼、泼尼松、长春酰胺、多柔比星、顺铂等细胞毒性药物减少维拉帕米的吸收。

2. 苯巴比妥、乙内酰脲、维生素 D、磺吡酮和异烟肼通过增加肝脏代谢降低维拉帕米的血浆浓度。

3. 西咪替丁可能提高维拉帕米的生物利用度。

4. 维拉帕米抑制乙醇的消除,导致血中的乙醇浓度增加,可能延长乙醇的毒性作用。

5. 少数病例报道维拉帕米和阿司匹林合用,出血时间较单独使用阿司匹林时延长。

6. 与 β 受体阻断药联合使用可增强对房室传导的抑制作用。

7. 长期服用维拉帕米,使地高辛的血药浓度增加50%~75%;维拉帕米明显影响肝硬化患者地高辛的药代动力学,使地高辛的总清除率和肾外清除率分别减少 27%和 29%。因此服用维拉帕米时,须减少地高辛和洋地黄的剂量。

8. 与血管扩张药、血管紧张素转化酶抑制剂、利尿药等抗高血压药合用时降压作用叠加,应适当监测联合降压治疗的患者。

9. 与胺碘酮合用可能增加心脏毒性。

10. 肥厚型心肌病主动脉瓣下狭窄的患者最好避免联合用药。

11. 维拉帕米与氟卡尼合用可使负性肌力作用叠加、房室传导延长。

12. 维拉帕米可增加卡马西平、环孢素、多柔比星、茶碱的血药浓度。

13. 有报道维拉帕米增加患者对锂的敏感性(神经毒性)。

14. 动物实验提示吸入性麻醉剂与维拉帕米同时使用时需仔细调整两药的剂量,避免过度抑制心脏。

15. 避免维拉帕米与丙吡胺同时使用。

● 药师特别提示 ●

1. 肝、肾功能损害的患者慎用。

2. 有报道维拉帕米减弱肌肉萎缩患者的神经肌肉传导,该类患者可能需要减量。

3. 药物过量主要表现为低血压和心动过缓(如房室分离、高度房室传导阻滞、心脏停搏)、精神错乱、昏迷、恶心、呕吐、肾功能不全、代谢性酸中毒和高血糖等。对症治疗包括应用阿托品、异丙肾上腺素和心脏起搏治疗及静脉输液、血管收缩剂、钙溶液(如10%氯化钙溶液)、正性肌力药等。血液透析不能清除维拉帕米。

■ **盐酸维拉帕米缓释片**(Verapamil Hydrochloride Sustained-Release Tablets)

【其他名称】缓释异搏定。

【药理作用】同盐酸维拉帕米片。

【适应证】原发性高血压。

【禁忌】同盐酸维拉帕米片。

【药代动力学】禁食状态下口服,生物利用度与普通片剂相似,单次用药的生物利用度仅有 22%,重复用药后生物利用度提高 1.5~2 倍。禁食状态下单剂口服 240mg 后 5.21 小时内达峰浓度,餐后用药达峰时间为 7.71 小时。血浆蛋白结合率为 90%。维拉帕米及其代谢产物主要通过肾脏途径代谢,其中 3%~4% 为原形药物,约有 16% 的药物经过大便排泄。50% 的药物将在 24 小时内排出体外,5 天内大约排出 70%。肾功能障碍并不影响人体对维拉帕米的代谢。伴有肝硬化的患者,由于口服清除率下降(降低至正常人的 30%)以及药物分布容积的增加,药物清除半衰期将会延长(14~16 小时)。

【用法用量】清晨口服 1 次,起始剂量为 180mg,老年人或体型瘦小者为 120mg。每周评定疗效和安全性,在上一剂量后的 24 小时可增加剂量:①每日清晨 240mg。②每日清晨和傍晚各一次 180mg;或每日清晨一次 240mg,加傍晚一次 120mg。③每 12 小时 1 次 240mg。④当从普通片剂换服缓释片时,总剂量可能保持不变。服药时不可咀嚼或掰开,应用足量水送服,最好在餐中或餐后尽快服用。剂量应个体化。

【不良反应】同盐酸维拉帕米片。

【药物相互作用】同盐酸维拉帕米片。

— ● 药师特别提示 ● —

必须调整剂量进行个体化治疗,和食物同时服用。其余提示同盐酸维拉帕米片。

■ **盐酸维拉帕米注射液**（Verapamil Hydrochloride Injection）

【其他名称】异搏定注射液。

【药理作用】同盐酸维拉帕米片。

【适应证】快速性阵发性室上性心动过速的转复，应用维拉帕米之前应首选抑制迷走神经的手法治疗（如Valsalva法）；心房扑动或心房颤动心室率的暂时控制，心房扑动或心房颤动合并房室旁路通道（预激综合征和LGL综合征）时除外。

【禁忌】同盐酸维拉帕米片。

【药代动力学】注射后2分钟（1~5分钟）开始发挥抗心律失常作用，2~5分钟达最大作用，作用持续约2小时。血流动力学作用3~5分钟开始，持续10~20分钟。静脉注射后大部分在肝脏迅速代谢。清除呈双指数型，分为早期快速分布相（半衰期约为4分钟）和终末缓慢清除相（半衰期为2~5小时）。年龄可能影响药代动力学，老年人的清除半衰期可能延长。5天内大约70%以代谢物由尿中排泄，16%或更多由粪便清除，3%~4%以原形由尿排出。肝功能不全时半衰期延长，血浆清除率降低。

【用法用量】必须在持续心电监测和血压监测下缓慢静脉注射至少2分钟。本品与林格液、5%葡萄糖注射液或氯化钠注射液均无配伍禁忌。必须个体化治疗。一般起始剂量为5~10mg（或0.075~0.15mg/kg），稀释后缓慢静脉推注至少2分钟。若反应不令人满意，首剂15~30分钟后再给5~10mg或0.15mg/kg。静脉滴注给药，每小时

5~10mg,一日总量不超过50~100mg。

【不良反应】症状性低血压;心动过缓;眩晕;头痛;皮疹;严重的心动过速;恶心;腹部不适;静脉给药期间癫痫发作;精神抑郁;嗜睡;旋转性眼球震颤;眩晕;出汗;超敏患者发生支气管/喉部痉挛伴瘙痒和荨麻疹;呼吸衰竭等。

【药物相互作用】同盐酸维拉帕米片。

> ● 药师特别提示 ●
>
> 参见盐酸维拉帕米片。
>
> 1. 本品要严格按照说明书规定的用法用量使用,必须在持续心电监测和血压监测下缓慢静脉注射至少2分钟,特别是老年人、儿童、孕妇等特殊人群。
>
> 2. 静脉给维拉帕米可诱发呼吸肌衰竭,肌肉萎缩患者慎用。
>
> 3. 静脉给维拉帕米升高幕上肿瘤患者的颅内压,颅内压增高者应用时小心。

二、ACEI类药品说明书和药师特别提示

■ **卡托普利片**(Captopril Tablets)

【其他名称】巯甲丙脯酸。

【药理作用】本品为血管紧张素转化酶抑制剂。阻止血管紧张素Ⅰ转变为Ⅱ,使醛固酮分泌减少,抑制激肽酶Ⅱ,使激肽降解灭活受阻,激肽积聚,扩张血管,增加肾血流量,对心率及心排血量无明显影响。

【适应证】高血压、心力衰竭。

【禁忌】对本品或其他血管紧张素转化酶抑制剂过敏者禁用。

【药代动力学】口服后吸收迅速,吸收率在 75% 以上。口服后 15 分钟起效,1~1.5 小时达血药峰浓度,持续 6~12 小时。25%~30% 与蛋白结合。半衰期短于 3 小时,肾功能损害时会产生药物潴留。降压作用为进行性,数周达最大治疗作用。在肝内代谢为二硫化物等。经肾脏排泄,40%~50% 以原形排出,其余为代谢物。可在血液透析时被清除。不能通过血脑屏障,可通过乳汁分泌,可以通过胎盘。

【用法用量】成人口服:①高血压,一次 12.5mg,每日 2~3 次;按需要 1~2 周内增至 50mg,每日 2~3 次,加用其他降压药。②心力衰竭,开始一次 12.5mg,每日 2~3 次;必要时逐渐增至 50mg,每日 2~3 次;若需进一步加量,宜观察疗效,2 周后再考虑。对近期大量服用利尿药、处于低钠 / 低血容量,而血压正常或偏低的患者,初始剂量宜用 6.25mg,每日 3 次,逐步增加至常用量。小儿:降压与心力衰竭,开始按体重 0.3mg/kg,每日 3 次;必要时每隔 8~24 小时增加 0.3mg/kg。

【不良反应】较常见的有皮疹,可能伴有瘙痒和发热,常发生于治疗后的 4 周内,呈斑丘疹或荨麻疹,减量、停药或给抗组胺药后消失;心悸、心动过速、胸痛、咳嗽、味觉迟钝。较少见蛋白尿、眩晕、头痛、昏厥;血管性水肿,见于面部和四肢,也可引起舌、声门或喉血管性水肿,应予警惕;心率快而不齐、面部潮红或苍白。少见白细胞与粒细胞减少、发热、寒战等。

【药物相互作用】

1. 与利尿药同用使降压作用增强,但应避免引起严重的低血压,故原用利尿药者宜停药或减量。本品开始用小剂量,逐渐调整剂量。

2. 与其他扩血管药同用可能致低血压,如拟合用,应从小剂量开始。

3. 与潴钾药物如螺内酯、氨苯蝶啶、阿米洛利同用可能引起血钾过高。

4. 与内源性前列腺素合成抑制剂如吲哚美辛同用,将使本品的降压作用减弱。

5. 与其他降压药合用,降压作用加强;与影响交感神经活性的药物(神经节阻滞药或肾上腺能神经阻滞药)以及β受体阻断药合用都会引起降压作用加强,应予警惕。

6. 与锂剂联合,可能使血清锂水平升高而出现毒性。

● 药师特别提示 ●

1. 胃中食物可使吸收减少 30%~40%,故宜在餐前 1 小时服药。

2. 可使血尿素氮、肌酐浓度增高,常为暂时性的,在有肾病或长期严重的高血压而血压迅速下降后易出现;偶有血清氨基转移酶增高;可能增高血钾,与保钾利尿药合用时尤应注意检查血钾。

3. 下列情况慎用本品,如自身免疫性疾病如严重的系统性红斑狼疮、骨髓抑制、脑动脉或冠状动脉供血不足、血钾过高、肾功能障碍而致血钾增高、主动脉瓣狭窄、严格饮食限制钠盐或进行透析者。

4. 随访检查白细胞计数及分类计数,最初3个月每2周1次,此后定期检查,有感染迹象时随即检查;尿蛋白检查每月1次。

5. 肾功能差者应采用小剂量或减少给药次数,缓慢递增;若须同时用利尿药,建议用呋塞米而不用噻嗪类;血尿素氮和肌酐增高时,将本品减量或同时停用利尿药。

6. 用本品时蛋白尿若渐增多,暂停本品或减少用量。

7. 用本品时若白细胞计数过低,暂停用本品,可以恢复。

8. 用本品时出现血管神经性水肿,应停用本品,迅速皮下注射 1:1000 肾上腺素 0.3~0.5ml。

9. 可引起尿丙酮检查假阳性。

10. 能通过胎盘,可危害胎儿,检出怀孕应立即停用本品。

11. 可排入乳汁中,其浓度约为母体血药浓度的1%,故哺乳期妇女应用必须权衡利弊。

12. 曾有报告可引起婴儿血压过度与持久降低伴少尿与抽搐,故应用本品仅限于其他降压治疗无效者。

13. 老年人对降压作用较敏感,应用本品须酌减剂量。

■ **复方卡托普利片**（Compound Captopril Tablets）
见复方部分。

■ **注射用卡托普利**（Captopril for Injection）

【**其他名称**】巯甲丙脯酸。

【**药理作用**】本品为竞争性血管紧张素转化酶抑制剂。使血管紧张素Ⅰ不能转化为血管紧张素Ⅱ，从而降低外周血管阻力，并通过抑制醛固酮分泌，减少水钠潴留。还可通过干扰缓激肽的降解，扩张外周血管。对心力衰竭患者，也可降低肺毛细血管楔压及肺血管阻力，增加心排血量及运动耐受时间。

【**适应证**】高血压急症、心力衰竭。

【**禁忌**】对本品或其他血管紧张素转化酶抑制剂过敏者禁用。

【**药代动力学**】注射起效迅速，在血液循环中25%~30%与蛋白结合。半衰期短于3小时，肾功能损害时会产生药物潴留。降压作用为进行性，数周达最大治疗作用。在肝内代谢为二硫化物等。经肾脏排泄，40%~50%以原形排出，其余为代谢物。可在血液透析时被清除。不能通过血脑屏障，可通过乳汁分泌，可以通过胎盘。

【**用法用量**】视病情或个体差异而定。成人常用量为一次25mg溶于10%葡萄糖溶液20ml中缓慢静脉注射(10分钟)，随后用50mg溶于10%葡萄糖溶液500ml中静脉注射。

【**不良反应**】参见卡托普利片。

【**药物相互作用**】参见卡托普利片。

• 药师特别提示 •

参见卡托普利片。

■ 依那普利片（Enalapril Tablets）

【其他名称】悦宁定。

【药理作用】本品为血管紧张素转化酶抑制剂。口服后在体内水解成依那普利拉（enalaprilat），后者强烈抑制血管紧张素转化酶，降低血管紧张素 II 的含量，造成全身血管舒张，引起降压。

【适应证】用于治疗原发性高血压。

【禁忌】对该品过敏者或双侧性肾动脉狭窄患者禁用；肾功能严重受损者慎用。

【药代动力学】依那普利是前体药物，其乙酯部分在肝内被迅速水解，转化成有效代谢物依那普利拉而发挥降压作用。口服依那普利约 68% 被吸收，食物不影响其生物利用度。服药后 1 小时，血浆依那普利浓度可达峰值；服药后 3.5~4.5 小时，依那普利拉血浆浓度可达峰值。半衰期为 11 小时，肝功能异常者依那普利转变成依那普利拉的速度延缓。依那普利给药 20 分钟后广泛分布于全身，肝、肾、胃和小肠中的药物浓度最高，大脑中的药物浓度最低。一日口服 2 次，2 天后依那普利拉与血管紧张素转化酶结合达到稳态，最终半衰期延长为 30~35 小时，依那普利拉主要由肾脏排泄。严重肾功能不全患者（肌酐清除率低于 30ml/min）可出现药物蓄积，本药能用血液透析法清除。

【用法用量】口服,开始剂量为一日 5~10mg,分 1~2次服,肾功能严重受损患者(肌酐清除率低于 30ml/min)为一日 2.5mg。一般有效剂量为一日 10~20mg,一日最大剂量不宜超过 40mg。本品可与其他降压药特别是利尿药合用,降压作用明显增强,但不宜与潴钾利尿药合用。

【不良反应】可有头昏、头痛、嗜睡、口干、疲劳、上腹不适、恶心、心悸、胸闷、咳嗽、面红、皮疹和蛋白尿等,必要时减量;如出现白细胞减少,需停药。

【药物相互作用】与利尿药同用使降压作用增强,但须避免引起严重的低血压。与排钾利尿药同用可减少钾丢失,但与保钾利尿药同用可使血钾增高。与锂制剂同用可致锂中毒,但停药后毒性反应即消失。

● 药师特别提示 ●

1. 个别患者尤其是在应用利尿药或血容量减少者可能会引起血压过度下降,故首次剂量宜从 2.5mg 开始。

2. 定期做白细胞计数和肾功能测定。

3. 孕妇、哺乳期妇女、儿童慎用。

■ 依那普利氢氯噻嗪片(Enalapril and Hydrochlorothiazide Tablets)

【其他名称】久保克。

【药理作用】本品为血管紧张素转化酶抑制剂依那普利和利尿药氢氯噻嗪的复方制剂,两种药物合并应用有协同作用,能明显增强降压作用,且剂量比单用时减少,可以减轻单用利尿药可能引起的某些血液生化参数的改变。参见依那普利和氢氯噻嗪。

【适应证】仅适用于单一药物治疗不能有效控制血压,需要联合用药治疗的患者。本品不适合初始治疗。

【禁忌】对本品中的任何成分过敏,以前用某种血管紧张素转化酶抑制剂治疗出现血管神经性水肿的患者,遗传性和特发性血管神经性水肿病史者,无尿症或对磺胺类药物过敏的患者、严重的肾功能不全者禁用。

【药代动力学】参见依那普利和氢氯噻嗪。

【用法用量】口服,一次 10~20mg 片,一日 1 次。

【不良反应】常见眩晕、头痛、疲乏、咳嗽,均轻微、短暂。较少见肌肉痉挛、恶心、乏力、直立性不适、阳痿、腹泻。少见昏厥、低血压、直立性低血压、心悸、心动过速;呕吐、消化不良、口干、便秘、失眠、神经过敏、感觉异常;皮疹、瘙痒。罕有血管神经性水肿等。

【药物相互作用】参见依那普利和氢氯噻嗪。

● 药师特别提示 ●

1. 对于心脏供血不足或有心脏血管疾病的患者,因强力利尿致严重血容量不足的患者应慎用,以防发生过度低血压,引起心肌梗死、脑血管意外等。

2. 对双、单侧肾动脉狭窄的患者有增加血尿和血清肌酐的可能。

3. 肝功能不全或进行性肝疾病者、糖尿病、痛风、系统性红斑狼疮患者慎用。

4. 预先使用利尿药引起体液或钠盐缺少的患者在初用本品时易致症状性低血压，在开始使用本品时应停用利尿药2~3天。

5. 初治患者不作为首选药物。

6. 本品能通过胎盘，在妊娠中、后期用依那普利有报告新生儿低血压、肾衰竭、颅骨发育不良或死亡者，羊水过少亦有发生，故孕妇禁用。本品可排入乳汁中，哺乳期妇女不推荐使用本品。

7. 临床研究中，老年和青年高血压患者的疗效和耐受性相似，但老年患者应用本品时应严密观察血压变化，初始剂量宜小，应根据病情调整剂量。

8. 儿童用药尚不明确。

9. 血管神经性水肿如发生在喉部则可以致命，应立即停用本品，并迅速加以处理，皮下注射1:1000肾上腺素注射液0.3~0.5ml。

■ **福辛普利钠片**（Fosinopril Sodium Tablets）

【其他名称】蒙诺。

【药理作用】本品为血管紧张素转化酶抑制药。在体内转变成具有药理活性的福辛普利拉，后者能抑制血管紧张素转化酶，降低血管紧张素Ⅱ和醛固酮的浓度，使外周血管扩张，血管阻力降低，而产生降压效应。

【适应证】高血压和心力衰竭。治疗高血压时，可单独使用作为初始治疗药物，或与其他抗高血压药物联合使用;治疗心力衰竭时,可与利尿药合用。

【禁忌】对本品或其他血管紧张转换酶抑制剂过敏者、孕妇及哺乳期妇女禁用。

【药代动力学】绝对吸收率为平均口服剂量的 36%,吸收不受食物影响,在胃肠黏膜和肝脏迅速并完全水解成具有活性的福辛普利拉。达峰浓度的时间与剂量无关,约在 3 小时达峰,与血管紧张素 Ⅰ 升压反应的最大抑制作用相一致,给药后 3~6 小时抑制作用达高峰。肝、肾功能正常的高血压患者接受重复剂量的本品,福辛普利拉的有效累积半衰期平均为 11.5 小时;心力衰竭患者的有效半衰期为 14 小时。福辛普利拉的蛋白结合率 >95%,分布容积相对较小。可通过肝、肾两种途径消除,肾或肝功能不全的患者可通过替代途径代偿性排泄。

【用法用量】口服,每日 1 次与进餐无关,成人和 >12 岁的儿童的用法用量如下:

1. 不用利尿药治疗的高血压 剂量范围为每日 10~40mg,初始剂量为 10mg,4 周后适当调整剂量,剂量超过每日 40mg 时可加服利尿药。

2. 同时服用利尿药治疗的高血压 开始本品治疗前利尿药最好停服几天。如果经 4 周后不能充分控制血压,可以恢复利尿药治疗。如果不能停服利尿药,给予本品初始剂量 10mg,应严密观察几小时,直至血压稳定为止。用利尿药治疗的高血压患者,尽管服用本品后血压显著降低,但在 4~24 小时之间能维持平均的脑血流量。

3. 心力衰竭 初始剂量为 10mg,严密监护,可逐渐增量至 40mg。即使在初始剂量后出现低血压,也应继续谨慎地增加剂量,并有效地处理低血压。本品应与利尿药合用。

4. 心力衰竭的高危患者　以下患者应在医院内开始治疗:严重心功能不全的患者(NYHA Ⅳ级);对首剂低血压有特殊危险的患者,如接受多种或高剂量利尿药的患者(如 >80mg 呋塞米),血容量减少、血钠过少(血钠 <130mEq/L),已有低血压(收缩压 <90mmHg)的患者,以及患不稳定性心功能不全和接受高剂量血管扩张药治疗的患者。

5. 老年人及肝或肾功能减退的患者不需降低剂量。

【不良反应】头晕、咳嗽、上呼吸道症状、恶心或呕吐、腹泻和腹痛、心悸或胸痛、皮疹或瘙痒、骨骼肌疼痛或感觉异常、疲劳和味觉障碍;低血压,包括直立性低血压;偶有胰腺炎;实验室检查显示有轻度暂时性的血红蛋白和红细胞值减少,偶见血尿素轻度升高。

【药物相互作用】

1. 能减少由噻嗪类利尿药诱发的血钾减少,保钾利尿药或补钾药可增加高钾血症的危险,同时应用这类药物应该谨慎,需要监测血清钾。

2. 抗酸药可能影响本品的吸收,必须分开服用,至少相隔 2 小时。

3. 非甾体抗炎药可能影响抗高血压作用,但同时应用本品和非甾体抗炎药(包括阿司匹林)不增加临床明显的不良反应。

4. 与锂同时治疗可能增加血清锂的浓度。

5. 与其他抗高血压药如 β 受体阻断药、甲基多巴、钙离子拮抗剂和利尿药合并使用可以增加抗高血压作用。

● 药师特别提示 ●

1. 如果发生低血压,一般在首次剂量时发生,对大多数患者躺下后症状即可减轻。有血压过分下降危险的患者,在给予本品治疗前必须谨慎地停止或减少利尿药的剂量或者采取其他措施以保证有充足的体液,开始时应该在严密的医疗监护下进行,密切随访,特别在恢复使用和增加利尿药或本品的剂量更应如此。

2. 已患充血性心力衰竭、肾血管性高血压(特别是肾动脉狭窄)和任何原因引起的水或盐耗竭的患者治疗时,有增加发生肾功能障碍指征的危险,利尿药和(或)本品的剂量应减少或停止使用。

3. 高流量透析膜(如 AN69)进行血液透析时有较高的类过敏反应发生率,应该避免这类联合治疗;在用硫酸聚糖吸收分离 LDL 时也观察到类似的反应。在脱敏治疗中(膜翅目毒素),也有少数类过敏症样反应的例子。

4. 会出现血管性水肿,包括肢体、脸、唇、黏膜、舌、声门或喉。如治疗中出现这样的症状,应停止治疗。

5. 有极少数潜在的胆汁性黄疸和肝细胞损害的

致死病例,出现黄疸或氨基转移酶明显升高的患者应该停止用 ACEI 治疗。

6. 对肾功能不全、糖尿病患者和合并应用保钾利尿药、补钾剂和(或)含钾盐制剂的患者均有发展为高钾血症的危险。

7. 偶有报道粒细胞减少和骨髓抑制,常见于肾功能不全的患者,特别当患者患有胶原性血管疾病如系统性红斑狼疮或硬皮病时,对这类患者应该监测白细胞计数。

8. 可能增强麻醉药和镇痛药的降血压作用,进行手术/麻醉同时接受 ACEI 治疗的患者如发生低血压,一般可以用静脉补液予以纠正。

9. 对高血压患者的评价应包括开始治疗前及治疗中对肾功能的检测。

■ **盐酸贝那普利片**(Benazepril Hydrochloride Tablets)

【其他名称】洛丁新、依思汀、新亚力普。

【药理作用】①降压:前体药物在肝内水解为活性的贝那普利拉,后者为竞争性血管紧张素转化酶抑制剂,阻止血管紧张素Ⅰ转换为血管紧张素Ⅱ,使血管阻力降低,醛固酮分泌减少,血浆肾素活性增高,抑制缓激肽的降解;②减低心脏负荷:扩张动脉与静脉,降低周围血管阻力或心脏后负荷,降低肺毛细血管嵌压或心脏前负荷,也降低肺血管阻力,从而改善心排血量,使运动耐量和时间延长。

【适应证】高血压(单独应用或与其他降压药如利尿药合用);充血性心力衰竭,作为对洋地黄和(或)利尿药反应不佳的充血性心力衰竭患者(NYHA 分级 Ⅱ～Ⅳ)的辅助治疗。

【禁忌】对贝那普利或其他血管紧张素转化酶抑制剂过敏者;血管神经性水肿史者;孤立肾、移植肾、双侧肾动脉狭窄而肾功能减退者;孕妇禁用。

【药代动力学】口服吸收至少 37%,进食不影响吸收量。血浆浓度达峰时间为 0.5~1 小时,在肝内水解生成活性代谢产物贝那普利拉,达峰时间为 1~1.5 小时。贝那普利、贝那普利拉的蛋白结合率约 95%。贝那普利 4 小时迅速消除;贝那普利拉的初始半衰期为 3 小时,终末半衰期为 22 小时。贝那普利主要经肾清除,不到 1% 以原形排出,20% 以贝那普利拉排出,另外则以两者的乙酰 - 葡萄糖苷酸的结合物排出;11%~12% 从胆道排泄。轻、中度肾功能障碍(肌酐清除率为 30ml/min),肝硬化所致的肝功能障碍及年龄不影响药代动力学。血液透析时少量可被透析清除。

【用法用量】口服。成人:①降压:未服用利尿药者开始剂量为 10mg,每天 1 次;已服用利尿药者(严重和恶性高血压除外)用前应停用利尿药 2~3 天,小剂量给药,如每天给药 1 次不能满意控制血压,可增加剂量或分 2 次给药,维持量可达 20~40mg/d;肾功能不良或有水、钠缺失者开始 5mg,每天 1 次。②充血性心力衰竭:开始剂量为 5mg,

每天 1 次,首次服药需监测血压;维持量为 5~10mg,每天 1 次;严重的心功能不全者需更小的剂量。

【不良反应】头痛、咳嗽、头晕、疲乏、嗜睡、恶心、低血压、晕厥、心悸、周围性水肿、皮疹、皮炎、便秘、胃炎、焦虑、失眠、感觉异常、关节痛、肌痛、哮喘等;血管神经性水肿罕见。

【药物相互作用】

1. 与利尿药合用降压作用增强,原用的利尿药应停药或减量;本品开始用小剂量,逐渐调整剂量。

2. 与其他扩血管药合用可能导致低血压,如合用应从小剂量开始。

3. 与保钾利尿药(如螺内酯、氨苯蝶啶、阿米洛利)合用可引起血钾过高。

4. 与非甾体抗炎止痛药合用可通过抑制前列腺素合成及水钠潴留,使本品的降压作用减弱。

5. 与其他降压药合用降压作用加强。其中与引起肾素释出或影响交感神经活性的药物呈较大的相加作用,与 β 受体阻断药合用呈小于相加的作用。

● 药师特别提示 ●

1. 服用本品曾发生过唇或面部水肿,应立即停药,监护患者直到水肿消失。声门、舌、喉部水肿可能引起气道阻塞,应停药并立即进行适当治疗,如皮下注射 1∶1000 肾上腺素溶液 0.3~0.5ml。如果有严重的腹痛,可能会有肠血管性水肿。

2. 严重缺钠的血容量不足者可能发生低血压(如接受大量的利尿药或透析治疗者),开始服用本品的前数天应停用利尿药或采取其他措施补充体液。对有可能发生严重的低血压者(如心功能不全患者),服用首剂后应严密监护,直到血压稳定。如果发生低血压,应采取卧位,必要时静脉滴注生理盐水。

3. 自身免疫性疾病及肾功能不全者出现白细胞或粒细胞减少的机会增多。对肾功能不全或有白细胞减少者,最初 3 个月内每 2 周检查白细胞计数及分类,以后定期检查。

4. 少数患者服用本品后可出现暂时性血尿素氮、肌酐升高,停用本品和(或)利尿药即可恢复。对肾功能不全者,在治疗的前几周要密切监测肾功能,以后应定期检查肾功能。如肌酐清除率 <30ml/min 或血尿素氮、肌酐升高,须减低本品的剂量和(或)停用利尿药。

5. 偶见血钾升高,尤其在肾功能不全和并用治疗低血钾的药物时。偶见氨基转移酶升高。脑或冠状动脉供血不足可因血压降低而加重。肝功能障碍时本品在肝内的代谢降低。

6. 可透过胎盘,在妊娠第二、第三期服用可导致胎儿损害,甚至死亡。若发现妊娠,应立即停药。育龄妇女在用药期间应采取避孕措施。本品和贝那普利拉可分泌至母乳中,但能到达婴儿体循环的贝那普利拉可忽略不计,但仍不主张哺乳期妇女服用本品。

7. 药物过量时首先应纠正低血压,通过静脉输注生理盐水扩充血容量是恢复血压的一个有效措施。贝那普利拉可部分经透析除去。

8. 因有过敏样反应,血管紧张素转化酶抑制剂避免与针对昆虫毒素(如蜜蜂或黄蜂)的脱敏治疗同时进行,避免同时使用高通透性膜透析。

9. 口服降血糖药或胰岛素治疗的糖尿病患者,用ACEI治疗时应密切监测血糖的控制。

10. 对高血压患者进行用药教育,长期用药,每日监测血压,定期随诊,确定药物疗效及不良反应;进行健康生活教育。

培哚普利片(Perindopril Tablets)

【其他名称】雅施达。

【药理作用】本品为血管紧张素转化酶抑制剂(ACEI)。血管紧张素转化酶可将血管紧张素转化为血管紧张素Ⅱ。血管紧张素Ⅱ具有明显的缩血管作用,并可刺激肾上腺皮质分泌醛固酮。培哚普利可导致醛固酮分泌减少。由于缺少醛固酮的副反馈,肾素活性增高。减少外周血管阻力,增加外周血流,对心率没有影响。

【适应证】高血压与充血性心力衰竭。

【禁忌】对培哚普利、赋形剂或其他血管紧张素转化酶抑制剂过敏;与使用 ACEI 有关的血管神经性水肿病史;遗传或特发性血管神经性水肿;妊娠的 4~9 个月禁用。在下列情况下不推荐使用:与保钾利尿药、钾盐、锂盐、雌二醇氮芥合用;双侧肾动脉狭窄或单肾肾动脉狭窄;高血钾;在妊娠的最初 3 个月和哺乳期。

【药代动力学】口服吸收迅速,1 小时达峰。培哚普利水解为培哚普利拉,培哚普利拉是特异性血管紧张素转化酶抑制剂。培哚普利拉的生成量受饮食的影响。血浆培哚普利拉达峰浓度的时间为 3~4 小时。血浆蛋白结合率为 20%,呈浓度依赖性。培哚普利拉通过尿液清除。连续每天 1 次服用培哚普利后,平均达到稳态浓度的时间为 4 天。培哚普利拉的消除在老年人、心力衰竭或肾衰竭患者中降低。肾功能不全患者的剂量需要根据肌酐清除率进行调整。培哚普利拉的血液透析清除率为 70ml/min。肝硬化患者的培哚普利药动学有所改变,母体分子的肝清除率减半,培哚普利拉的生成量并无减少,因此不需要调整剂量。能通过胎盘。

【用法用量】口服,每天 1 次,晨起饭前服用,剂量应个体化。

1. 高血压 初始剂量为 4mg/d,可于 3~4 周内逐渐增至最大剂量 8mg/d;肾素 - 血管紧张素 - 醛固酮系统过度激活[特别是肾血管性高血压、钠和(或)容量丢失、心脏失代偿或重度高血压]的患者建议从 2mg 的剂量开始应用;对不能停用利尿药的高血压患者应从 2mg 开始,并检测肾功能和血清钾浓度。

2. 充血性心力衰竭 与非保钾利尿药和(或)地高辛和(或)β受体阻断药连用时,在谨慎的医学观察下以 2mg 作为起始剂量,2 周后可增至每天 4mg;重度心力衰竭及高危患者起始剂量为 1mg/d;肾损害时使用剂量也要作出调整。

【不良反应】常见头痛,头昏,眼花,眩晕,感觉异常,视力障碍,耳鸣,低血压及相关反应,咳嗽,呼吸困难,恶心,呕吐,腹痛,腹泻,便秘,消化不良,味觉障碍,皮疹,瘙痒症,肌肉痉挛,虚弱,血尿素、血浆肌酐升高,高钾血症等;极少见血管神经性水肿等。

【药物相互作用】

1. 利尿剂 用利尿剂,尤其对血容量和 / 或盐量减少的患者,开始用血管紧张素转化酶抑制剂治疗时可能会出现血压过度下降。培哚普利治疗应从小剂量开始,逐渐增加剂量。在开始治疗前应停用利尿剂、补充血容量及盐量以降低低血压发生的可能性。治疗过程中应监测肾功能。保钾利尿剂。

2. 补钾制剂或含钾盐替代品 虽然用培哚普利治疗时血清钾通常在正常范围内,但有些患者会发生高钾血症。保钾利尿剂(例如安体舒通、氨苯喋啶或阿米诺利)、补钾制剂或含钾盐替代品可以导致血钾的明显升高,因此不推荐培哚普利与上述药物联用。如果因为明显的低钾血症而有指征联用时,须多加小心并严密监测血清钾。

3. 锂　有报告显示血管紧张素转化酶抑制剂与锂联用致可逆性血清锂浓度升高及峰中毒。联用噻嗪类利尿剂可以增加锂中毒的危险性,并使因联用血管紧张素转化酶抑制剂已经增加的锂毒性进一步升高。虽然不推荐培哚普利与锂联用,但是如果证明有必要联用时,必须严密监测血清锂的水平。

4. 非甾体类抗炎药包括阿司匹林≥3g/天　使用非甾体类抗炎药(如作为抗炎药使用的乙酰水杨酸,COX-2抑制剂和非选择性非甾体类抗炎药)会减弱血管紧张素转化酶抑制剂抗高血压的效果。而且,非甾体类抗炎药与血管紧张素转化酶抑制剂联用可能会增加肾功能退化的风险,包括急性肾衰和血钾升高的风险,尤其是对于已存在肾功能改变的患者。需谨慎联合使用这两种药物,尤其是对于老年患者。开始治疗和随后定期应给予患者适当的补水及检查以监测肾功能水平。

5. 抗高血压药物和血管扩张剂　同时用这些药物可以增加培哚普利的低血压效应。与硝酸甘油、其他硝酸盐或其他血管扩张剂合用会使血压更加降低。

6. 降糖药物　流行病学研究表明,血管紧张素转化酶抑制剂与抗糖尿病药物(胰岛素,口服降糖药)联合使用会增加降血糖作用,有发生低血糖的危险。这种现象更可能发生在联合治疗的前几周及有肾功能不全的患者。

7. 乙酰水杨酸,溶栓药,6-阻滞剂,硝酸甘油　培哚普利可以与乙酰水杨酸,溶栓药,β-阻滞剂和/或硝酸甘油合用。

8. 三环类抗抑郁药/抗精神病药/麻醉药 某些麻醉药,三环类抗抑郁药和抗精神病药物与血管紧张素转化酶抑制剂合用可以导致血压进一步下降。

9. 拟交感类药物 拟交感类药物可以减弱血管紧张素转化酶抑制剂的降压作用。

10. 金 有罕见报道,联用金注射剂(如:硫代苹果酸金钠)和血管紧张素转化酶抑制剂(如:培哚普利)的患者可能会出现亚硝酸盐样反应(包括面部潮红、恶心、呕吐和低血压等症状)。

11. 雌莫司汀 与血管紧张素转化酶抑制剂合用可能引起血管神经性水肿的危险性增加。

● 药师特别提示 ●

1. 该药含有乳糖,故禁用于先天性半乳糖血症、葡萄糖和半乳糖吸收障碍综合征、乳糖酶缺乏的患者。

2. 严重的心功能不全(Ⅳ级)治疗应在严密的医疗监护下从小剂量开始。对于高血压合并冠状动脉功能不全的患者不能停止 β 受体阻断药者,应当与 β 受体阻断药联合治疗。左心室梗阻患者必须谨慎使用。

3. 不推荐本品与可引发扭转型室速的非抗心律失常药合用。

4. 不建议与保钾利尿药、补钾制剂或含钾盐的替代品联用。

5. 不建议与非甾体抗炎药(包括阿司匹林≥3g/d)合用。

6. 与利尿药合用时需从小剂量开始谨慎用药。

7. 与雌莫司汀合用可能引起血管神经性水肿的危险性增加。

8. 食物影响药物的转化,应晨起空腹服药。

9. 警惕过敏反应,尤其是血管性水肿。

10. 进行高血压患者用药教育及健康生活教育。

■ **赖诺普利片**(Lisinopril Tablets)

【其他名称】捷赐瑞、金捷妥、益迈欧。

【药理作用】本品为血管紧张素转化酶抑制剂。可抑制血管紧张素转化酶的活性,使血管紧张素Ⅱ和醛固酮的浓度降低,升高血浆肾素活性,导致外周血管扩张和血管阻力下降,从而产生降压效应。

【适应证】原发性高血压、肾血管性高血压、充血性心力衰竭。

【禁忌】对本品或其他血管紧张素转化酶抑制剂过敏者;有双侧肾动脉狭窄、孤立肾有肾动脉狭窄者;高钾血症患者禁用。

【药代动力学】口服时吸收不受食物影响,6~8 小时达血药浓度峰值,生物利用度为 25%~50%,不易与血浆蛋白结合。口服 10mg 后平均分布容积为 1.24L。在肝脏中无明显代谢。半衰期约 12.6 小时,每日服用 1 次,3 天后血药浓度达稳态,肾功能减退时半衰期延长,主要以原形通过肾脏排泄。可经血液透析清除。

【用法用量】口服,一日 1 次,固定时间服用,吸收不受食物影响。一般常用剂量为 10~40mg,开始剂量为 10mg,根据血压反应调整用量,最高剂量为 80mg。

【不良反应】与其他的血管紧张素转化酶抑制剂相似。常见咳嗽、头昏、头痛、心悸、乏力等,咳嗽为干咳,往往是不能应用本药的主要原因。

【药物相互作用】吲哚美辛可减弱本品的降压作用。本品可使血钾升高,故不宜与潴钾利尿药或钾制剂合用。

● 药师特别提示 ●

1. 应用利尿药或有心力衰竭、脱水及钠耗竭的患者对本品极敏感,必须从小剂量开始,以避免低血压。

2. 肾衰竭患者要减少剂量或延长给药时间。

3. 应定期测白细胞、尿常规,肾功能损害患者测血钾、血尿素氮及肌酐。

4. 不推荐孕妇及哺乳期妇女使用。

5. 可能会导致实验室检查异常。

■ 雷米普利片(Ramipril Tablets)

【其他名称】瑞泰、瑞素坦。

【药理作用】本品为前体药物,口服吸收后在肝脏水解成有活性的血管紧张素转化酶(ACE)抑制剂——雷米普利拉而发挥作用。可导致血浆肾素活性升高,以及血管紧张素Ⅱ及醛固酮的血浆浓度下降。导致外周血管扩张和血管阻力下降,从而产生有益的血流动力学效应。对激肽释放酶 - 激肽 - 前列腺素系统能产生效应。

【适应证】高血压、充血性心力衰竭、急性心肌梗死发作后的前几天之内出现充血性心力衰竭症状者。

【禁忌】对本品中的任何成分过敏及对其他血管紧张素转化酶抑制剂过敏的患者;有血管神经性水肿病史的患者;肾动脉狭窄(双侧或单肾患者单侧);肾移植后;血流动力相关的主动脉或二尖瓣狭窄或肥厚型心肌病;原发性醛固酮增多症;孕妇;哺乳期妇女禁用。当其用于急性心肌梗死后轻到中度心力衰竭时,有下列额外的禁忌证:①持续的低血压(收缩压低于 90mmHg);②直立性低血压(坐位 1 分钟后收缩压降低≥20mmHg);③严重的心力衰竭(NYHA Ⅳ);④不稳定型心绞痛;⑤致命的室性心律失常;⑥肺源性心脏病。因缺乏经验,禁用于正在接受甾体、非甾体抗炎药,免疫调节剂和(或)细胞毒性药物治疗的肾病患者;透析患者;原发性肝脏疾病或肝功能损伤患者;未经治疗的失代偿性心力衰竭患者;儿童。

【药代动力学】雷米普利口服给药后能被迅速地从胃肠道吸收,在 1 小时之内即可达到血浆峰浓度。其活性代谢产物——雷米普利拉的峰值血浆浓度出现在用药后的 2~4 小时以内。

雷米普利拉的血浆峰浓度以多相方式下降。如雷米普利 5~10mg 每日 1 次给药,经数日后雷米普利拉的有效半衰期是 13~17 小时；以较低的剂量（雷米普利 1.25~2.5mg）给药时，有效半衰期明显延长。这种差异与极低血浆浓度时观察到的雷米普利拉的浓度时间曲线的长终末相有关。这一终末相不依赖于药物剂量，提示同雷米普利拉结合的酶的作用是可饱和的。雷米普利常用剂量，每日 1 次给药，大约在 4 天后可达到雷米普利拉的稳态血浆浓度。

雷米普利几乎能被完全地代谢，其代谢产物主要从肾脏排泄（大约 60% 从尿中排泄，40% 从粪便排泄）。除其活性代谢产物——雷米普利拉以外，其它没有活性的代谢产物包括二酮哌嗪酯、二酮哌嗪酸及其耦合物。

【用法用量】口服，每日 1 次，剂量应个体化。高血压开始时 2.5mg，间隔 2~3 周后可加倍；维持剂量为 2.5~5mg，最大剂量为 10mg/d。肾功能不全者（肌酐清除率为 50~20ml/min）最初用量为 1.25mg，最大剂量为 5mg/d。充血性心力衰竭最初药量为 1.25mg，间隔 1~2 周后可加倍；如果每日需服 2.5mg 或更大剂量，可分 2 次服用；最大剂量为 10mg/d。心肌梗死后最初用量为 2.5mg，bid；如果患者不耐受可每次 1.25mg，每日 2 次，连服 2 日；最大用量为 10mg/d。

【不良反应】头晕，伴注意力不集中，疲乏虚弱，肝、肾功能损害；皮肤发红伴有灼热感，瘙痒，荨麻疹，黏膜疹，结膜炎，有时大量脱发，雷诺现象可能突发或加重；刺激性干咳；口渴、口腔炎、便秘、腹泻、恶心、呕吐、胃痛、上腹不适；血象变化等。血管神经性水肿很少出现。

【药物相互作用】与钾盐、保钾利尿药合用时会使血钾浓度明显增加;与利尿药和其他具有潜在降压作用的药物合用时降压效果增强;与催眠药、镇静剂、麻醉剂合用时血压明显下降;拟交感类血管升压药可能会减弱本品的降压效果;别嘌醇、普鲁卡因胺、细胞生长抑制剂、免疫抑制剂、有全身作用的皮质醇类和其他能引起血象变化的药物增加血液学反应的可能性,尤其是血液白细胞计数下降;与锂剂合用时可能造成锂中毒;口服降血糖药、胰岛素由于潜在地降低胰岛素抵抗,本品可增强其降糖效果,具有产生低血糖的风险;非甾体消炎药、止痛剂(如吲哚美辛、阿司匹林)可能减弱本品的降压效果,还可能增加肾功能损害和血钾浓度升高的危险;乙醇可能增加降压效果和乙醇的作用;同时使用肝素可能增加血清钾的浓度。

● 药师特别提示 ●

1. 严重的高血压、伴有严重的心力衰竭、已有或可能发展为液体或盐缺乏、已使用利尿药的患者慎用。

2. 临床相关的电解质紊乱,免疫反应紊乱或结缔组织疾病(如红斑狼疮、硬皮病),同时全身应用抑制免疫反应的药物(如皮质醇类、细胞抑制剂、抗代谢类)、别嘌醇、普鲁卡因胺或者锂等情况慎用。

3. 老年患者(年龄超过 65 岁)、血压大幅下降存在危险的患者(如冠状血管或脑供血血管狭窄的患者)应进行监测。

4. 可能影响驾驶及操作机械的能力,用药初期或增加剂量时更加明显。

5. 孕妇及哺乳期妇女禁用本品。

6. 当可能存在肾功能不全的患者用药前必须检查肾功能,治疗初期推荐监测肾功能,尤其是高危患者。肾功能损害者应经常检测血清钾浓度。

咪达普利片(Imidapril Tablets)

【其他名称】达爽。

【药理作用】本品为血管紧张素转化酶(ACE)抑制剂。口服后在体内转换成活性代谢物咪达普利拉,可抑制ACE 的活性,阻止血管紧张素 I 转换成血管紧张素 II,使外周血管舒张,降低血管阻力,产生降压作用。

【适应证】原发性高血压、肾实质性病变所致的继发性高血压。

【禁忌】对本品过敏的患者、用其他血管紧张素转化酶抑制剂引起血管神经性水肿的患者、用葡萄糖硫酸纤维素吸附器进行治疗的患者、用丙烯腈甲烯丙基磺酸钠膜进行血液透析的患者、孕妇或可能妊娠的妇女禁用。

【药代动力学】健康成年男子口服 10mg,约 2 小时血药浓度达峰值,半衰期约 2 小时。活性代谢物咪达普利拉6~8 小时血浆中的浓度达峰值(15ng/ml),消除半衰期为 8小时,24 小时尿中的总排泄率为服用剂量的 25.5%。健康成人每次口服 10mg,连续服用 7 天,血浆中咪达普利拉的浓度在 3~5 天后达稳态;但肾功能障碍患者半衰期延长和血药峰浓度增大。

【用法用量】口服，一日 1 次，成人一次 5~10mg，重症高血压或肾实质性病变所致的继发性高血压患者每日起始剂量为 2.5mg。

【不良反应】大多轻微，主要有咳嗽、咽部不适、头晕、直立性低血压、皮疹等。偶有伴呼吸困难的面、舌、咽喉部血管神经性水肿，严重的血小板减少，肾功能不全恶化或肝氨基转移酶升高。有报道血管紧张素转化酶抑制剂可引起各种血细胞减少。

【药物相互作用】与保钾利尿药(螺内酯、氨苯蝶啶等)或补钾制剂(氯化钾等)合用可使血清钾浓度升高。与锂制剂(碳酸锂)合用可能引起锂中毒。使用利尿药(三氯甲噻嗪、氢氯噻嗪等)治疗的患者，初次服用本品会使降压效果增强。与非甾体抗炎药物(吲哚美辛)合用则使本品的降压作用减弱。其他有降压作用的药物(降压药、硝酸酯类制剂等)也可增强本品的降压作用。

● 药师特别提示 ●

1. 严重的肾功能障碍患者、高钾血症患者、两侧肾动脉狭窄患者、脑血管障碍患者及高龄患者慎用。

2. 重症高血压患者、进行血液透析的患者、服用利尿药的患者(尤其是服药初期)、进行低盐疗法的较严重的患者须从小剂量开始用药。

3. 偶尔可因降压作用引起眩晕、蹒跚等，因此高空作业等危险作业时应注意。

4. 手术前的 24 小时内最好不用本药。

5. 胰岛素或口服降血糖药物的使用过程中,服用血管紧张素转化酶抑制剂易引起低血糖。

6. 哺乳期妇女慎用本品,必须用药时应中止哺乳。

7. 老年人服用本品时从低剂量开始(如 2.5mg),并根据患者的情况酌情增减剂量,调整服用间期。

三、ARB 类药品说明书和药师特别提示

厄贝沙坦片(Irbesartan Tablets)

【其他名称】安博维、科苏。

【药理作用】本品为选择性血管紧张素 II 受体(AT$_1$ 亚型)拮抗剂,导致血浆肾素和血管紧张素 II 水平的升高和血浆醛固酮水平的降低。给予无电解质紊乱的患者单独使用推荐剂量的厄贝沙坦时,血清钾不会受到明显影响。不抑制血管紧张素转化酶。

【适应证】原发性高血压、合并高血压的 2 型糖尿病肾病的治疗。

【禁忌】已知对本品成分过敏、怀孕的 4~9 个月、哺乳期妇女禁用。作为保险措施,在妊娠的前 3 个月最好不使用本品。

【药代动力学】口服吸收良好,绝对生物利用度为60%~80%,进食不会明显影响其生物利用度。血浆蛋

白结合率约 96%,几乎不和血细胞结合。其分布容积为 53~93L。在肝脏与葡萄糖醛酸结合氧化而被代谢,主要由细胞色素 P450 酶 CYP2C9 氧化代谢,同工酶 CYP3A4 几乎没有效应。10~600mg 范围内显示线性和剂量相关性。口服后 1.5~2 小时可达血浆峰浓度。总清除率和肾清除分别为 157~176ml/min 和 3.0~3.5ml/min,终末清除半衰期为 11~15 小时。每日 1 次服药,3 天内达到血浆稳态浓度。厄贝沙坦及其代谢产物由胆道和肾脏排泄,大约 20% 可在尿液中回收,其余排泄在粪便中,不足 2% 的剂量以原形在尿液中排泄。不能经血液透析清除。肾功能损害的患者或进行血液透析的患者、轻至中度肝硬化患者的药代动力学参数没有明显改变。

【用法用量】口服,初始剂量和维持剂量为每日 150mg,饮食对服药无影响。150mg 比 75mg 能更好地控制 24 小时血压。但对某些特殊的患者,特别是进行血液透析和年龄超过 75 岁的患者,初始剂量可考虑用 75mg。每天 150mg 不能控制血压的患者,剂量增至 300mg,或者增加其他抗高血压药物,尤其是利尿药如氢氯噻嗪。

2 型糖尿病的高血压患者初始剂量为每日 150mg,并增量至 300mg,每日 1 次,作为治疗肾病较好的维持剂量。在必要时加用其他抗高血压药物。

肾功能损伤患者,轻、中度肝功能损害的患者无需调整剂量;血液透析的患者初始剂量为 75mg;对严重肝功能损害的患者目前无临床经验。

血容量和(或)钠不足的患者在使用本品前应纠正。

　　通常对老年患者不需调整剂量,尽管 75 岁以上可考虑由 75mg 作为起始剂量。

　　【不良反应】用于高血压常见眩晕、恶心、呕吐、疲劳、血浆肌酸激酶水平明显增加、体位性眩晕、直立性低血压、骨骼肌疼痛;不常见心动过速、潮红、咳嗽、腹泻、消化不良、胃灼热、性功能障碍、胸痛等。用于伴有肾病的高血压和 2 型糖尿病非常常见头晕、高血钾;常见体位性头晕、直立性低血压、骨骼肌疼痛、血红蛋白减少;罕见出疹、血管神经性水肿等高敏感性反应等。

　　【药物相互作用】

　　1. 当本品和其他降血压药物合用时,其降血压效应可能增强。可和其他降血压药物如长效钙通道阻滞药、β 受体阻断药和噻嗪类利尿药安全合用。

　　2. 合用保钾利尿药、补充钾、含钾的盐替代物或者其他能增加血清钾水平(例如肝素钠)的药物可以导致血清钾增高,不建议合用。

　　3. 合用锂剂时出现毒性作用,血清锂可逆性升高,不推荐合并使用。如果本品需要和锂剂合用时,应对血清锂浓度进行监测。

　　4. 抗高血压作用会被非甾体抗炎药物所减弱。

　　5. 健康男性受试者中,当和厄贝沙坦 150mg 合用时,地高辛的药代动力学没有改变。当和氢氯噻嗪、硝苯地平合用时,厄贝沙坦的药代动力学没有受影响。厄贝沙坦和华法林合用时没有相互影响。

• 药师特别提示 •

1. 服用强效利尿药、饮食中严格限盐以及腹泻、呕吐而使血容量不足的患者可能会发生症状性低血压,特别是在首剂服用时,在开始服用本品之前应纠正这些情况。

2. 存在双侧肾动脉狭窄或单个功能肾的动脉发生狭窄的患者使用影响肾素-血管紧张素-醛固酮系统的药物时发生严重低血压和肾功能不全的危险增加。

3. 肾功能损害的患者使用本品时,推荐对血清钾和肌酐定期监测。没有关于近期行肾移植的患者使用本品的经验。

4. 合并有2型糖尿病和肾脏疾病的高血压患者,厄贝沙坦对肾脏和心血管事件的效应是不一致的,尤其是本品似乎对妇女和非白种人群受益较少。

5. 使用本品的过程中可能会发生高血钾,尤其是存在肾功能损害、由于糖尿病肾损害所致的明显蛋白尿和(或)心力衰竭,建议密切监测这些患者的血清钾水平。

6. 主动脉和二尖瓣狭窄及梗阻性肥厚型心肌病患者使用本品时应谨慎。

7. 原发性醛固酮增多症患者通不推荐使用本品。

8. 药物过量最可能的表现为低血压和心动过速,也会发生心动过缓。应对症和支持性治疗,建议的措施包括催吐和(或)洗胃。药用炭对药物过量治疗有用。血液透析不能清除厄贝沙坦。

■ **氯沙坦钾片**（Losartan Potassium Tablets）

【其他名称】科素亚、缓宁。

【药理作用】本品选择性地作用于血管紧张素Ⅱ（AT₁）受体，阻断任何来源或任何途径合成的血管紧张素Ⅱ所产生的相应的生理作用，包括血管收缩和醛固酮释放。不影响其他激素受体或心血管中重要的离子通道的功能，也不抑制降解缓激肽的血管紧张素转化酶（激肽酶Ⅱ）。

【适应证】原发性高血压。

【禁忌】对本品过敏者、孕妇禁用。哺乳期妇女应从对母体的重要性考虑停止哺乳还是停用药物。

【药代动力学】口服吸收良好，经首过代谢后形成羧酸型活性代谢物及其他无活性的代谢物，生物利用度约为33%。氯沙坦及其活性代谢产物的血药浓度分别在1小时及3~4小时达到峰值。本品与食物同服时，血浆浓度没有明显变化。氯沙坦及其活性代谢产物的血浆蛋白结合率≥99%，主要是与白蛋白结合。氯沙坦的分布容积为34L。约14%的剂量会转化为活性代谢产物，氯沙坦及其活性代谢产物的血浆清除率分别为600和50ml/min，肾清除率分别为74和26ml/min，氯沙坦及其代谢产物经胆汁和尿液排泄。氯沙坦及其活性代谢产物的终末半衰期分别为2小时和6~9小时。每日1次给药100mg时，氯沙坦及其活性代谢产物在血浆中均无明显蓄积。

【用法用量】口服，可同其他抗高血压药物一起使用。可与或不与食物同时服用。对大多数患者，起始和维持剂量为每天1次50mg，治疗3~6周可达到最大降压效果；在部分患者剂量可增加到每天 1 次 100mg；对血管容量不足的患者，可用每天 1 次 25mg 的起始剂量。对老年患者或肾损害患者包括透析的患者不必调整起始剂量，有肝功能损害病史的患者应使用较低剂量。

【不良反应】轻微且短暂，一般不需终止治疗。头晕、直立性低血压、乏力 / 疲乏和眩晕、过敏、血管性水肿、肝功能异常、呕吐、不适、贫血、血小板减少、肌痛、关节痛、偏头痛、癫痫大发作、味觉障碍、咳嗽、荨麻疹、瘙痒、红皮病、高钾血症和低钠血症等。

【药物相互作用】

1. 和氢氯噻嗪、地高辛、华法林、西咪替丁、苯巴比妥、酮康唑和红霉素不具有临床意义上的药物相互作用。

2. 与保钾利尿药（如螺内酯、氯苯蝶啶、阿米洛利）、补钾剂或含钾的盐代用品合用时可导致血钾升高。

3. 合用锂盐应仔细监测血清锂盐水平。

4. 非甾体抗炎药物（NSAIDs）包括选择性环氧合酶 -2 抑制剂（COX-2 抑制剂）可能降低抗高血压的作用。对一些正在服用此类药物的肾功能损害的患者，同时服用本品可能导致进一步的肾功能损害。对肾功能不全的患者进行联合用药治疗时应谨慎。

● 药师特别提示 ●

1. 血管容量不足（如应用大剂量的利尿药）的患者可发生症状性低血压，在使用本品治疗前应该纠正这些情况，或使用较低的起始剂量。

2. 有肝功能损害病史的患者应该考虑使用较低剂量。

3. 敏感个体出现包括肾衰竭在内的肾功能变化,停止治疗后可以恢复。

4. 当发现怀孕时应该尽早停用本品。

5. 尚不知道氯沙坦是否经人乳分泌,应该从对母体重要性的考虑来决定是停止哺乳还是停用药物。

6. 对于能吞咽片剂、体重在 20~50kg 的儿童患者,推荐剂量为每天 1 次 25mg,最大剂量可以增加到每天 1 次 50mg;对于体重 >50kg 的患者,起始剂量为每天 1 次 50mg,最大剂量可以增加到每天 1 次 100mg。对血管容量不足的儿童患者,在服用本品前应该纠正这些状况。新生儿也不推荐使用本品。

7. 用药过量最可能的表现是低血压和心动过速,可发生心跳过缓。如果发生症状性低血压,应该给予支持疗法。氯沙坦及其活性代谢产物都不能通过血液透析而清除。

缬沙坦胶囊 (Valsartan Capsules)

【其他名称】代文、怡方。

【药理作用】本品为口服有活性的强力特异性血管紧张素 (Ang Ⅱ) Ⅱ 受体拮抗剂。它选择性地作用于 AT_1 受体亚型,血管紧张素 Ⅱ 的已知作用就是由 AT_1 受体亚型引起的。在使用本品之后,AT_1 受体封闭,血管紧张素 Ⅱ 血浆水平升高,它会刺激未封闭的 AT_2 受体,同时抗衡 AT_1 受体的作用。缬沙坦对 AT_1 受体没有任何部分激动剂的活性。对其他已知的在心血管调节中起重要作用的激素受体或离子通道无影响。对 ACE 没有抑制作用,不引起缓激肽或 P 物质潴留。

【适应证】轻、中度原发性高血压。

【禁忌】对本品过敏者、孕妇禁用。

【药代动力学】口服吸收迅速,平均绝对生物利用度为 23%。α 相半衰期 <1 小时,终末半衰期约 9 小时。绝大部分(94%~97%)与血清蛋白(主要是白蛋白)结合。稳态分布容积较低(约为 17L),血浆清除速度相对较慢(大约 2L/h)。主要以原形排泄,70% 从粪便排出,30% 从尿排出。

【用法用量】口服,80mg,每天 1 次。剂量与种族、年龄、性别无关。可以在进餐时或空腹服用,每天在同一时间用药。用药 2 周内达确切的降压效果,4 周后达最大疗效。降压效果不满意时,每日剂量可增加至 160mg 或加用利尿药。肾功能不全及非胆管源性、无淤胆的肝功能不全患者无需调整剂量。可与其他抗高血压药物联合应用。

【不良反应】眩晕、咳嗽、腹痛、疲劳、血红蛋白减少、血细胞比容减少、中性粒细胞减少、血小板减少、超敏反应、血钾升高、血管炎、血清胆红素水平升高、血管性水肿、皮疹、瘙痒、肌痛、肾衰竭和肾功能受损、血清肌酐升高等。

【药物相互作用】

1. 合用西咪替丁、华法林、呋塞米、地高辛、阿替洛尔、吲哚美辛、氢氯噻嗪、氨氯地平和格列本脲没有发现明显的药物相互作用。没有发现与诱导或抑制细胞色素P450系统的药物发生相互影响。

2. 与保钾利尿药(如螺内酯、氨苯蝶啶、阿米洛利)联合应用时,补钾或使用含钾制剂可导致血钾浓度升高和引起心力衰竭患者的血清肌酐升高。

3. 非甾体抗炎药(NSAIDs)包括选择性环氧化酶2抑制剂(COX-2)降低抗高血压作用。对于老年患者、血容量减少的患者(包括接受利尿药治疗者)或有肾功能损害者,同时使用可能会使肾功能恶化的风险升高。

● **药师特别提示** ●

1. 当发现妊娠时,应立即停用本品。本品不宜用于哺乳期妇女。

2. 极少数情况下,严重缺钠和(或)血容量不足患者应用本品治疗开始时可能出现症状性低血压。如果发生低血压,应该让患者平卧,必要时静脉输注生理盐水。血压稳定后可以继续本品治疗。

3. 肾、肝功能不全患者不需要调整剂量。

4. 缬沙坦主要以原形从胆汁排泄,胆道梗阻患者应特别小心。

5. 服药患者在驾驶、操纵机器时应小心。

6. 过量可能导致显著的低血压,若服药时间不长,应该催吐治疗,否则常规治疗给予生理盐水静脉输注。血液透析不能清除缬沙坦。

■ **替米沙坦**(Telmisartan)

【其他名称】美卡素、浦美特、安内强、Micardis。

【药理作用】本品为口服起效的特异性血管紧张素Ⅱ受体（AT_1型）拮抗剂。选择性与AT_1受体亚型高亲和性结合，作用持久。在AT_1受体位点无任何部分激动剂的效应，对其他受体无亲和力。导致血管紧张素Ⅱ水平增高，可致血醛固酮水平下降。替米沙坦不抑制人体血浆肾素，亦不阻滞离子通道，不抑制血管紧张素转化酶。

【适应证】成年人原发性高血压。

【禁忌】对本品过敏者，中、晚期妊娠（妊娠的中间3个月和最后3个月）妇女，胆道梗阻性疾病患者，严重的肝、肾功能受损患者禁用。

【药代动力学】吸收迅速，绝对生物利用度平均值约为50%。空腹或饮食状态下服用替米沙坦3小时后的血浆浓度近似。剂量和血浆水平无线性关系。女性与男性相比，C_{max}与AUC分别高出近2~3倍，但对疗效无影响。血浆蛋白结合>99.5%，平均稳态表观分布容积（V_{ss}）约500L。与葡糖苷酸结合代谢，产物无活性。清除半衰期>20小时。几乎完全随粪便排泄，主要以未改变的化合物形式。透析的肾功能不全患者血浆浓度较低。在肾功能不全患者与血浆蛋白高度结合，透析不能清除。肾功能不全患者半衰期不变。肝功能不全患者绝对生物利用度增加约为100%，清除半衰期不变。

【用法用量】口服，每日1次，剂量应个体化。成人初始剂量为每次1片（40mg），在20~80mg的剂量范围内降压疗效与剂量有关。可加大剂量,最大剂量为每日 80mg。轻或中度肾功能不良的患者不需调整剂量,轻或中度肝功能不全的患者每日不超过 40mg。老年人不需调整剂量。疗程开始后的 4~8 周发挥最大药效。

【不良反应】常见后背痛、胸痛、流感样症状、感染症状、眩晕、腹痛、腹泻、消化不良、胃肠功能紊乱、关节痛、腿痉挛或腿痛、肌痛、上呼吸道感染、湿疹。少见视觉异常、多汗、胃肠道系统、口干、胃肠胀气、腱鞘炎样症状、焦虑。偶有血红蛋白下降或尿酸升高等。

【药物相互作用】

1. 合用锂剂可引起可逆性的血锂水平升高和毒性反应。如需合用,则应监测血锂水平。

2. 合用可影响血钾水平或引起高钾血症(如 ACEI、保钾类利尿药、钾离子补充剂、含钾的盐替代品、环孢素或其他药物如肝素钠)的药物,建议监测血钾水平。

3. 药代动力学试验已经研究了本品与地高辛、华法林、氢氯噻嗪、格列本脲、布洛芬、对乙酰氨基酚、氨氯地平等药物的相互作用,可升高地高辛的平均波谷血药浓度 20%(个别病例升高 39%),因此须监测地高辛的血浆浓度。

4. 可加强其他抗高血压药物的降压效果;巴氯芬、氨磷汀可增加本品的降压效果;乙醇、巴比妥类药物、镇静安眠药或抗抑郁剂可增强直立性低血压效应。

5. 当与替米沙坦合用时,辛伐他汀代谢物(辛伐他汀酸)的 C_{max} 有轻度升高且消除加速。

• 药师特别提示 •

1. 不得用于胆汁淤积、胆道阻塞性疾病或严重肝功障碍的患者，慎用于轻、中度肝功能不全的患者。

2. 双侧肾动脉狭窄或单侧功能肾动脉狭窄的病例，出现严重的低血压和肾功能不全的危险性增高。肾功能不全的患者应定期检测血钾水平及血肌酐值。本品不得用于严重的肾功能不全患者。

3. 对于因使用强利尿药治疗、限盐饮食、恶心或呕吐引起血容量不足或血钠水平过低的患者可导致症状性低血压，特别是初次服用后，在使用本品之前应先纠正血钠及血容量水平。

4. 对原发性醛固酮增多症患者无效，不推荐使用。

5. 主动脉瓣或二尖瓣狭窄、梗阻性肥厚型心肌病患者使用本品应特别注意。

6. 可能引起高钾血症，尤其对于肾功能不良和（或）心力衰竭及糖尿病患者，服用本品期间应严密监测血钾水平。

7. 遗传性果糖耐受不良的患者不宜服用本品。

8. 哺乳期间禁用本品。

9. 药物过量最可能的表现是低血压和心动过速，心动过缓也可能发生。密切观察，并做对症和支持治疗，包括催吐和（或）洗胃。药用炭可能有效。密切监测血电解质和肌酐。若发生低血压，患者应平卧，并尽快补充盐分和扩容。

■ 坎地沙坦（Candesartan）

【其他名称】必洛斯、维尔亚。

【药理作用】本品为血管紧张素Ⅱ AT$_1$受体拮抗剂。通过与血管平滑肌 AT$_1$受体结合而拮抗血管紧张素Ⅱ的血管收缩作用,从而降低末梢血管阻力。可通过抑制肾上腺分泌醛固酮而发挥一定的降压作用。

【适应证】原发性高血压。

【禁忌】对本制剂中的成分有过敏史的患者、孕妇或可能妊娠的妇女禁用。

【药代动力学】坎地沙坦的绝对生物利用度约为15%,血浆坎地沙坦浓度的达峰时间为3~4小时。血浆蛋白结合率 >99%,表观分布容积为 0.13L/kg。极少通过血脑屏障,但可透过胎盘屏障并分布至胎儿。坎地沙坦酯为坎地沙坦的前体药,在经胃肠道吸收期间即迅速、完全地水解为坎地沙坦。坎地沙坦主要以原形经尿、粪排泄,极少部分在肝脏经 O- 去乙基化反应生成无活性的代谢产物。排泄半衰期约为 9 小时。高血压患者口服本品 2~16mg/d,连续用药 4 周,坎地沙坦的血浆清除率为14.07L/h,终末消除半衰期为 9~13 小时。

【用法用量】口服,成人一日 1 次 4~8mg 坎地沙坦酯,必要时可增加剂量至 12mg。

【不良反应】血管性水肿、休克、昏厥和失去意识、急性肾衰竭、高血钾、肝功能恶化或黄疸、粒细胞缺乏症、横纹肌溶解、间质性肺炎、低血糖症等。

【药物相互作用】合用保钾利尿药、螺内酯、氨苯蝶啶及补钾药等可出现血清钾浓度升高,特别对肾功能障碍的患者。合用利尿降压药、呋塞米、三氯甲噻嗪等有可能增强降压作用,故应从小剂量开始,慎重用药。

● 药师特别提示 ●

1. 有下列情况者应慎重用药,如双侧或单侧肾动脉狭窄、高血钾、肝功能障碍、严重的肾功能障碍、药物过敏史、老年患者。

2. 因降压作用,有时出现头晕、蹒跚,故进行高空作业、驾驶车辆等操作时应注意。

3. 手术前的 24 小时最好停止服用。

4. 孕妇或有妊娠可能的妇女禁用本药。哺乳期妇女避免用药,必须服药时应停止哺乳。

5. 药物过量的主要表现为症状性低血压和头晕。如果发生症状性低血压,应进行对症治疗及监控生命体征。患者应仰卧,同时抬高双腿。若效果不显著,应输液(如等渗盐水)以增加血浆容量。若以上方法效果均不显著,可以服用拟交感神经药。坎地沙坦不能通过血液透析清除。

■ **奥美沙坦片**(Olmesartan Tablets)

【**其他名称**】傲坦、乐美、兰沙。

【**药理作用**】本品为选择性血管紧张素 II 1 型受体(AT₁)拮抗剂,通过选择性地阻断血管紧张素 II 与血管平滑肌 AT₁ 受体的结合而阻断血管紧张素 II 的收缩血管作用,独立于 Ang II 合成途径之外。奥美沙坦酯是一种前体药物,经胃肠道吸收水解为奥美沙坦。不抑制 ACE,不影响缓激肽。

【适应证】高血压。

【禁忌】对本品成分过敏者禁用。

【药代动力学】单次口服给药或多次给药,奥美沙坦均呈线性药代动力学特性。在 3~5 天之内可以达到稳态血药浓度,每日 1 次给药血浆内无蓄积。口服吸收迅速,完全地去酯化水解为奥美沙坦,绝对生物利用度约为 26%。1~2 小时之后即达血药峰值浓度。进食不影响奥美沙坦的生物利用度。血浆蛋白结合率高达 99%,不穿透红细胞,稳态分布容积约为 17L。不易通过血脑屏障,但可通过胎盘屏障并分布到胎鼠中,也可少量分布于大鼠乳汁之中。奥美沙坦按双相方式被消除,最终消除半衰期约为 13 小时,总血浆清除率为 1.3L/h,肾清除率为 0.6L/h。有 35%~50% 吸收的药物从尿液中排出,其余经胆汁从粪便中排出。最大血浆浓度在年轻成人和 65 岁以上的人群中相似。在多次用药的老年人中奥美沙坦有轻度蓄积。中度肝功能损害患者的 *AUC* 增加了约 60%。严重肾功能损害(肌酐清除率 <20ml/min)患者多次给药后的 *AUC* 约为肾功能正常者的 3 倍。

【用法用量】口服,剂量应个体化。血容量正常的患者,单一治疗的推荐起始剂量为 20mg,每日 1 次;治疗 2 周后剂量可增至 40mg。>40mg 未显示出更大的降压效果。进食与否都可以服用本品。可以与利尿药及其他抗高血压药物合用。老年人、中度到明显的肝肾功能损害(肌酐清除率 <40ml/min)的患者无需调整剂量。对可能的血容

量不足的患者(如接受利尿药治疗的患者,尤其是那些肾功能损害的患者)必须在周密的医学监护下使用,使用较低的起始剂量。

【不良反应】耐受性好,不良事件通常轻微且短暂,并与剂量、性别、年龄及种族差异无关。可能有头晕、背痛、支气管炎、肌酸磷酸激酶升高、腹泻、头痛、血尿、高血糖症、高三酰甘油血症、流感样症状、咳嗽、胸痛、乏力、外周性水肿、腹痛、消化不良、肠胃炎、恶心、心动过速、高胆固醇血症、高脂血症、高尿酸血症、关节疼痛、关节炎、肌肉疼痛、骨骼疼痛、皮疹和面部水肿等。偶见血红蛋白和血细胞比容略有下降等。

【药物相互作用】奥美沙坦酯不通过肝脏细胞色素 P450 系统代谢,对 P450 酶没有影响,不会出现与这些酶抑制、诱导或者代谢相关的药物相互作用。合并应用地高辛或者华法林没有明显的药物相互作用。合并应用抗酸剂 $[Al(OH)_3/Mg(OH)_2]$ 也没有明显改变奥美沙坦的生物利用度。

● 药师特别提示 ●

1. 单侧或者双侧肾动脉狭窄患者可能出现血肌酐或者血尿素氮(BUN)升高,没有在此类患者中长期使用本品的经验。

2. 肾功能损害患者可能出现少尿和(或)进行性氮质血症、急性肾衰竭和(或)死亡。

3. 血容量不足或低钠患者(例如使用大剂量利尿药治疗的患者)在首次服用本品后可能会发生症状性低血压,必须在周密的医疗监护下使用该药治疗。

如果发生低血压,患者应仰卧,必要时静脉滴注生理盐水。一旦血压稳定,可继续用本品治疗。

4. 一旦发现妊娠,应当尽快停止使用本品。如果必须用药,应当告知这些孕妇关于药物对她们胎儿的潜在危害,并进行系列超声波检查来评估羊膜内的情况。

5. 中度至显著肾功能不全(肌酐清除率 <40ml/min)的患者或者中度至显著肝功能不全的患者无需调整剂量。

6. 对哺乳新生儿有潜在的不良影响,必须考虑药物对母亲的重要性以决定终止哺乳或者停药。

7. 尚未建立儿童用药的安全性和有效性数据。

8. 老年患者不需调整剂量,但是不能排除某些年龄较大的个别患者敏感性较高的可能。

9. 药物过量最可能的表现是低血压和心动过速,如果副交感神经系统(迷走神经)兴奋可能会出现心动过缓。如果出现症状性低血压,应该给予适当治疗及支持治疗。奥美沙坦是否可以通过血液透析清除尚未知。

四、利尿药药品说明书和药师特别提示

氢氯噻嗪片(Hydrochlorothiazide Tablets)

【其他名称】双氢氯噻嗪、双氢克尿噻

【药理作用】①对水、电解质排泄的影响:利尿作用,尿钠、钾、氯、磷和镁等离子排泄增加,尿钙排泄减少。主要抑制远端小管前段和近端小管对氯化钠的重吸收,增加远端小管和集合管的 Na^+-K^+ 交换,K^+ 分泌增多。抑制碳酸酐酶活性,抑制磷酸二酯酶活性,抑制肾小管对 Na^+、Cl^- 的主动重吸收。可能有肾外作用机制参与降压,可能是增加胃肠道对 Na^+ 的排泄。②对肾血流动力学和肾小球滤过功能的影响:通过管-球反射,使肾素、血管紧张素分泌增加,肾血管收缩,肾血流量下降,肾小球滤过率下降。对亨氏袢无作用。

【适应证】①水肿性疾病包括充血性心力衰竭,肝硬化腹水,肾病综合征,急、慢性肾炎水肿,慢性肾衰竭早期,肾上腺皮质激素和雌激素治疗所致的水钠潴留;②单独或与其他降压药联合应用治疗原发性高血压;③中枢性或肾性尿崩症;④预防含钙盐成分形成的结石。

【禁忌】尚未明确。

【药代动力学】口服吸收迅速但不完全,进食增加吸收量。部分与血浆蛋白结合,部分进入红细胞内。口服2小时起作用,达峰时间为4小时,作用持续时间为6~12小时。$t_{1/2}$ 为15小时。消除相开始阶段血药浓度下降较快,以后明显减慢,可能由于后阶段药物进入红细胞内有关。主要以原形由尿排泄。

【用法用量】口服。成人:①水肿性疾病,每次25~50mg,每日1~2次;或隔日,或每周连服3~5日。②高血压,每日25~100mg,分1~2次服用,按降压效果调整剂量。小儿每日1~2mg/kg或30~60mg/m²,分1~2次服用,按疗效调整剂量;<6个月的婴儿剂量可达每日3mg/kg。

【不良反应】大多不良反应与剂量和疗程有关。水、电解质紊乱,低钾血症,低氯性碱中毒或低氯、低钾性碱中毒,低钠血症。临床常见的反应有口干烦渴、肌肉痉挛、恶心、呕吐和极度疲乏无力等。高血糖症、高尿酸血症。少数可诱发痛风发作。过敏反应、白细胞减少或缺乏症、血小板减少性紫癜等。

【药物相互作用】①肾上腺皮质激素、促肾上腺皮质激素、雌激素、两性霉素 B 能降低本药的利尿作用,增加发生电解质紊乱的机会;②非甾体消炎镇痛药尤其是吲哚美辛能降低本药的利尿作用;③与拟交感胺类药物合用利尿作用减弱;④考来烯胺(消胆胺)能减少胃肠道对本药的吸收,故应在口服考来烯胺 1 小时前或 4 小时后服用本药;⑤与多巴胺、降压药合用,利尿作用加强;⑥与抗痛风药合用时需调整后者的剂量;⑦使抗凝药、降血糖药作用减弱;⑧洋地黄类药物、胺碘酮等与本药合用时,应慎防因低钾血症引起的副作用;⑨与锂制剂合用,锂的肾毒性增加;⑩乌洛托品与本药合用,其转化为甲醛受抑制,疗效下降;⑪增强非去极化型肌松药的作用;⑫与碳酸氢钠合用,发生低氯性碱中毒的机会增加。

● 药师特别提示 ●

1. 交叉过敏　与磺胺类药物、呋塞米、布美他尼、碳酸酐酶抑制剂有交叉反应。

2. 对诊断的干扰　可致糖耐量降低,血糖、尿糖、血胆红素、血钙、血尿酸、血胆固醇、三酰甘油、低密度脂蛋白浓度升高,血镁、钾、钠及尿钙降低。

3. 下列情况慎用　无尿或严重的肾功能减退者;糖尿病;高尿酸血症或有痛风病史者;严重的肝功能损害者;水、电解质紊乱;高钙血症;低钠血症;红斑狼疮;胰腺炎;交感神经切除者(降压作用加强);黄疸婴儿。

4. 随访检查　①血电解质;②血糖;③血尿酸;④血肌酐、尿素氮;⑤血压。

5. 应从最小有效剂量开始用药,以减少副作用的发生。

6. 有低钾血症倾向的患者应酌情补钾或与保钾利尿药合用。

7. 能通过胎盘屏障,孕妇慎用。哺乳期妇女不宜服用。

■　**吲达帕胺片(Indapamide Tablets)**

【其他名称】寿比山。

【药理作用】本品为磺胺类利尿药。通过抑制远端肾小管皮质稀释段再吸收水与电解质而发挥作用。降压作用未明,可能的机制包括调节血管平滑肌细胞的钙内流;刺激前列腺素 PGE_2 和前列腺素 PGI_2 的合成;减低血管对血管加压胺的超敏感性,抑制血管收缩。本品降压时对心排血量、心率及心律影响小或无。长期用药很少影响肾小球滤过率或肾血流量。不影响血脂及碳水化合物的代谢。

【适应证】原发性高血压。

【禁忌】对磺胺类过敏药物的患者、严重的肾功能不全、肝性脑病或严重的肝功能不全、低钾血症患者禁用。

【药代动力学】口服吸收快而完全,生物利用度达93%,不受食物影响。血浆结合率为71%~79%,也与血管平滑肌的弹性蛋白结合。口服后 1~2 小时血药浓度达高峰。单剂后约 24 小时降压作用达高峰;多次给药 8~12 周达高峰,维持 8 周。半衰期为 14~18 小时。在肝内代谢,约 70% 经肾排泄,其中 7% 为原形,23% 经胃肠道排出。

【用法用量】口服,成人一次 2.5mg,一日 1 次,早晨服用。

【不良反应】腹泻、头痛、食欲缺乏、失眠、反胃、直立性低血压;有皮疹、瘙痒等过敏反应;低血钠、低血钾、低氯性碱中毒。

【药物相互作用】①与肾上腺皮质激素、非甾体抗炎镇痛药同用时利尿利钠作用减弱;②与胺碘酮同用时由于血钾低而易致心律失常;③与口服抗凝药同用时抗凝效应减弱;④与多巴胺同用时利尿作用增强;⑤与其他种类降压药同用时降压作用增强;⑥与拟交感药同用时降压作用减弱;⑦与锂剂合用时可增加血锂浓度并出现过量的征象;⑧与大剂量水杨酸盐合用时,脱水患者可能发生急性肾衰竭;⑨与二甲双胍合用易出现乳酸性酸中毒。

● 药师特别提示 ●

宜用较小的有效剂量减少电解质平衡失调的可

能。最好每晨给药1次,以免夜间起床排尿。用药期间须做手术时,不必停药,须告知麻醉师用药情况。低血钠在早期时是无症状的,因此必须定期检测,尤其是对于高危患者,如老年人和肝硬化患者。孕妇不宜服用。哺乳期妇女用药时应暂停哺乳。

■ 呋塞米注射液(Furosemide Injection)

【其他名称】速尿。

【药理作用】①对水和电解质排泄的作用:本品为袢利尿药,增加水、钠、氯、钾、钙、镁、磷等的排泄,存在明显的剂量 - 效应关系。主要通过抑制肾小管髓袢厚壁段对氯化钠的主动重吸收,肾小管浓缩功能下降,导致水、Na^+、Cl^-排泄增多。由于 Na^+ 重吸收减少,Na^+-K^+ 和 Na^+-H^+ 交换增加,K^+ 和 H^+ 排出增多。可能抑制近端小管和远端小管对 Na^+、Cl^- 的重吸收,促进远端小管分泌 K^+。通过抑制亨氏袢对 Ca^{2+}、Mg^{2+} 的重吸收而增加排泄。②对血流动力学的影响:抑制前列腺素分解酶的活性,使前列腺素 E_2 含量升高,具有扩张血管作用。扩张肾血管,降低肾血管阻力,使肾血流量尤其是肾皮质深部血流量增加。同时肾小球滤过率不下降。扩张肺部容量静脉,降低肺毛细血管通透性,回心血量减少,左心室舒张末期压力降低,有助于急性左心衰竭的治疗。

【适应证】

1. 水肿性疾病,尤其是应用其他利尿药效果不佳时。

与其他药物合用治疗急性肺水肿和急性脑水肿等。

2. 不作为治疗原发性高血压的首选药物,但当噻嗪类药物疗效不佳,尤其伴有肾功能不全或出现高血压危象时尤为适用。

3. 预防急性肾衰竭,用于各种原因导致的肾脏血流灌注不足。

4. 高钾血症及高钙血症。

5. 稀释性低钠血症。

6. 抗利尿激素分泌过多症。

7. 急性药物毒物中毒。

【禁忌】对磺酰胺类、噻嗪类药物过敏者,低钾血症,肝昏迷,超量服用洋地黄者禁用。

【药代动力学】口服吸收率为 60%~70%,进食减慢吸收,但不影响吸收率及其疗效。血浆蛋白结合率为 91%~97%,几乎均与白蛋白结合。能通过胎盘屏障,并可泌入乳汁中。口服和静脉用药的作用开始时间分别为 30~60 分钟和 5 分钟,达峰时间分别为 1~2 小时和 0.33~1 小时,持续时间分别为 6~8 小时和 2 小时。$t_{1/2\beta}$ 存在较大的个体差异,正常人为 30~60 分钟。88% 以原形经肾脏排泄,12% 经肝脏代谢由胆汁排泄。

【用法用量】

1. 成人 ①水肿性疾病,紧急情况或不能口服者静脉注射,开始 20~40mg,必要时每 2 小时追加,直至出现满意疗效。治疗急性左心衰竭时,起始 40mg 静脉注射,必要时每小时追加 80mg,直至出现满意疗效。治疗急性肾衰竭,200~400mg 加于氯化钠注射液 100ml 内静脉滴注,每分钟不超过 4mg。有效者可按原剂量重复或酌情调整,每日总剂量不超过 1g。利尿效果差时不宜再增加。慢性肾功能不全者每日剂量为 40~120mg。②高血压危象,起始 40~80mg 静脉注射,伴急性左心衰竭或急性肾衰竭时酌情增加剂量。③高钙血症,静脉注射,一次 20~80mg。

2. 小儿水肿性疾病　起始按 1mg/kg 静脉注射,必要时每隔 2 小时追加 1mg/kg,最大剂量可达每日 6mg/kg。新生儿应延长用药间隔。

【不良反应】与水、电解质紊乱有关,尤其是大剂量或长期应用时,如直立性低血压、休克、低钾血症、低氯血症、低氯性碱中毒、低钠血症、低钙血症以及与此有关的口渴、乏力、肌肉酸痛、心律失常等。过敏反应(包括皮疹、间质性肾炎)、视觉模糊、光敏感、头晕、头痛、纳差、恶心、呕吐、腹痛、腹泻、胰腺炎、肌肉强直等;骨髓抑制、肝功能损害、指(趾)感觉异常、高血糖、尿糖阳性、高尿酸血症;耳鸣、听力障碍,尤其与其他具有耳毒性的药物同时应用时。

【药物相互作用】

1. 肾上腺糖、盐皮质激素,促肾上腺皮质激素及雌激素,非甾体消炎镇痛药,拟交感神经药物,抗惊厥药物能降低利尿作用,并增加不良反应的发生机会。

2. 与氯贝丁酯(安妥明)合用两药的作用均增强,并可出现肌肉酸痛、强直。

3. 与多巴胺合用利尿作用加强。

4. 含乙醇制剂和可引起血压下降的药物能增强本药

的利尿和降压作用;与巴比妥类药物、麻醉药合用易引起直立性低血压。

5. 与治疗痛风的药物合用需调整后者的剂量。

6. 降低降血糖药的疗效,降低抗凝药物和抗纤溶药物的作用。

7. 加强非去极化型肌松药的作用。

8. 与两性霉素 B、头孢菌素类、氨基糖苷类等合用肾毒性和耳毒性增加,尤其是肾损害时。与抗组胺药物合用时耳毒性增加。与锂合用时肾毒性明显增加。

9. 服用水合氯醛后静脉注射本药可致出汗、面色潮红和血压升高。

10. 与碳酸氢钠合用发生低氯性碱中毒的机会增加。

● 药师特别提示 ●

1. 对磺胺药和噻嗪类利尿药过敏者对本药也可能过敏。

2. 对诊断的干扰 可致血糖升高、尿糖阳性;过度脱水可使血尿酸和尿素氮水平暂时性升高;血 Na^+、Cl^-、K^+、Ca^{2+} 和 Mg^{2+} 浓度下降。

3. 下列情况慎用 无尿或严重的肾功能损害者;糖尿病;高尿酸血症或有痛风病史者;严重的肝功能损害者;急性心肌梗死;胰腺炎或有此病史者;有低钾血症倾向者;红斑狼疮;前列腺肥大。孕妇应避免应用,哺乳期妇女应慎用。

4. 随访检查电解质、血压、肝肾功能、血糖、血尿酸、酸碱平衡情况、听力。

5. 药物剂量应从最小有效剂量开始，根据利尿反应调整剂量。肠道外用药宜静脉给药，不主张肌内注射。常规剂量静脉注射时间应超过 1~2 分钟，大剂量静脉注射时每分钟不超过 4mg。

6. 注射液宜用氯化钠注射液稀释，不宜用葡萄糖注射液稀释。

7. 低钾血症或低钾血症倾向时注意补充钾盐。

8. 少尿或无尿患者应用最大剂量后 24 小时仍无效时应停药。

9. 运动员慎用。

10. 终末期肾脏病患者、充血性心力衰竭和肾病综合征等水肿性疾病时宜肠外途径给药。

■ 氨苯蝶啶片（Triamterene Tablets）

【其他名称】无。

【药理作用】本品为保钾利尿药。直接抑制肾脏远端小管和集合管的 Na^+-K^+ 交换，从而使 Na^+、Cl^-、水排泄增多，K^+ 排泄减少。利尿作用较弱但迅速，与其他利尿药合用能显著增强各自的利尿作用。治疗高血压或水肿时不能作为一线药物。

【适应证】慢性心力衰竭、肝硬化腹水、肾病综合征、肾上腺糖皮质激素治疗过程中发生的水钠潴留、特发性水肿。亦用于对氢氯噻嗪或螺内酯无效者。

【禁忌】高钾血症患者禁用。

【药代动力学】口服后吸收迅速但不完全,生物利用度为 30%~70%。单剂口服后 2~4 小时起效,6 小时达血药峰浓度,作用持续 7~9 小时。血浆蛋白结合率为 40%~70%。半衰期为 1.5~2 小时。吸收后大部分迅速由肝脏代谢,经肾脏排泄,少量经胆汁排泄。

【用法用量】口服。①成人初始剂量为一日 25~100mg,分 2 次服用,与其他利尿药合用时剂量减少。维持阶段隔日服用。最大剂量不超过一日 300mg。②儿童初始剂量为一日 2~4mg/kg 或 120mg/m^2,分 2 次服用,一日或隔日疗法;以后酌情调整剂量,最大剂量不超过一日 6mg/kg 或 300mg/m^2。

【不良反应】常见高钾血症;偶见恶心、呕吐、嗜睡、轻度腹泻、软弱、口干、皮疹、肝损害、肝功能异常等;少见低钠血症、头晕、头痛、光敏感;罕见过敏反应、血液系统损害、肾结石等。

【药物相互作用】

1. 与噻嗪类和袢利尿药合用血尿酸升高,必要时加用治疗痛风的药物。

2. 与 β 肾上腺素受体阻断药合用可增强对血脂、尿酸和血糖浓度的影响。

3. 与完全胃肠道外营养合用可致代谢性酸中毒。

4. 与锂剂合用,锂的肾毒性作用增加。

5. 与甲氨蝶呤合用可增强后者的毒性。

6. 与降血糖药合用时后者的剂量应适当加大。

7. 与洋地黄毒苷合用可使其疗效降低,且合用时禁止补钾,以防血钾过高。

8. 雷尼替丁可减少本药在肠道的吸收,抑制其在肝脏的代谢,并降低肾清除率。

● 药师特别提示 ●

1. 肝肾功能不全、孕妇、哺乳期妇女、无尿、糖尿病、低钠血症、酸中毒、高尿酸血症或有痛风病史者、肾结石或有病史者慎用。

2. 用药期间应注意血常规变化、肝功能等,调整剂量。

3. 给药应个体化,从最小有效剂量开始使用,以减少不良反应。如一日给药 1 次,应于早晨给药,以免夜间排尿次数增多。

4. 用药期间摄取富含钾的食物会增加高钾血症的发生率。

■ **盐酸阿米洛利片(Amiloride Hydrochloride Tablets)**

【其他名称】氨氯吡咪、必达通、胍酰吡嗪、盐酸氨氯吡咪。

【药理作用】本品为保钾利尿药。作用于肾脏远端小管,阻断钠 - 钾离子交换机制,促使钠离子、氯离子排泄而减少钾离子和氢离子分泌,其作用不依赖于醛固酮。很少影响肾小球滤过率和肾血流量,促尿钠排泄和抗高血压活性较弱,与噻嗪类或髓袢类利尿药合用有协同作用。

【适应证】治疗水肿性疾病。亦可用于难治性低钾血症的辅助治疗。

【禁忌】高钾血症、严重的肾功能减退患者禁用。

【药代动力学】口服吸收较差,空腹可使吸收加快,但吸收率不明显增加。单次口服起效时间为 2 小时,达峰时间为 3~4 小时,有效持续时间为 6~10 小时。血浆蛋白结合率很低,体内不被代谢,半衰期为 6~9 小时。约 50% 经肾脏以原形排泄,40% 由粪便排出。

【用法用量】口服,成人初始一次 2.5~5mg,一日 1 次,与食物同服。以后酌情调整剂量,一日最大剂量为 20mg。

【不良反应】高钾血症,偶可引起低钠血症、高钙血症、轻度代谢性酸中毒;血糖升高(尤其是糖尿病患者)和血浆肾素浓度升高;口干、恶心、腹胀、头昏、胸闷、鼻充血、咳嗽、尿频等。

【药物相互作用】

1. 与碘造影剂合用可增加急性肾功能不全的危险,给予造影剂前应补足水分。

2. 与抗精神病药合用可增加直立性低血压的危险。

3. 与他克莫司合用易发生致死性高钾血症,尤其是肾功能不全者。

4. 与排钾利尿药合用部分患者(尤其是肾功能不全或糖尿病患者)有发生低血钾或高血钾的可能。

● 药师特别提示 ●

1. 给药应个体化,从最小有效剂量开始使用,进食时或餐后服药,以减少不良反应。如一日给药 1 次,则应于早晨给药,以免夜间排尿次数增多。

2. 下列情况慎用,如少尿、糖尿病、酸中毒和低钠血症、肾功能损害。

3. 服药期间如发生高钾血症,应立即停药,并给予相应处理。

4. 利尿、降压作用很轻,常在应用其他利尿药的同时考虑保钾时加用本药,常与氢氯噻嗪、呋塞米等合用。不经肝脏代谢,可用于肝功能损害的患者。

5. 长期服用本品应定期查血钾、钠、氯水平。

■ **螺内酯片**(Spirolactone Tablets)

【其他名称】安体舒通、螺旋内脂、使尔通。

【药理作用】本品为低效利尿药、醛固酮竞争性抑制剂。作用于远曲小管和集合管的皮质段部位,阻断 Na^+-K^+ 和 Na^+-H^+ 交换,使 Na^+、Cl^- 和水排泄增多,K^+、Mg^{2+} 和 H^+ 排泄减少,对 Ca^{2+} 和 P^{3+} 的作用不定。对肾小管其他各段无作用。对肾小管以外的醛固酮靶器官也有作用。

【适应证】水肿性疾病,与其他利尿药合用治疗充血性水肿、肝硬化腹水、肾性水肿等,也用于特发性水肿的治疗。治疗高血压的辅助药物。原发性醛固酮增多症的诊断和治疗。与噻嗪类利尿药合用增强利尿效应和预防低钾血症。

【禁忌】高钾血症、肾衰竭患者禁用。

【药代动力学】口服吸收较好,1 日左右起效,2~3 日作用达峰值,停药后作用仍可维持 2~3 日。生物利用度 >90%,血浆蛋白结合率在 90% 以上。一日服药 1~2 次,平均半衰期为 19 小时;一日服药 4 次,半衰期缩短为 12.5 小时。主要在肝脏灭活,80% 迅速代谢为有活性的坎利酮。

药物或代谢产物能通过胎盘,也能经乳汁排泄。约 10% 以原形从肾脏排泄,无活性的代谢产物从肾脏和胆道排泄。

【用法用量】口服。

1. 成人 水肿性疾病:开始一日 40~120mg,分 2~4 次服用,至少连服 5 日酌情调整。高血压:开始一日 40~80mg,分次服用,至少用药 2 周酌情调整。原发性醛固酮增多症:手术前一日 100~400mg,分 2~4 次服用;不宜手术者选用较小剂量维持。诊断原发性醛固酮增多症:长期试验,一日 400mg,分 2~4 次服用,连用 3~4 周;短期试验,一日 400mg,分 2~4 次服用,连用 4 日。

2. 儿童 水肿性疾病:开始一日 1~3mg/kg 或 30~90mg/m²,单次或分 2~4 次服用,连用 5 日后酌情调整;一日最大剂量为 3~9mg/kg 或 90~270mg/m²。

【不良反应】常见高钾血症、胃肠道反应;少见低钠血症;抗雄激素样作用或对其他内分泌系统的影响,长期服用致男性乳房发育、阳痿、性功能低下,女性乳房胀痛、声音变粗、毛发增多、月经失调、性功能下降;中枢神经系统表现,长期或大剂量服用本药可发生行走不协调、头痛等。

【药物相互作用】

1. 肾上腺皮质激素尤其是具有较强的盐皮质激素作用者、促肾上腺皮质激素能减弱本药的利尿作用,拮抗潴钾作用。甘珀酸钠、甘草类制剂具有醛固酮样作用,可降低利尿作用。

2. 雌激素能引起水钠潴留,减弱利尿作用。

3. 非甾体消炎镇痛药尤其是吲哚美辛能降低利尿作

用,增加肾毒性。

4. 拟交感神经药物降低降压作用。

5. 多巴胺加强利尿作用。与引起血压下降的药物合用,利尿和降压效果均加强。

6. 与下列药物合用时发生高钾血症的机会增加,如含钾药物、库存血、血管紧张素转化酶抑制剂即普利类、血管紧张素Ⅱ受体拮抗剂沙坦类和环孢素等。

7. 与葡萄糖胰岛素液、碱剂、钠型降钾交换树脂合用发生高钾血症的机会减少。

8. 使地高辛的半衰期延长。

9. 与氯化铵合用易发生代谢性酸中毒。

10. 与具有肾毒性的药物合用肾毒性增加。

● 药师特别提示 ●

1. 给药应个体化,从最小有效剂量开始使用,进食时或餐后服药,以减少不良反应,可能提高生物利用度。如一日给药 1 次,应于早晨给药,以免夜间排尿次数增多。

2. 不要服用钾补充剂,避免进食太多富含钾的食物。

3. 起效较慢,维持时间较长,首日剂量可增至常规剂量的 2~3 倍,以后酌情调整。与其他利尿药合用时,先于其他利尿药 2~3 日服用。已应用其他利尿药后加用本药时,其他利尿药的剂量应在最初 2~3 日减量 50%,以后酌情调整。停药时,本药应先于其他利尿药 2~3 日停用。

五、β受体阻断药药品说明书和药师特别提示

■ 富马酸比索洛尔片（Bisoprolol Fumarate Tablets）

【其他名称】康忻、博苏。

【药理作用】本品为高选择性的 β_1 肾上腺受体阻断药，无内在拟交感活性和膜稳定活性。对血管平滑肌的 β_1 受体有高亲和力，对支气管和调节代谢的 β_2 受体亲和力低。无明显的负性肌力效应。通过阻断心脏的 β 受体而降低机体对交感肾上腺素能活性的反应，引起心率减慢、心肌收缩力降低，从而降低心肌耗氧量。长期服用可以降低开始服药时增强的外周阻力。

【适应证】高血压、心绞痛；伴有左心室收缩功能减退（射血分数≤35%）的慢性稳定性心力衰竭。使用本品时需遵医嘱接受 ACEI、利尿药和选择性使用强心苷类药物治疗。

【禁忌】急性心力衰竭或处于心力衰竭失代偿期需用静脉注射正性肌力药物治疗的患者；心源性休克者；二至三度房室传导阻滞者（未安装心脏起搏器）；病态窦房结综合征患者；窦房传导阻滞者；引起症状的心动过缓者；有症状的低血压；严重的支气管哮喘或严重的慢性阻塞性肺疾病患者；严重的外周动脉闭塞疾病和雷诺综合征患者；未经治疗的嗜铬细胞瘤患者；代谢性酸中毒患者；已知对比索洛尔及其衍生物或本品中的任何成分过敏的患

者禁用。

【药代动力学】口服几乎吸收完全,肝脏首过效应小,生物利用度约 90%。血浆蛋白结合率约 30%,分布容积为 3.5L/kg,清除率约 15L/h。每天 1 次给药后血浆半衰期为 10~12 小时。50% 通过肝脏代谢为无活性的代谢产物后从肾脏排出,50% 以原形从肾脏排出。口服 3~4 小时达到最大效应,可以持续 24 小时,通常在 2 周后达到最大抗高血压效应。慢性心力衰竭患者(NYHA Ⅲ级)的血浆比索洛尔水平较高,半衰期延长。每天口服 10mg 后达稳态时的最大血浆浓度为 (64 ± 21)ng/ml,半衰期为 (17 ± 5) 小时。

【用法用量】早晨并可以在进餐时服用本品,用水整片送服,不应咀嚼服用。

1. 高血压或心绞痛　每日 1 次,每次 5mg。轻度高血压患者可以从 2.5mg 开始治疗。剂量可增至每日 1 次,每次 10mg。

2. 慢性稳定性心力衰竭　开始治疗时患者的病情必须稳定(无急性衰竭)。每日 1 次,从低剂量开始,按以下方案逐渐增加剂量:1.25mg,用药 1 周,耐受性良好则增加至 2.5mg,继续用药 1 周,耐受性良好则增加至 3.75mg,继续用药 1 周,耐受性良好则增加至 5mg,继续用药 4 周,耐受性良好则增加至 7.5mg,继续用药 4 周,耐受性良好则增加至 10mg,作为维持治疗,最大推荐剂量为 10mg。

建议在首次服用后及剂量递增期间严密监测生命体

征(血压、心率)、传导阻滞和心力衰竭恶化的症状。

【不良反应】轻度乏力,胸闷,头晕,头痛,心动过缓,嗜睡,心悸,下肢水肿,腹泻,腹疼,便秘,恶心,红斑,瘙痒,低血压,脉搏缓慢或房室传导阻滞,麻刺感或四肢冰凉,肌肉无力,肌肉痛性痉挛及泪少;对伴有糖尿病的年老患者其糖耐量可能降低,并掩盖低血糖的表现;呼吸短促等。

【药物相互作用】

1. 不推荐的合并用药 治疗慢性稳定性心力衰竭时不推荐与Ⅰ类抗心律失常药物(如丙吡胺、奎尼丁)同时使用;所有适应证不推荐与钙拮抗剂如维拉帕米和地尔硫草、中枢性降压药物(如可乐定、甲基多巴、莫索尼定、利美尼定)同时使用。

2. 需谨慎的合并用药 治疗高血压和心绞痛时合用Ⅰ类抗心律不齐药物(如丙吡胺、奎尼丁)应谨慎。所有适应证治疗中需谨慎的合并用药有钙拮抗剂如二氢吡啶类衍生物(如硝苯地平)、三类抗心律失常药物(如胺碘酮)、拟副交感神经药物(包括他克林)、其他β受体阻断药包括滴眼剂、胰岛素和口服抗糖尿病药物、麻醉剂、洋地黄毒苷、非甾体消炎药、同时激活β和α肾上腺受体的肾上腺素激动药(如去甲肾上腺素、肾上腺素)、抗高血压药物及其他有降压作用的药物(如三环类抗抑郁药、巴比妥类、吩噻嗪)、甲氟喹、单胺氧化酶抑制剂(MAO-B抑制剂除外)。

• 药师特别提示 •

1. 应在早晨并可以在进餐时服用本品,用水整片送服,不应咀嚼服用。

2. 除非特别指明,否则使用本品时不得突然停药。如需停药时,应逐渐减量停用。

3. 慢性稳定性心力衰竭的治疗开始治疗时患者的病情必须稳定(无急性衰竭)。

4. 高血压或心绞痛治疗时,轻、中度肝、肾功能不全的患者通常不需要调整剂量。严重肾衰竭(肌酐清除率 <20ml/min)和严重肝功能异常的患者每日剂量不得超过 10mg。

5. 老年患者用药不需要剂量调整。

■ 酒石酸美托洛尔片(Metoprolol Tartrate Tablets)

【其他名称】倍他乐克、伯他乐安、甲氧乙心安、美多洛尔、美多心安、美他新、美托洛尔、蒙得康、素可丁、托西尔康。

【药理作用】本品为选择性的 β_1 受体阻断药,其对心脏 β_1 受体产生作用所需的剂量低于其对外周血管和支气管上的 β_2 受体产生作用所需的剂量。随剂量增加,β_1 受体选择性可能降低。无 β 受体激动作用,几乎无膜激活作用,有负性变力和变时作用。减弱儿茶酚胺的作用,降低心率、心排血量及血压。不妨碍正常的生理性血管扩张。抑制肾素释放,降低血浆肾素浓度。

【适应证】用于治疗高血压、心绞痛、心肌梗死、肥厚型心肌病、主动脉夹层、心律失常、甲状腺功能亢进、心脏神经官能症等。近年来尚用于心力衰竭的治疗。

【禁忌】心源性休克;病态窦房结综合征;二、三度房室传导阻滞;不稳定的失代偿性心力衰竭患者(肺水肿、低灌注或低血压);持续地或间歇地接受β受体激动剂正变力性治疗的患者;有症状的心动过缓或低血压;心率<45次/分、P-Q 间期 >0.24 秒或收缩压 <100mmHg 的怀疑急性心肌梗死的患者;伴有坏疽危险的严重外周血管疾病患者;对本品中的任何成分或其他β受体阻断药过敏者禁用。

【药代动力学】口服吸收迅速完全,生物利用度为40%~50%。在服药后 1~2 小时达到最大的β受体阻断作用。每日 1 次口服 100mg 后,对心率的作用在 12 小时后仍显著。蛋白结合率低(约 12%)。主要在肝脏由 CYP2D6代谢,三个主要的代谢物无活性。血浆半衰期为 3~5 小时。约 5% 以原形由肾排泄,其余的均被代谢。能透过血-脑脊液屏障及胎盘屏障,能少量分泌入乳汁中。

【用法用量】空腹口服,剂量应个体化。

1. 高血压　每日 100~200mg,分 1~2 次服用。

2. 急性心肌梗死　主张在早期,即最初的几小时内使用。一般用法为可先静脉注射美托洛尔一次 2.5~5mg(2 分钟内),每 5 分钟 1 次,共 3 次,总剂量为 10~15mg。之后 15 分钟开始口服 25~50mg,每 6~12 小时 1 次,共24~48 小时;然后口服一次 50~100mg,一日 2 次。

3. 不稳定型心绞痛　主张早期使用,用法用量可参照急性心肌梗死。

4. 急性心肌梗死发生心房颤动时若无禁忌可静脉

使用美托洛尔,其方法同上。

5. 心肌梗死后若无禁忌应长期使用,一般一次 50~100mg,一日 2 次。

6. 高血压、心绞痛、心律失常、肥厚型心肌病、甲状腺功能亢进等症时,一般一次 25~50mg,一日 2~3 次;或一次 100mg,一日 2 次。

7. 心力衰竭　应在使用洋地黄和(或)利尿药等抗心力衰竭的治疗基础上使用本药。起初一次 6.25mg,一日 2~3 次;以后视临床情况每数日至一周 1 次增加 6.25~12.5mg,一日 2~3 次;最大剂量可用至一次 50~100mg,一日 2 次。

8. 最大剂量一日不应超过 300~400mg。

【不良反应】不良反应的发生率约为 10%,通常与剂量有关。常见疲劳、头痛、头晕、肢端发冷、心动过缓、心悸、腹痛、恶心、呕吐、腹泻和便秘;少见胸痛、体重增加、心力衰竭暂时恶化、睡眠障碍、感觉异常、气急、支气管哮喘或有气喘症状者可发生支气管痉挛等。

【药物相互作用】

1. 本品为 CYP2D6 的作用底物,抑制 CYP2D6 的药物可影响美托洛尔的血浆浓度。抑制 CYP2D6 的药物如奎尼丁、特比萘芬、帕罗西汀、氟西汀、舍曲林、塞来昔布、普罗帕酮和苯海拉明。对于服用本品的患者,在开始上述药物的治疗时应减低本品的剂量。

2. 应避免与巴比妥类药物、普罗帕酮、维拉帕米合并使用。与下列药物合并使用时需谨慎,可能需要调整剂量,如胺碘酮、Ⅰ类抗心律失常药物、非甾体抗炎/抗风湿药、苯海拉明、地尔硫䓬、肾上腺素、苯丙醇胺、奎尼丁、可乐定、利福平等;其他β受体阻断药(如滴眼液)或单胺氧化酶(MAO)抑制剂、口服降血糖药、西咪替丁、肼屈嗪等。

● 药师特别提示 ●

1. 剂量应个体化,以避免心动过缓的发生。应空腹服药,进餐时服药可使本品在肝内代谢减慢,生物利用度增加。

2. 肾功能对本品的清除率无明显影响,因此肾功能损害患者无需调整剂量。

3. 通常肝硬化患者所用美托洛尔的剂量与肝功能正常者相同,仅在肝功能损害非常严重时(如旁路手术患者)才需考虑减少剂量。

4. 对支气管哮喘或其他慢性阻塞性肺疾病患者应同时给予足够的扩支气管治疗,β_2受体激动剂的剂量可能需要增加。

5. 嗜铬细胞瘤患者若使用本品,应考虑合并使用α受体阻断药。

6. 对于要进行全身麻醉的患者,至少在麻醉前48小时停用本品。

7. 尽可能逐步减量撤药,整个过程至少2周,直至减至25mg,并密切监测。

8. 用药过程中可能有眩晕和疲劳,因此在需要集中注意力时,如驾驶和操作机械时应慎用。

■ **琥珀酸美托洛尔缓释片**(Metoprolol Succinate Sustained-Release Tablets)

【其他名称】倍他乐克缓释片。

【药代动力学】参见酒石酸美托洛尔。缓释剂型药物以几乎恒定的速度释放约 20 小时,血药浓度平稳,作用超过 24 小时。

【用法用量】口服,一天 1 次,最好在早晨服用,可掰开服用,但不能咀嚼或压碎,服用时应该用至少半杯液体送服。同时摄入食物不影响其生物利用度。剂量应个体化,以避免心动过缓的发生。

1. 高血压 47.5~95mg,一日 1 次。服用 95mg 无效的患者可合用其他抗高血压药,最好是利尿药和二氢吡啶类钙拮抗剂,或者增加剂量。

2. 心绞痛 95~190mg,一日 1 次。需要时可合用硝酸酯类药物或增加剂量。

3. 心功能 Ⅱ 级的稳定性心力衰竭患者 治疗起始的 2 周内推荐起始用量为 23.75mg,一日 1 次;2 周后可增至 47.5mg,一日 1 次;此后每 2 周剂量可加倍。长期治疗的目标用量为 190mg,一日 1 次。

4. 心功能 Ⅲ ~ Ⅳ 级的稳定性心力衰竭患者 推荐起始用量为 11.875mg,一日 1 次。1~2 周后剂量可加至 23.75mg,一日 1 次。再过 2 周后剂量可增至 47.5mg,一日 1 次。对于那些能耐受更高剂量的患者,每 2 周可将剂量加倍,最大可至 190mg,一日 1 次。增加剂量的过程中应密切观察患者。

5.症状稳定的心力衰竭 与血管紧张素转化酶抑制剂、利尿药或洋地黄类药物联合治疗。稳定性慢性心力衰竭患者至少在最近 6 周末发生过急性心力衰竭,且至少在近 2 周末改变基本的治疗。

【药理作用】、【适应证】【禁忌】、【不良反应】、【药物相互作用】、【药师特别提示】同酒石酸美托洛尔片。

■ 阿替洛尔片(Atenolol Tablets)

【其他名称】氨酰心安。

【药理作用】本品为选择性 β_1 肾上腺素受体阻断药,不具有膜稳定作用和内源性拟交感活性。不抑制异丙肾上腺素的支气管扩张作用,其降血压与减少心肌耗氧量的机制与普萘洛尔相同。减少急性心肌梗死 0~7 天的病死率。治疗剂量对心肌收缩力无明显抑制。

【适应证】主要用于治疗高血压、心绞痛、心肌梗死,也可用于心律失常、甲状腺功能亢进、嗜铬细胞瘤。

【禁忌】二~三度心脏传导阻滞、心源性休克、病态窦房综合征及严重的窦性心动过缓患者禁用。

【药代动力学】口服吸收快但不完全,口服吸收 50%,于 2~4 小时达峰浓度,口服后作用持续时间可达 24 小时,广泛分布于各组织中,小量可通过血 - 脑脊液屏障。健康人的分布容积为 50~75L。血中半衰期为 6~7 小时,主要以原形自尿排出,肾功能受损时半衰期延长,可在体内蓄积,血液透析时可予清除。对脑部组织的渗透很低,血浆蛋白结合率极低(6%~16%)。

【用法用量】口服,成人开始每次 6.25~12.5mg,一日 2 次,按需要及耐受量渐增至 50~200mg。

【不良反应】在心肌梗死患者中,最常见的不良反应为低血压和心动过缓;其他反应可有头晕、四肢冰冷、疲劳乏力、肠胃不适、精神抑郁、脱发、血小板减少症、银屑病样皮肤反应、银屑病恶化、皮疹及干眼等;罕见引起敏感患者的心脏传导阻滞。

【药物相互作用】与其他抗高血压药物及利尿药并用能加强其降压效果。与 I 类抗心律失常药、维拉帕米、麻醉剂合用要特别谨慎。β 受体阻断药会加剧停用可乐定引起的高血压反跳,如两药联合使用,本药应在停用可乐定前几天停用;如果用本药取代可乐定,应在停止服用可乐定数天后才开始 β 受体阻断药的疗程。

● 药师特别提示 ●

1. 老年人用药时所需剂量可以减少,尤其是肾功能衰退的患者。儿童应从小剂量开始,0.25~0.5mg/kg,每日 2 次。注意监测心率、血压。

2. 有心力衰竭症状的患者用本品时给予洋地黄或利尿药合用,如心力衰竭症状仍存在,应逐渐减量使用。

3. 停药过程至少 3 天,常可达 2 周。如有撤药症状,如心绞痛发作,则暂时再给药,待稳定后渐停用。

4. 本品可改变因血糖降低而引起的心动过速;患有慢性阻塞性肺疾病的高血压患者慎用。

■ **普萘洛尔片**（Propranolol Tablets）

【其他名称】心得安、萘心安、Inderal。

【药理作用】本品为非选择性竞争性肾上腺素 β 受体阻断药。阻断心脏上的 β_1、β_2 受体,拮抗交感神经兴奋和儿茶酚胺的作用,降低心脏的收缩力与收缩速度;抑制血管平滑肌收缩,降低心肌耗氧量,治疗心绞痛。抑制心脏起搏点电位的肾上腺素能受体兴奋,治疗心律失常。亦可通过中枢、肾上腺素能神经元阻滞,抑制肾素释放以及心排血量降低等作用,治疗高血压。竞争性拮抗异丙肾上腺素和去甲肾上腺素的作用,阻断 β_2 受体,降低血浆肾素活性,可致支气管痉挛。抑制胰岛素分泌,使血糖升高,掩盖低血糖症状。有膜稳定作用及抑制血小板膜 Ca^{2+} 转运,以及明显的抗血小板聚集作用。

【适应证】高血压;劳力型心绞痛;作为二级预防,降低心肌梗死的病死率;控制室上性快速性心律失常、室性心律失常,特别是与儿茶酚胺有关或洋地黄引起的心律失常;用于洋地黄疗效不佳的房扑、房颤心室率的控制,也可用于顽固性期前收缩;减低肥厚型心肌病的流出道压差,减轻心绞痛、心悸与昏厥等症状;配合 α 受体阻断药用于嗜铬细胞瘤患者控制心动过速;控制甲状腺功能亢进症的心率过快,也可用于治疗甲状腺危象。

【禁忌】支气管哮喘、心源性休克、心脏传导阻滞(二～三度房室传导阻滞)、重度或急性心力衰竭、窦性心动过缓患者禁用。

【**药代动力学**】口服吸收较完全,肝内广泛代谢,生物利用度约 30%。服药后 1~1.5 小时达血药浓度峰值,消除半衰期为 2~3 小时,血浆蛋白结合率为 90%~95%。个体血药浓度存在明显差异,表观分布容积为 3.9~6.0L/kg。经肾脏排泄,主要为代谢产物,小部分(<1%)为母药。不能经透析排出。

【**用法用量**】口服,成人剂量如下:

1. 高血压 初始剂量为 10mg,一日 3~4 次,可单独使用或与利尿药合用;剂量应逐渐增加,一日最大剂量为 200mg。

2. 心绞痛 开始时 5~10mg,一日 3~4 次;每 3 日可增加 10~20mg,可渐增至每日 200mg,分次服。

3. 心律失常 每次 10~30mg,一日 3~4 次,根据需要及耐受程度调整用量。

4. 心肌梗死 每日 30~240mg,一日 2~3 次。

5. 肥厚型心肌病 每次 10~20mg,一日 3~4 次,按需要及耐受程度调整剂量。

6. 嗜铬细胞瘤 每次 10~20mg,一日 3~4 次。术前用 3 天,一般应先用 α 受体阻断药,待药效稳定后加用普萘洛尔。

【**不良反应**】眩晕、神志模糊、精神抑郁、反应迟钝、头昏、心率过慢;较少见的有支气管痉挛及呼吸困难、充血性心力衰竭;更少见的有发热和咽痛、皮疹、出血倾向、低血压、四肢冰冷、腹泻、倦怠、眼口或皮肤干燥、恶心、指

(趾)麻木、异常疲乏等。

【药物相互作用】

1. 与利血平、单胺氧化酶抑制剂合用加重低血压等不良反应。

2. 与洋地黄合用可发生房室传导阻滞而使心率减慢。

3. 与钙拮抗剂合用特别是静脉注射维拉帕米,抑制心肌和传导系统。

4. 与肾上腺素、去氧肾上腺素或拟交感胺类合用可引起显著的高血压、心率过慢,也可出现房室传导阻滞。

5. 与异丙肾上腺素或黄嘌呤合用可使后者的疗效减弱。

6. 与氟哌啶醇合用可导致低血压及心脏停搏。

7. 与氢氧化铝凝胶合用可降低普萘洛尔的肠吸收。

8. 乙醇可减缓本品的吸收速率。

9. 与苯妥英、苯巴比妥和利福平合用可加速本品的清除。

10. 与氯丙嗪合用可增加两者的血药浓度。

11. 与安替比林、茶碱类和利多卡因合用可降低本品的清除率。

12. 与甲状腺素合用导致 T_3 浓度的降低。

13. 与西咪替丁合用可降低本品的肝代谢,延缓消除,增加普萘洛尔的血药浓度。

14. 可影响血糖水平,故与降血糖药同用时需调整后者的剂量。

━━━ ● 药师特别提示 ● ━━━

1. 与食物共进可使本品在肝内的代谢减慢,生物利用度增加。

2. 耐受量的个体差异大,用量必须个体化。首次使用时需从小剂量开始,逐渐增加剂量并密切观察反应以免发生意外。

3. 冠心病患者使用本品不宜骤停,否则可出现心绞痛、心肌梗死或室性心动过速。甲亢患者使用本品也不可骤停,否则使甲亢症状加重。长期使用本品者撤药时须逐渐递减剂量。

4. 因老年患者对药物的代谢与排泄能力低,应适当调整剂量。

5. 剂量过大时引起低血压、心动过缓、惊厥、呕吐,可诱发缺血性脑梗死,可有心源性休克,甚至死亡。

■ **艾司洛尔注射液(Esmolol for Injection)**

【其他名称】Brevibloc、爱络。

【药理作用】本品为选择性 β_1 肾上腺素受体阻断药。快速起效,作用时间短。主要作用于心肌 β_1 肾上腺素受体,大剂量时对气管和血管平滑肌 β_2 肾上腺素受体也有阻断作用。治疗剂量无内在拟交感作用或膜稳定作用。降低正常人运动时及静息时的心率,对抗异丙肾上腺素引起的心率增快。其降血压作用与 β 肾上腺素受体阻断程度呈相关性。静脉注射停止后 10~20 分钟 β 肾上腺素受体阻断作用即基本消失。

【**适应证**】心房颤动、心房扑动时控制心室率;围术期高血压;窦性心动过速。

【**禁忌**】支气管哮喘或有支气管哮喘病史、严重的慢性阻塞性肺疾病、窦性心动过缓、二～三度房室传导阻滞、难治性心功能不全、心源性休克、对本品过敏者禁用。

【**药代动力学**】分布半衰期约 2 分钟,消除半衰期约 9 分钟。经负荷量,继以 0.05~0.3mg/(kg·min)的剂量静脉滴注,5 分钟内即可达到稳态血药浓度。血浆蛋白结合率约 55%。主要经红细胞胞质中的酯酶作用迅速水解代谢。总清除率约 20L/(kg·h),代谢不受组织血流量的影响。用药后 24 小时内,73%~88% 的药物以酸性代谢产物的形式由尿排出,仅 2% 以原形由尿排出。

【**用法用量**】

1. 控制心房颤动、心房扑动时的心室率 成人先静脉注射负荷量 0.5mg/(kg·min),约 1 分钟静脉滴注维持量自 0.05mg/(kg·min)开始,4 分钟后若疗效理想则继续维持,若疗效不佳可重复给予负荷量并将维持量以 0.05mg/(kg·min)的幅度递增。维持量最大可加至 0.3mg/(kg·min),但 0.2mg/(kg·min)以上的剂量未显示能带来明显的好处。

2. 围术期高血压或心动过速 即刻控制剂量 1mg/kg 于 30 秒内静脉注射,继续予 0.15mg/(kg·min)静脉滴注,最大维持量为 0.3mg/(kg·min)。逐渐控制剂量同室上性心动过速的治疗。治疗高血压的用量通常较治疗心律失常的用量大。

【**不良反应**】大多数不良反应为轻度、一过性的。最重要的不良反应是低血压。其他包括心动过缓、传导阻滞、外周灌注不足、头痛、头晕、嗜睡、乏力、惊厥、气管痉挛、呼吸困难、消化不良、腹部不适、恶心、呕吐、便秘、口干，以及注射部位炎症反应、血栓性静脉炎和外渗性皮肤坏死等。

【药物相互作用】

1. 与交感神经节阻滞药合用有协同作用，应防止发生低血压、心动过缓、晕厥。

2. 与华法林合用，本品的血药浓度似会升高，但临床意义不大。

3. 与地高辛合用时，地高辛的血药浓度可升高10%~20%。

4. 与吗啡合用时，本品的稳态血药浓度会升高46%。

5. 与琥珀胆碱合用可延长琥珀胆碱的神经肌肉阻滞作用5~8分钟。

6. 降低肾上腺素的药效。

7. 与维拉帕米合用于心功能不良的患者会导致心脏停搏。

● 药师特别提示 ●

1. 老年人对降压、降心率作用敏感，肾功能较差，应用本品时需慎重。

2. 改变静脉滴注速度可很快改变血药浓度。

3. 高浓度给药会造成严重的静脉反应，包括血栓性静脉炎，故应避免用10mg/ml以上的浓度给药，尽量采用大静脉给药。

六、α 受体阻断药药品说明书和药师特别提示

■ 哌唑嗪(Prazosin)

【其他名称】降压新、脉安平、脉宁平、Alpress、Furazosin、Hypovase、Minipress、Prazosinum、Sinetens、Vasoflex。

【药理作用】本品为选择性突触后 α_1 受体阻断药。松弛血管平滑肌,扩张周围血管,降低周围血管阻力,降低血压。不影响 α_2 受体,很少发生反射性心动过速,对心排血量的影响较小,不增加肾素分泌。扩张动脉和静脉,降低心脏前负荷与后负荷,使左心室舒张末压下降,改善心功能,对肾血流量与肾小球滤过率的影响小。

【适应证】轻、中度高血压,常作为二线药物;充血性心力衰竭,主要是缓解严重的难治性患者的症状。

【禁忌】对本品过敏者禁用。

【药代动力学】口服吸收完全,生物利用度为 50%~85%,血浆蛋白结合率为 97%。口服 2 小时起降压作用,血药浓度达峰时间为 1~3 小时,$t_{1/2}$ 为 2~3 小时,持续作用 10 小时。主要经肝代谢,随胆汁与粪便排泄,尿中仅占 6%~10%,5%~11% 以原形排出,其余以代谢物排出。心力衰竭时 $t_{1/2}$ 可延长达 6~8 小时。不能被透析清除。

【用法用量】口服,成人一次 0.5~1mg,一日 2~3 次(首剂为 0.5mg,睡前服);逐渐按疗效调整为一日 6~15mg,分 2~3 次服。每日超过 20mg,疗效不进一步增加。

【不良反应】常见眩晕、头痛、嗜睡、精神差、心悸、恶心、呕吐、腹泻、便秘、水肿、直立性低血压、晕厥、头晕、抑郁、易激动、皮疹、瘙痒、尿频、视物模糊、巩膜充血、鼻塞、鼻出血。偶见腹部不适、腹痛、肝功能异常、胰腺炎、心动过速、感觉异常、幻觉、脱发、扁平苔藓、大小便失禁、阳痿、阴茎持续勃起、耳鸣、发热、出汗、关节炎和抗核抗体阳性。

【药物相互作用】

1. 与钙拮抗剂或其他降压药同用降压作用加强,须适当调整剂量。

2. 与噻嗪类利尿药或 β 受体阻断药合用使降压作用加强而水钠潴留可能减轻。

3. 与非甾体抗炎镇痛药同用尤其与吲哚美辛同用,本品的降压作用减弱。

4. 与拟交感胺类药物同用,本品的降压作用减弱。

● 药师特别提示 ●

1. 剂量必须按个体化原则,以降压反应为准。

2. 首次给药及每次加大剂量时,建议在卧床时给药,不做快速起立动作,以免发生直立性低血压反应。

3. 在治疗心力衰竭时可出现耐药性,早期耐药是由于降压后反射性交感神经兴奋,后期耐药是由于水钠潴留。前者可暂停给药或增加剂量;后者则宜暂停给药,改用其他血管扩张药。

4. 过量引起低血压循环衰竭时,须补充血容量及给予拟交感胺类药物。

5. 老年人对本品的降压作用敏感,应加注意。本品有使老年人发生体温过低的可能性。

6. 肾功能不全时应减小剂量,起始剂量以一次1mg,一日2次为宜。肝病患者也应减小剂量。

7. 服用本品期间不宜驾车或操作机械。

■ **特拉唑嗪(Terazosin)**

【其他名称】四喃唑嗪、高特灵、降压宁、马沙尼、Heitrin、Hytrinex、Hytrin、Vasocard。

【药理作用】本品为选择性突触后 α_1 受体阻断药。扩张周围血管,降低外周血管阻力,降低血压。对心排血量的影响极小,不引起反射性心动过速,也不减少肾血流量与肾小球滤过率。可使膀胱颈、前列腺、前列腺包膜平滑肌松弛,尿道阻力和压力、膀胱阻力减低,缓解良性前列腺肥大而引起的排尿困难症状。

【适应证】治疗轻、中度高血压;良性前列腺增生引起的排尿困难症状。

【禁忌】对本品或 α 受体阻断药过敏者禁用;孕妇禁用本品;哺乳期妇女使用本品时应停止授乳。

【药代动力学】口服吸收快而完全,生物利用度为90% 左右,不受食物影响,给药后 1 小时血浆浓度达高峰。血浆蛋白结合率为 90%~94%,$t_{1/2}$ 为 12 小时。主要经肝代谢,40% 经尿液排出,60% 经粪便排出。

【用法用量】口服,首次睡前服用。成人起始剂量为 1mg,剂量应逐渐增加直至达到理想疗效。高血压一次 1~5mg,一日 1 次,一日最多不超过 20mg。

【不良反应】常见体虚无力、心悸、恶心、外周性水肿、眩晕、嗜睡、鼻充血/鼻炎和视觉模糊/弱视等。其他可见背痛、头痛、心动过速、直立性低血压、晕厥、水肿、体重增加、肢端疼痛、性欲降低、抑郁、神经质、感觉异常、呼吸困难、鼻窦炎、阳痿等。

【药物相互作用】与其他降压药合用降压作用增强。合用吲哚美辛或其他非甾体抗炎镇痛药可使降压作用减弱。雌激素的液体潴留作用可减弱本品的降压作用。合用拟交感胺类药物两者的作用均减弱。

● 药师特别提示 ●

1. 为减少首剂直立性低血压的发生,起始剂量为 1mg,以后逐渐递增,首剂及增加剂量时宜在睡前服用。如果用药中断数天,恢复用药时应当重新使用初始剂量方案进行治疗。根据个体的血压反应而调整本品的剂量。

2. 加用噻嗪类利尿药或其他降压药时应减少本品的用量,必要时应重新调整剂量。

3. 本品会引起眩晕,通常发生在初始用药的30~90 分钟内,偶尔也会发生在剂量增加过快时。如果发生眩晕,应当将患者放置平卧姿势,必要时给予补液、升压等支持治疗,在站立前稍坐片刻以防症状再度发生。通常认为晕厥与直立性低血压有关,从卧位或坐位突然转向立位时患者可能会发生眩晕。建议应避免驾驶或操作机械。不建议用于有排尿晕厥史的患者。

4. 使用本品治疗良性前列腺增生前应首先排除前列腺癌。

5. 肾功能不全患者无需改变推荐剂量。

6. 在临床对照试验中实验室检查发现血细胞比容、血红蛋白、白细胞、总蛋白及白蛋白有少量减少,具有统计意义,表明存在血浆稀释的可能。

■ 多沙唑嗪(Doxazosin)

【其他名称】必亚欣、可多华、络欣平、Doxadura、Cardura、Cardular、Beyacin。

【药理作用】本品为选择性突触后 α_1 受体阻断药。扩张周围血管,使周围血管阻力下降而降低血压,对心率及心排血量均无明显影响。可使膀胱颈、前列腺、前列腺包膜平滑肌松弛,尿道阻力和压力、膀胱阻力减低而减轻尿道症状,缓解良性前列腺肥大而引起的排尿困难症状。能改善脂质代谢。

【适应证】轻、中度高血压,对于单独用药难以控制血压的患者可与其他降压药合用;良性前列腺增生的对症治疗。

【禁忌】对本品或其他喹唑啉类药物过敏者禁用;近期发生心肌梗死者、有胃肠道梗阻、食管梗阻或任何程度的胃肠道腔径缩窄病史者禁用。

【药代动力学】口服吸收迅速,生物利用度约 65%,血药浓度达峰时间为 2~3 小时。血浆蛋白结合率为 98%,$t_{1/2}$ 为 19~22 小时,不受年龄或轻、中度肾功能不全的影响。主要经肝代谢,63%~68% 经粪便排泄,肾脏排泄 9%。不能被血液透析清除。

【用法用量】口服,一日 1 次,首次及增加剂量时宜睡前服用。成人开始一次 1mg,1~2 周后根据临床反应和耐受情况调整剂量。维持剂量为 1~8mg,但超过 4mg 易引起直立性低血压。

【不良反应】发生率在 10% 以上的不良反应有头晕、头痛、倦怠不适。发生率在 2%~10% 的不良反应有嗜睡、水肿、恶心、鼻炎、呼吸困难、直立性低血压、心悸、眩晕、口干、视觉异常、神经质、性功能障碍、腹泻、多尿、胸痛和全身疼痛。发生率为 1% 左右的不良反应有心律失常、低血压、皮疹、瘙痒、关节痛 / 关节炎、肌肉无力、肌痛、感觉异常、运动障碍、共济失调、张力过强、肌痉挛、潮红、结膜炎、耳鸣、抑郁、失眠、便秘、消化不良、胃肠胀气、鼻出血、尿失禁、虚弱和颜面浮肿。发生率为 0.3% 左右的不良反应有心动过速、外周末梢缺血。

【药物相互作用】与其他降压药合用降压作用增强。与吲哚美辛或其他非甾体抗炎镇痛药合用降压作用减弱。

雌激素的液体潴留使降压作用减弱。合用拟交感胺类药物两者的作用均减弱。西咪替丁可使本品的血药浓度轻度增加,但其临床意义尚不详。

● 药师特别提示 ●

1. 为减少首剂直立性低血压的发生,起始剂量为1mg,以后按需逐渐递增,首剂及增加剂量时的第一剂都宜在睡前服用。根据个体的血压反应而调整剂量。

2. 药物过量多表现为直立性低血压、头晕、头痛、疲劳、嗜睡,宜将患者置于平卧,取头低位,必要时给予补液、升压等支持治疗。药物过量时不宜采用透析法。

3. 服用本品控(缓)释片应用足量液体将药片完整吞服,不得咀嚼、掰开或碾碎后服用,承载药物的空壳从大便中排出。

4. 肾功能不全者可用常用剂量,肝功能不全者慎用。

5. 使用本品治疗良性前列腺增生前应首先排除前列腺癌。

6. 初始治疗及增加剂量时可引起头昏和疲劳,并可能导致反应能力下降,不宜从事驾驶或机械操作工作。

■ 甲磺酸酚妥拉明注射液(Phentolamine Mesylate Injection)

【其他名称】苄胺唑啉、酚胺唑啉、哥达、和欣、甲苄胺唑啉、雷吉丁、立即丁、立其丁、丽珠怡乐、利其丁、美珍、普丁阳、瑞支亭、至力、Phentolaminum、Regitin、Regitine、Roritine。

【**药理作用**】本品为 α 肾上腺素受体阻断药。对 α_1 受体的阻断作用为 α_2 受体的 3~5 倍, α_2 受体的阻断和反射性加快心率可部分对抗本品的降压作用。拮抗血液循环中肾上腺素和去甲肾上腺素的作用,使血管扩张而降低周围血管阻力。拮抗儿茶酚胺效应,用于诊治嗜铬细胞瘤,对正常人或原发性高血压患者的血压影响甚少。通过降低外周血管阻力,降低心脏后负荷,左室舒张末压与肺动脉压下降,心排血量增加,治疗心力衰竭。

【**适应证**】预防和治疗嗜铬细胞瘤所致的高血压,包括手术切除时出现的阵发性高血压,也可用于协助诊断嗜铬细胞瘤;左心衰竭;防治静脉注射去甲肾上腺素、去氧肾上腺素、间羟胺等给药外溢引起的皮肤坏死。

【**禁忌**】对本品过敏者及严重的动脉粥样硬化者、严重的肾功能不全者、胃炎或胃溃疡患者禁用。

【**药代动力学**】肌内注射 20 分钟血药浓度达峰值,作用持续 30~45 分钟;静脉注射 2 分钟血药浓度达峰值,作用持续 15~30 分钟。静脉注射的半衰期约 19 分钟。静脉注射后约 13% 以原形从尿中排出。

【**用法用量**】

1. 成人 ①做酚妥拉明试验:静脉注射 5mg,也可先注入 2.5mg,若反应阴性再给 5mg。②防止皮肤坏死:含有去甲肾上腺素的溶液每 1000ml 中加入本品 10mg 静脉滴注。已经发生去甲肾上腺素外溢,5~10mg 加 10ml 氯化钠注射液做局部浸润,外溢后的 12 小时内有效。③嗜铬细胞瘤手术:术前 1~2 小时静脉注射 5mg,术时静脉注射 5mg 或静脉滴注 0.5~1mg/min。④心力衰竭:0.17~0.4mg/min 静脉滴注。

2. 儿童 ①酚妥拉明试验:静脉注射一次 1mg,也可按体重 0.15mg/kg 或体表面积 3mg/m²;②嗜铬细胞瘤手术:术中血压升高时可静脉注射 1mg,也可 0.1mg/kg 或 3mg/m²,必要时可重复或持续静脉滴注。

【不良反应】常见直立性低血压、心动过速或心律失常、鼻塞、恶心、呕吐等;少见晕厥和乏力;极少见胸痛(心肌梗死)、神志模糊、头痛、共济失调、言语含糊等。

【药物相互作用】与拟交感胺类药合用,可使后者的周围血管收缩作用抵消或减弱。与胍乙啶合用,直立性低血压或心动过缓的发生率增高。减弱二氮嗪抑制胰岛素释放的作用。苯巴比妥类、格鲁米特等加强本品的降压作用。忌与铁剂配伍。

● 药师特别提示 ●

1. 用药自小剂量开始,逐渐加量,并严密监测血压。做酚妥拉明试验时,在给药前、静脉注射给药后的 3 分钟内每 30 秒、以后 7 分钟内每分钟测 1 次血压;或在肌内注射后的 30~45 分钟内每 5 分钟测 1 次血压。

2. 酚妥拉明试验时应平卧于安静而略暗的房间内,静脉注射应快速,静脉穿刺对血压的影响消失后即予注入。表现为阵发性高血压或分泌儿茶酚胺不太多的嗜铬细胞瘤患者可能出现假阴性结果;尿毒症或使用了降压药、巴比妥类药、阿片类镇痛药、镇静药都可造成假阳性,试验前 24 小时应停用;用降压药者必须待血压回升至治疗前的水平方可给药。

3. 呋塞米与本品直接混合可出现沉淀反应,如预先稀释则无配伍禁忌。治疗急性左心衰竭伴肺水肿时,两药合用有临床效益。

4. 下列情况慎用,如冠状动脉供血不足、心绞痛、心肌梗死患者,但在有心力衰竭时可以考虑。老年人用本品后诱发体温下降的可能性增大,且老年人对本品的降压作用敏感、肾功能较差,应慎用。

■ 乌拉地尔(Urapidil)

【其他名称】芳哌嘧啶二酮、劳麦纳、利喜定、罗心宁、尿嘧嗪、先列宁、亚利敌、亚宁定、优匹敌、裕优定、罗浩、Ebrantil、Eupressyl、Urapidi、Urapidilum、Urapridil。

【药理作用】本品为选择性 α_1 受体阻断药,具有外周和中枢的双重作用。外周主要通过阻断突触后 α_1 受体,外周阻力显著下降,有弱的突触前 α_2 受体拮抗作用;中枢作用则通过激动 5- 羟色胺 $_{1A}$ 受体,降低延髓心血管调节中枢的交感反馈而降压。对静脉血管的舒张作用大于动脉,降低肾血管阻力,对血压正常者没有降压效果,对心率无明显影响。不引起水钠潴留,不干扰血糖和血脂代谢。

【适应证】高血压,临床静脉给药主要用于高血压危象、重度和极重度高血压以及难治性高血压,也用于控制围术期高血压;充血性心力衰竭。

【禁忌】对本品成分过敏的患者、主动脉峡部狭窄或动静脉分流的患者(肾透析时的分流除外)、孕妇、哺乳期妇女禁用。

【药代动力学】口服吸收较快,4~6 小时血药浓度达峰值,生物利用度为 72%~84%,80% 与蛋白结合,半衰期约 4.7 小时。大部分代谢产物和 10%~20% 的原药通过肾脏排泄,余下的通过粪便排出。静脉注射后呈二室模型,分布相半衰期约 35 分钟,分布容积为 0.6~1.2L/kg。在肝脏内广泛代谢,血浆清除半衰期为 1.8~3.9 小时。50%~70% 通过肾脏排泄,其余由胆道排出;排泄物中约 10% 为药物原形,其余为代谢物,主要为无活性的药物羟化形式。

【用法用量】成人的用法用量如下:

1. 口服给药 缓释制剂一次 30~60mg,早、晚各 1 次;维持剂量为一日 30~180mg。

2. 静脉注射 ① 25~50mg,如用 50mg 则应分 2 次给药,中间间歇 5 分钟;②高血压危象、重度和极重度高血压,以及难治性高血压缓慢静脉注射 10~50mg,监测血压变化,降压效果应在 5 分钟内显示,可重复用药;③围术期高血压先用 25mg 静脉注射,如 2 分钟后血压下降则以静脉滴注维持血压,如血压无变化则再注射 25mg。

3. 静脉滴注或用输液泵 静脉注射后可持续静脉滴注,250mg 加入生理盐水、5% 或 10% 葡萄糖溶液、5% 果糖或含右旋糖酐 40 的生理盐水中。如使用输液泵,可加入 100mg 乌拉地尔,再用上述液体稀释到 50ml。静脉滴注的最大药物浓度为 4mg/ml。滴注速度根据血压调整,推荐初始速度为每分钟 2mg,维持速度为 9mg/h(若将 250mg 乌拉地尔溶解在 500ml 液体中,则 1mg 乌拉地尔相当于 44 滴或 2.2ml 输入液)。血压下降的程度由前 15 分钟内输入的药物剂量决定,然后用低剂量维持。疗程一般不超过 7 天。

【不良反应】血压降低、头痛、头晕、恶心、呕吐、出汗、烦躁、乏力、心悸、心律不齐、上胸部压迫感或呼吸困难等症状,多为血压降得太快所致,通常在数分钟内即可消失,无需停药。偶见食欲缺乏、胃肠不适等。罕见尿频、尿失禁、血小板计数减少、过敏反应等。

【药物相互作用】与其他抗高血压药物合用或存在血容量不足的情况(如腹泻、呕吐)可增强降压作用。饮酒可增强本品的降压作用。与西咪替丁同用可使本品的血药浓度上升,最高达 15%。同时应用 α 受体阻断药可能产生低血压。

● 药师特别提示 ●

1. 注射剂不能与碱性液体混合,缓释制剂不能咀嚼或嚼碎服用。

2. 不宜与血管紧张素转化酶抑制剂合用。

3. 可影响驾驶或操纵能力,故开车或操纵机械者应谨慎。

4. 如果本品不是最先使用的降压药,在使用本品之前应间隔充分的时间,使先服用的其他降压药显示效应。

5. 血压骤然下降可能引起心动过缓甚至心脏停搏。

6. 静脉给药时患者应取卧位,使用本品的疗程一般不超过 7 天。

七、其他降高血压药品说明书和药师特别提示

■ **肼屈嗪片(Hydralazine Tablets)**

【其他名称】肼苯太素、肼酞嗪、肼苯达嗪。

【药理作用】①降压:降压作用的确切机制未明。主要扩张小动脉,对静脉作用小,使周围血管阻力降低,心率增快,每搏量和排血量增加。长期应用可致肾素及醛固酮分泌增加,导致水钠潴留而降低效果。②心力衰竭:增加心排血量,降低血管阻力与后负荷。

【适应证】高血压、心力衰竭。

【禁忌】对本品过敏者、主动脉瘤、脑卒中、严重的肾功能不全者禁用。

【药代动力学】口服吸收良好,达 90%,1~2 小时达血浆峰浓度,但生物利用度较低,为 30%~50%。血浆蛋白结合率为 87%。在肝内经乙酰化产生活性代谢产物。半衰期为 3~7 小时,肾衰竭时延长。由于本品持久存在于血

管壁内,故其降压作用半衰期比血药浓度半衰期长。口服后 45 分钟起作用,持续 3~8 小时。经肾排出,2%~4% 为原形。

【用法用量】口服,成人常用量为每次 10mg,每日 4 次,饭后服用;2~4 天后加至 25mg,每日 4 次,共 1 周;第 2 周后增至每次 50mg,每日 4 次。最大剂量不超过每日 300mg。

【不良反应】常见头痛、恶心、呕吐、腹泻、心悸、心动过速;少见便秘、低血压、脸部潮红、流泪、鼻塞;罕见免疫变态反应;长期大量应用(一日 400mg 以上)可见皮疹、瘙痒、胸痛、淋巴结肿大、周围神经炎、水肿、红斑狼疮综合征。

【药物相互作用】

1. 与非甾体抗炎止痛药同用可使降压作用减弱。

2. 拟交感胺类与本品同用可使本品的降压作用降低。

3. 与二氮嗪或其他降压药同用可使降压作用加强。

● 药师特别提示 ●

1. 孕妇及哺乳期妇女慎用。动物实验本药可透过胎盘。本药是否排入乳汁中尚不清楚,不推荐用于哺乳期妇女。

2. 合并冠心病的患者慎用。

3. 老年人对本品的降压作用较敏感,并易有肾功能减退,故宜减少剂量。

4. 对中度原发性高血压,肼屈嗪合并应用利尿

药和 β 受体拮抗药则可以获得良好疗效,但不宜单独应用本药。

5. 已有的研究未发现本品的致突变作用,动物实验中大剂量有致肿瘤作用。

6. 用药期间随访检查抗核抗体、血常规,必要时查红斑狼疮。

7. 长期给药可产生血容量增大、液体潴留、反射性交感神经兴奋而心率加快、心排血量增加,使本品的降压作用减弱。

8. 缓慢增加剂量或合用 β 受体拮抗药可使不良反应减少。

9. 停用本品须缓慢减量,以免血压突然升高。

10. 食物可增加其生物利用度,故宜在餐后服用。

■ **米诺地尔片**(Minoxidil Tablets)

【**其他名称**】长压定、敏乐定。

【**药理作用**】本品直接扩张小动脉降压,不扩张小静脉。周围血管阻力减低后引起反射性心率加快,心排血量增加。降压后肾素活性增高,引起水钠潴留。不干扰血管运动反射,故不发生直立性低血压。

【**适应证**】治疗高血压,为第二或第三线用药。

【**禁忌**】对本药过敏者、嗜铬细胞瘤患者禁用。

【**药代动力学**】口服易吸收,生物利用度约 90%。给药后 1 小时血中药物浓度达峰值,血浆 $t_{1/2}$ 为 2.8~4.2 小时。

不与血浆蛋白结合。降压作用与血中的米诺地尔浓度并无相应关系。口服 1.5 小时内降压作用开始,最大降压作用 2~3 小时出现,可持续 24 小时或更长时间(达 75 小时),这可能与其较久地储存于动脉血管平滑肌内有关。在肝内代谢,其代谢物葡萄糖醛酸结合物随尿排出,3% 从粪便排出。透析时本品可被除去。

【用法用量】口服,成人常用量为开始 2.5mg/ 次,一日 2 次,以后每 3 日将剂量加倍,逐渐增至出现疗效;维持剂量为每日 10~40mg,单次或分次服用。最多一日不能超过 100mg。

【不良反应】反射性交感神经兴奋可引起心率加快、心律失常、皮肤潮红;水钠潴留引起体重增加、下肢水肿、毛发增生;常在用药后的 3~6 周内出现,停药 1~6 个月后消退。为减少这些不良反应,宜与利尿药或 β 受体阻断药合用。心绞痛、胸痛(心包炎)、头痛(血管扩张所致)、过敏反应、皮疹、瘙痒等。

【药物相互作用】与其他降压药、硝酸盐类同用可使降压作用增强。与 β 受体阻断药合用可使疗效增加,不良反应减少。与噻嗪类、呋塞米等利尿药合用可降低和纠正水钠潴留,但可引起低钾血症。非甾体抗炎镇痛药、拟交感胺类与本品同用使降压作用减弱。

● 药师特别提示 ●

1. 下列情况时慎用本品,如脑血管病、非高血压所致的心力衰竭、冠心病、心绞痛、心肌梗死、心包积液、严重的肝功能不全、肾功能障碍。

2. 药物对检验值或诊断的影响　治疗初期血尿素氮及肌酐升高,但继续治疗后下降至用药前的水平;血浆肾素活性、血清碱性磷酸酶、血钠可能增高;血细胞计数及血红蛋白可能因血液稀释而减低。

3. 突然停药可致血压反跳,故宜逐渐撤药。

4. 能通过胎盘,人体研究尚不充分,孕妇应慎用。能排入乳汁中,但尚未有对婴儿影响的报道,哺乳期妇女宜慎用。

5. 老年人对降压作用敏感,且肾功能常较差,应用本品须酌减剂量。

6. 如出现反射性交感神经兴奋引起的心率加快可加用一种 β 受体阻断药。

7. 如出现因水钠潴留而致的体重增加、下肢水肿,可给予利尿药,常选用呋塞米等袢利尿药。

8. 出现心包积液者应停药。

9. 逾量时可适当扩容治疗,危重时可给去氧肾上腺素或多巴胺,但不宜用肾上腺素或去甲肾上腺素,以避免过度兴奋心脏。

10. 应用本品时应定时测量血压、体重。

■　**二氮嗪**(Diazoxide)

【其他名称】低压唑、降压嗪、氯甲苯噻嗪、氯甲哌噻嗪、舒压嗪。

【药理作用】本品直接松弛小动脉平滑肌,减小周围血管阻力,无利尿作用。对心脏无直接作用,反射性兴奋交感神经加快心率,并使肾素增多、水钠潴留。能抑制胰岛 B 细胞分泌胰岛素,减少葡萄糖的利用,同时促使内源性儿茶酚胺释出增多,使血糖增高。

【适应证】恶性高血压、高血压危象、幼儿特发性低血糖症、胰岛细胞瘤引起的严重低血糖。

【禁忌】对本品过敏者、充血性心力衰竭、糖尿病、孕妇及哺乳期妇女、肾功能不全的重型高血压患者禁用。

【药代动力学】快速静脉注射 1 分钟内起效,2~3 分钟达峰值,作用持续 2~12 小时。在肝内代谢,半衰期为 21~36h,无尿时为 20~53h。随尿排出,少量随粪便排出。可透过胎盘及血 - 脑脊液屏障,可通过透析被清除。血浆半衰期比降压作用时间长,重复给药会蓄积。

【用法用量】静脉注射。成人:恶性高血压,一次 150mg 或按体重一次 1~3mg/kg,严重高血压隔 5~15 分钟后重复注射 1 次,按需要每 4~24 小时 1 次,极量为一日 1.2g,症状缓解后以口服降压药维持;高血压危象,一次 200~400mg,患者卧位 15~20 秒快速静脉注射完,可在 0.5~3 小时再注射 1 次,一日总量不超过 1.2g,症状缓解后以口服降压药维持。

【不良反应】水肿、直立性低血压、心律失常;少见心肌缺血、心肌梗死、静脉炎、味觉改变、胃肠道反应等,以及脑缺血或血栓形成,表现为神志模糊、手麻、失眠、锥体外系症状等;血糖过高引起的倦怠、排尿增多、口渴;高尿酸血症及诱发痛风;肝、肾功能损害;发热、皮疹、出血、颜面潮红、头痛、乏力、耳鸣等。

【药物相互作用】

1. 与麻醉药、其他降压药或血管扩张药合用可使降压作用加强。与利尿药合用增高血糖和血尿酸的作用也加强,故须调整用量。

2. β受体阻断药可防止本药引起的反射性心动过速。

3. 与口服抗凝药合用可使抗凝作用增强,应调整抗凝药的剂量。

4. 非甾体解热镇痛药(如吲哚美辛)可减弱本药的降压作用。

● 药师特别提示 ●

1. 不宜与其他药物配伍,须溶于专用溶剂中。患者应取卧位快速周围静脉注射,不宜做肌内、心腔内或皮下注射。注射局部可有疼痛,药液外漏可引起局部组织炎症及疼痛,应立即局部冷湿敷。

2. 与利尿药合用可防止由水钠潴留引起的心力衰竭。推荐注射本药前的30~60分钟静脉注射呋塞米40~80mg;若事先未给予利尿药防止血容量增加,本药的降压作用可出现耐药性。

3. 糖尿病或多次注射本药的患者可用胰岛素或口服降血糖药以控制血糖。

4. 缓慢注射本药可因与蛋白结合多而使疗效减弱及作用时间缩短。但近来发现本药滴注可产生较缓慢的降压作用,降压幅度较小,可避免因血压骤降引起的重要器官血液灌注不足。

5. 过量可引起高血糖及低血压。高血糖可用降血糖药治疗,监测血糖 7 日以上直至稳定;低血压可用缩血管药物(如去甲肾上腺素)纠正。

6. 不适用于原发性高血压的长期治疗。

7. 对噻嗪类利尿药、袢利尿药、碳酸酐酶抑制药过敏者对本药也可能过敏。

■ **硝普钠**(Sodium Nitroprusside)

【其他名称】亚硝基铁氰化钠

【药理作用】本品为速效、短时作用的血管扩张药。对动脉和静脉平滑肌均有直接扩张作用,但不影响子宫、十二指肠或心肌的收缩。周围血管阻力减低,心脏前、后负荷均减低,心排血量改善,故对心力衰竭有益。后负荷减低可减少瓣膜关闭不全时主动脉和左心室的阻抗而减轻反流。

【适应证】高血压急症,如高血压危象、高血压脑病、恶性高血压、嗜铬细胞瘤手术前后阵发性高血压等的紧急降压,也可用于外科麻醉期间进行控制性降压;急性心力衰竭,包括急性肺水肿。亦用于急性心肌梗死或瓣膜(二尖瓣或主动脉瓣)关闭不全时的急性心力衰竭。

【禁忌】代偿性高血压如动静脉分流或主动脉缩窄时禁用。

【药代动力学】静脉滴注后立即达血药浓度峰值,其水平随剂量而定。给药后几乎立即起作用并达到作用高峰,静脉滴注停止后维持 1~10 分钟。由红细胞代谢为氰化物,在肝脏内氰化物代谢为硫氰酸盐,代谢物无扩张血管活性;氰化物也可参与维生素 B_{12} 的代谢。经肾排泄,半衰期为 7 天(硫氰酸盐测定)。

【用法用量】50mg 溶解于 5% 葡萄糖注射液 5ml 中,再稀释于 250~1000ml 5% 葡萄糖注射液中,在避光输液瓶中静脉滴注。成人常用量为静脉滴注,开始每分钟 0.5μg/kg;根据治疗反应以每分钟 0.5μg/kg 递增,常用量为每分钟 3μg/kg,极量为每分钟 10μg/kg,总量为 3.5mg/kg。

【不良反应】短期应用适量不致发生不良反应。血压降低过快过剧可出现眩晕、大汗、头痛、肌肉颤搐、神经紧张或焦虑、烦躁、胃痛、反射性心动过速或心律不齐,症状与静脉给药速度有关,与总量关系不大,减量或停药可好转。毒性反应来源于其代谢产物氰化物和硫氰酸盐。硫氰酸盐中毒或超量时可出现运动失调、视力模糊、谵妄、眩晕、头痛、意识丧失、恶心、呕吐、耳鸣、气短;氰化物中毒或超量时可出现反射消失、昏迷、心音遥远、低血压、脉搏消失、皮肤粉红色、呼吸浅、瞳孔散大。皮肤光敏感与疗程及剂量有关,皮肤石板蓝样色素沉着,停药后经 1~2 年渐退;其他过敏性皮疹。血药浓度较高突然停药时可能发生反跳性血压升高。

【药物相互作用】与其他降压药同用可使血压剧降。

与多巴酚丁胺同用可使心排血量增多而肺毛细血管楔压降低。与拟交感胺类同用降压作用减弱。要避免与磷酸二酯酶 V 抑制剂同用,因会增强本品的降压作用。

● 药师特别提示 ●

1. 对光敏感,溶液的稳定性较差,需新鲜配制并迅速避光。新配溶液为淡棕色,如变色应弃去。溶液的保存与应用不应超过 24 小时。溶液内不宜加入其他药品。

2. 只可静脉慢速滴注,最好使用微量输液泵,切不可直接推注。

3. 对诊断的干扰 血二氧化碳分压、pH、碳酸氢盐浓度可能降低;血浆氰化物、硫氰酸盐浓度增高;超量时动脉血乳酸盐浓度可增高,提示代谢性酸中毒。

4. 下列情况慎用,如脑血管或冠状动脉供血不足时,对低血压的耐受性降低;脑病或其他颅内压增高,肝、肾功能损害,甲状腺功能过低,维生素 B_{12} 缺乏,肺功能不全,可能加重病情;麻醉控制性降压时,如有贫血或低血容量应先予纠正。

5. 经常监测血压;肾功能不全而应用超过 48~72 小时者,每天须测定氰化物或硫氰酸盐,保持硫氰酸盐不超过 $100\mu g/ml$、氰化物不超过 $3\mu mol/ml$;急性心肌梗死患者须测定肺动脉舒张压或嵌压。

6. 药液有局部刺激性,谨防外渗。

7. 少壮男性患者麻醉期间用做控制性降压时需

要用大量,甚至接近极量。

8. 如静脉滴注已达每分钟 $10\mu g/kg$,经 10 分钟而降压仍不满意,应考虑改用或加用其他降压药。

9. 左心衰竭时应用本品可恢复心脏的泵血功能,但伴有低血压时,须同时加用心肌正性肌力药如多巴胺或多巴酚丁胺。

10. 偶尔出现耐药性,应视为氰化物中毒的先兆征象,减慢滴速即可消失。

11. 过量的治疗,血压过低时减慢滴速或暂时停药可纠正。如有氰化物中毒征象,可吸入亚硝酸异戊酯或静脉滴注亚硝酸钠或硫代硫酸钠,以助氰化物转为硫氰酸盐。

■ **利血平(Reserpine)**

【其他名称】阿达芬、安达血平、降压静、脉舒降、蛇根碱、血安平。

【药理作用】本品为肾上腺素能神经元阻断性抗高血压药。通过耗竭周围交感神经末梢的肾上腺素,心、脑及其他组织中的儿茶酚胺和 5-羟色胺达到抗高血压、减慢心率和抑制中枢神经系统的作用。降压作用主要通过减少心排血量和降低外周阻力,部分抑制心血管反射实现。减慢心率的作用对正常心率者不明显,但对于窦性心动过速者则明显。可作用于下丘脑部位产生镇静作用,但无致嗜睡和麻醉作用,可缓解焦虑、紧张和头痛。

【适应证】高血压和高血压危象(不推荐为一线用药)。

【禁忌】活动性胃溃疡、溃疡性结肠炎、抑郁症(尤其是有自杀倾向的抑郁症)患者禁用。

【药代动力学】口服后迅速吸收,生物利用度为30%~50%,2~4小时达血药浓度峰值。血浆蛋白结合率为96%。数天至3周起效,3~6周达降压高峰。代谢迟缓,停药后作用可持续1~6周,分布相和消除相半衰期分别为4.5小时和45~168小时。在肝脏水解代谢,缓慢地经粪便和尿液排出体外。

【用法用量】口服,初始剂量为0.1~0.25mg/次,每日1次;经过7~14天的调整剂量,极量不超过0.5mg/次;常与噻嗪类利尿药合用。肌内注射,高血压危象时首次0.5~1mg,以后按需要每4~6小时0.4~0.6mg。

【不良反应】大量口服或注射容易出现不良反应,如过度镇静、注意力不集中、抑郁、停药之后数月反应迟钝;嗜睡、晕厥、焦虑、失眠、多梦、头痛、帕金森病、倦怠乏力、性欲减退、排尿困难、乳房充血泌乳;较少见的有柏油样便、呕血、腹部疼挛、心绞痛、心律失常、支气管痉挛、手指强硬颤动;偶见体液潴留、充血性心力衰竭、紫癜、鼻出血、对寒冷敏感、皮疹、体重增加、肌肉疼痛、瞳孔缩小、视神经萎缩、色素层炎、耳聋、青光眼等。停药后仍可以出现中枢或心血管反应。

【药物相互作用】

1. 与乙醇或中枢神经抑制剂合用可加重中枢抑制

作用。

2. 与其他降压药或利尿药合用可加强降压作用;与β受体阻断药合用可使后者的作用增强。

3. 与洋地黄或奎尼丁合用,大剂量时可引起心律失常。

4. 与左旋多巴合用可使多巴胺耗竭,导致帕金森病。

5. 与间接性拟肾上腺素药如麻黄碱、苯丙胺等合用,抑制拟肾上腺素药的作用。

6. 与直接性拟肾上腺素药如肾上腺素等合用,可使之作用延长。

7. 与三环类抗抑郁药合用,利血平和抗抑郁药的作用均减弱。

8. 巴比妥类可加强利血平的中枢镇静作用。

● 药师特别提示 ●

1. 对萝芙木制剂过敏者对本品也过敏。

2. 引起胃肠道动力加强和分泌增多,可促使胆石症患者胆绞痛发作。

3. 慎用于体弱和老年患者、肾功能不全、帕金森病、癫痫、心律失常和心肌梗死、精神病。

4. 可能导致低血压,包括直立性低血压;可能发生焦虑、抑郁以及精神病。

5. 不能同时进行电休克治疗,停用利血平至少14天后方可开始电休克治疗。

6. 需周期性检查血电解质,以防电解质失衡。

7. 用药期间如需麻醉必须告诉麻醉师,事先给予阿托品防止心动过缓;用肾上腺素纠正低血压。

8. 对化验的影响　可能影响尿类固醇、血清催乳素的浓度测定。

■　**硫酸镁**（Magnesium Sulfate）

【其他名称】苦盐、硫苦、麻苦乐儿、泻利盐、泻盐。

【药理作用】硫酸镁可因给药途径不同呈现不同的药理作用:①抗惊厥和抗肌肉痉挛作用:注射本药后,镁离子能抑制中枢神经兴奋,减少神经肌肉接头乙酰胆碱的释放,并降低运动神经元终板对乙酰胆碱的敏感性,产生镇静、解除或降低横纹肌收缩作用,也能降低颅内压,对子痫有预防和治疗作用。本药尚可抑制子宫平滑肌细胞的动作电位,使宫缩频率减少,强度减弱,故可用于治疗早产。②导泻作用:口服硫酸镁吸收少,把水分引入肠腔,肠腔内液积聚导致腹胀,并刺激肠蠕动,从而起导泻作用。同时硫酸镁促使肠壁释放缩胆囊素,致泻增加。③利胆作用:小剂量硫酸镁可刺激十二指肠黏膜,反射性地引起胆总管括约肌松弛,胆囊收缩,加强胆汁引流,促进胆囊排空,起利胆作用。④对心血管系统的作用:注射给药,过量镁离子可直接舒张外周血管平滑肌和引起交感神经节冲动传递障碍,从而使血管扩张,血压下降。另外,静脉用硫酸镁能延长心脏传导系统的有效不应期,提高室颤阈值,并使心肌复极均匀,减少或消除折返激动,有利于快速性室性心律失常的控制。抑制窦房结的自律性,抑制窦房结、房室结、心房内、心室内的传导,通过镁离子激活 Na^+-K^+-ATP 酶及阻断钾和钙通道,抑制触发活动及折返机制引起的各种心律失常。⑤消炎去肿:本药 50% 溶液外用热敷患处,有消炎去肿的作用。还可抑制子宫收缩。

【适应证】可作为抗惊厥药;常用于妊娠高血压,降低血压,治疗先兆子痫和子痫;也用于治疗早产。

【禁忌】对本药过敏者、严重的心功能不全者(心脏传导阻滞、心肌损害等)、严重的肾功能不全者(肌酐清除率低于 20ml/min)禁用。

【药代动力学】静脉注射起效快,作用持续约 30 分钟;肌内注射后约 20 分钟起效,作用持续 3~4 小时。少量可通过胎盘,蛋白结合率为 25%~30%。肌内或静脉注射后主要经肾脏排泄,排泄速度与血镁浓度和肾小球滤过率有关,有相当大的比例在近端小管被重吸收。少量药物可分泌入乳汁中。

【用法用量】治疗中、重度妊娠高血压时首次剂量为 2.5~4g,用 25% 葡萄糖注射液 20ml 稀释后,于 5 分钟内缓慢静脉注射,以后每小时 1~2g 静脉滴注维持。24 小时内的总量为 30g,根据膝腱反射、呼吸次数和尿量监测。

【不良反应】静脉注射常引起潮热、出汗、口干等症状;快速静脉注射时可引起恶心、呕吐、心慌、头晕,个别出现眼球震颤,减慢注射速度可消失;静脉滴注过快也可引起血压下降、呼吸骤停,也有出现暂时性肌腱反射消失、心悸、胸闷的报道。罕见血钙降低。

【药物相互作用】

1. 合用保钾利尿药易致高镁血症和高钾血症。

2. 与拉贝洛尔合用时发生明显的心动过缓。

3. 与二氢吡啶类钙通道阻滞药合用,可导致降压作用和神经肌肉阻滞效应增强。

4. 增强顺阿曲库铵的神经肌肉阻滞作用;增强氯氮草、氯丙嗪的中枢抑制作用。

5. 提高尿激酶的溶栓疗效并有益于缺血 - 再灌注损伤的防治。

6. 与氨基糖苷类抗生素合用可增加神经肌肉阻滞作用,可能导致呼吸抑制,备好人工呼吸设施;与土霉素、加替沙星、诺氟沙星和灰黄霉素等合用降低后者的吸收水平。

7. 已洋地黄化的患者应用本药时可发生严重的心脏传导阻滞甚至心脏停搏。

8. 降低奎尼丁经肾的排泄,其机制可能与尿液碱化有关。

9. 降低双香豆素、地高辛或异烟肼等药的作用;降低缩宫素刺激子宫的作用。

10. 可与氯化钡形成不溶性无毒硫酸钡排出,用于口服氯化钡中毒的治疗。

11. 同时静脉注射钙剂可拮抗本药对抗抽搐的疗效。

● **药师特别提示** ●

1. 呈配伍禁忌的药物包括硫酸多黏菌素 B、硫酸链霉素、葡萄糖酸钙、盐酸多巴酚丁胺、盐酸普鲁卡因、四环素、青霉素和萘夫西林(乙氧萘青霉素)。

2. 用药前应了解患者的心肺情况,心肺毒性(尤其是呼吸抑制)是注射硫酸镁最危险的不良反应,注药前呼吸频率每分钟至少保持 16 次。

3. 体重较轻者不宜在短时间内大量使用本药,以免中毒。

4. 低镁血症合并出现钙缺乏时先补充镁,然后补充钙。

5. 用药过程中突然出现胸闷、胸痛、呼吸急促,应及时听诊,必要时胸部 X 线摄片,以便及早发现肺水肿。

6. 用药过量常见高镁血症,肾功能不全、用药剂量大均易发生。高镁血症的治疗:可应用葡萄糖酸钙注射液 10~20ml 静脉注射,透析疗法可迅速清除体内的镁离子。纠正机体的低容量状态,增加尿量以促进镁的排泄。

地巴唑(Dibazol)

【其他名称】苄苯咪唑、体百舒。

【药理作用】本品直接扩张血管,对血管平滑肌有直接松弛作用,可使血压略有下降;对胃肠平滑肌有解痉作用。

【适应证】轻度高血压、脑血管痉挛、胃肠平滑肌痉挛、脊髓灰质炎后遗症、外周颜面神经麻痹。也可用于妊娠后高血压综合征。

【禁忌】血管硬化症患者禁用。

【药代动力学】尚不明确。

【用法用量】口服,高血压一次 10~20mg,每日 3 次。

【不良反应】大剂量时可引起多汗、面部潮红、轻度头痛、头晕、恶心、血压下降、发热等。

【药物相互作用】尚不明确。

【药师特别提示】无

八、复方制剂药品说明书和药师特别提示

■ 缬沙坦氢氯噻嗪片(Valsartan and Hydrochlorothiazide Tablets)

【其他名称】复代文。

【药理作用】缬沙坦是一种口服有活性的特异性的血管紧张素 Ⅱ 受体拮抗剂。噻嗪类利尿药的主要作用部位是在远曲小管近端,抑制钠和氯离子的共转运。联合使用血管紧张素 Ⅱ 受体拮抗剂可减少与噻嗪类相关的钾丢失。缬沙坦/氢氯噻嗪有明确的抗高血压作用,且比单独使用其中任何一种药物的作用更强。

【适应证】用于治疗单一药物不能充分控制血压的轻、中度原发性高血压。不适合高血压的初始治疗。

【禁忌】对本品过敏者、孕妇,严重的肝功能受损、胆汁性肝硬化或胆汁淤积,严重的肾脏衰竭(肌酐清除率<30ml/min)或无尿,难治性低钾血症、低钠血症或高钙血症和症状性高尿酸血症患者禁用。

【**药代动力学**】与缬沙坦同服,氢氯噻嗪的生物利用度约降低 30%,与氢氯噻嗪合用不会显著影响缬沙坦的药代动力学。

【**用法用量**】每片含缬沙坦 80mg 和氢氯噻嗪 12.5mg。当用缬沙坦单一治疗不能满意控制血压时,用氢氯噻嗪 25mg 每日 1 次不能满意控制血压或发生低血钾时,可改用本品每次 1 片每日 1 次,服药 2~4 周内可达到最大的抗高血压疗效。轻至中度的肾衰竭患者(肌酐清除率 ≥ 30ml/min)或轻至中度的肝衰竭患者(非胆管性无胆汁淤积)不需要调整剂量。

【**不良反应**】通常为轻度和一过性的。非常罕见有下列情况出现,如血管性水肿、皮疹、瘙痒和其他包括血清病和血管炎在内的超敏性 / 过敏性反应。有肾功能受损和肌痛的报道。

【**药物相互作用**】

1. 与其他抗高血压药物合用可以增加本药的抗高血压疗效。

2. 与保钾利尿剂、补钾制剂或含钾的盐替代物或其他可以增加血清钾的药物(如肝素)合用需要谨慎,并监测血钾水平。

3. 有报道,同时使用锂、ACE 抑制剂和 / 或噻嗪类利尿剂,可引起血清锂浓度可逆性升高和锂中毒。没有同时应用缬沙坦与锂的经验。因此,在联合应用锂和本药的情况下,建议定期检测血清锂水平。

4. 缬沙坦单独与下列任何药物之间没有观察到有临床意义的相互作用,这些药物包括 :西咪替丁、华法令、呋塞米、地高辛、阿替洛尔、吲哚美辛、氢氯噻嗪、氨氯地平和格列苯脲。

5. 因为本药中含有噻嗪类利尿剂的成分,所以可能发生下列相互作用:

与非甾体类抗炎药物合用(如水杨酸衍生物、吲哚美辛)可能减弱本药中噻嗪类成分的利尿和抗高血压的活性。如同时存在血容量不足则可能导致急性肾功能衰竭。与排钾利尿剂(如呋塞米)、皮质激素、促肾上腺皮质激素(ACTH)、两性霉素 B、甘珀酸、青霉素 G 或水杨酸衍生物同时服用可以加剧钾和 / 或镁的丢失。噻嗪类导致的低钾或低镁可以增加服用心脏糖苷类药物病人发生心律失常的危险。噻嗪类利尿剂增加箭毒类肌肉松弛剂的作用。调整胰岛素或口服抗糖尿病药物的剂量可能是必要的。与噻嗪类利尿剂联合使用可能增加对别嘌呤醇的超敏反应发生率。可能增加金刚烷胺引发副作用的危险性。噻嗪类也可能增强二氮嗪升高血糖的作用。噻嗪类可减少细胞毒药物(如环磷酰胺,甲氨蝶呤)的肾脏排泄,因此增加它们的骨髓抑制作用。当同时给予抗胆碱能药物(如阿托品,比哌立登)时,噻嗪类利尿剂的生物利用度可能增加,这可能是胃肠道运动减弱和胃排空速度减慢的结果。有联合使用氢氯噻嗪和甲基多巴引起溶血性贫血的个例报道。消胆胺和考来替泊减少噻嗪类利尿剂的吸收。联合使用噻嗪类利尿剂和维生素 D 或钙盐可以增强升高血钙的效果。联合使用环孢素可能增加高尿酸血症的危险性而引起痛风的症状。

> ● **药师特别提示** ●
>
> 　1. 如果过量发生低血压,患者应取卧位,快速补充盐和血液容量。
>
> 　2. 运动员慎用。
>
> 　3. 服药患者在驾驶和操纵机器时应小心。
>
> 　4. 孕妇禁用,哺乳期妇女慎用。

■ 厄贝沙坦氢氯噻嗪片(Irbesartan and Hydrochloro-thiazide tablets)

【其他名称】安博诺。

【药理作用】本品为一种血管紧张素 Ⅱ 受体拮抗剂,即厄贝沙坦和噻嗪类利尿药氢氯噻嗪组成的复方药。该复方具有降血压协同作用,比其中任何单一药物成分的降压作用都更有效。

【适应证】用于治疗原发性高血压。该固定剂量复方用于治疗单用厄贝沙坦或氢氯噻嗪不能有效控制血压的患者。

【禁忌】怀孕的第 4~9 个月;哺乳期妇女;无尿患者;已知对本品的活性成分或其中的任何赋形剂成分过敏或对其他磺胺衍生物过敏者;严重的肾功能损害(肌酐清除率 <30ml/min);顽固性低钾血症、高钙血症;严重的肝功能

损害、胆汁性肝硬化和胆汁淤积患者禁用。

【药代动力学】合并使用厄贝沙坦和氢氯噻嗪对其中任何一种药品的药代动力学特性没有影响，口服后厄贝沙坦和氢氯噻嗪的绝对生物利用度分别为 60.80% 和 50%~80%。进食不影响生物利用度。参见厄贝沙坦和氢氯噻嗪。

【用法用量】口服，每日 1 次，空腹或进餐时使用，用于治疗单用厄贝沙坦或氢氯噻嗪不能有效控制血压的患者。推荐对单一成分（即厄贝沙坦或氢氯噻嗪）进行调整。厄贝沙坦 / 氢氯噻嗪 150/12.5mg 复方可以用于单独使用氢氯噻嗪或厄贝沙坦 150mg 不能有效控制血压的患者；300/12.5mg 复方可以用于单独使用厄贝沙坦 300mg 或使用 150/12.5mg 复方不能控制血压的患者；300/25mg 复方可以用于使用 300/12.5mg 复方不能控制血压的患者。不推荐使用每日 1 次的剂量大于厄贝沙坦 300mg/ 氢氯噻嗪 25mg，必要时可以合用其他降血压药物。

【不良反应】参见厄贝沙坦和氢氯噻嗪。

【药物相互作用】

1. 当本品和其他降血压药物合用时，其降血压效应可能增强。厄贝沙坦 / 氢氯噻嗪（剂量直到 300/25mg）可和其他降血压药物如钙通道阻滞药和 β 受体阻断药安全合用。厄贝沙坦合用或不合用噻嗪类利尿药治疗，如果事先已用大剂量的利尿药，可能导致血容量降低，这时服用有致低血压的危险，除非容量不足首先得到纠正。

2. 参见厄贝沙坦和氢氯噻嗪。

● **药师特别提示** ●

1. 如果过量发生低血压,患者应取卧位,快速补充盐和血液容量。

2. 肾动脉狭窄、原发性醛固酮增多症、高尿酸血症患者慎用。

3. 服药患者在驾驶和操纵机器时应小心。

4. 有过敏病史和支气管哮喘病史的患者注意超敏反应。

■ **替米沙坦氢氯噻嗪片**(Telmisartan and Hydrochloro-thiazide Tablets)

【其他名称】美嘉素。

【药理作用】替米沙坦为血管紧张素Ⅱ受体拮抗剂,与噻嗪类利尿药氢氯噻嗪组成复方制剂,具有累加的抗高血压效应,并通过阻断肾素 - 血管紧张素 - 醛固酮系统逆转与利尿药相关的钾流失。复方制剂的降压作用更强。治疗剂量范围内,本品每日 1 次给药可产生有效的平稳的降压作用。具体药理作用参见替米沙坦和氢氯噻嗪。

【适应证】原发性高血压。固定剂量复方制剂(替米沙坦 80mg/ 氢氯噻嗪 12.5mg)用于治疗那些单用替米沙坦不能充分控制血压的患者。

【禁忌】对本品过敏者;对其他磺胺衍生物过敏者;妊娠期第二个 3 个月、第三个 3 个月以及哺乳期妇女;胆汁淤积性疾病以及胆道梗阻性疾病;重度肝功能损伤;重度肾功能损伤(肌酐清除率<30ml/min);难治性低钾血症、高钙血症患者禁用。

【药代动力学】健康受试者中合用氢氯噻嗪及替米沙坦时未对两种药物的药代动力学产生影响。

【用法用量】对于单用替米沙坦不能充分控制血压的成人患者,给予本品1次/日,餐前或餐后口服。老年用药无需进行剂量调整。

【不良反应】血管性水肿、荨麻疹以及其他血管紧张素Ⅱ拮抗剂相关的反应。

【药物相互作用】参见替米沙坦和氢氯噻嗪。

【药师特别提示】参见替米沙坦和氢氯噻嗪。

■ 氯沙坦钾氢氯噻嗪片(Losartan Potassium and Hydrochlorothiazide Tablets)

【其他名称】海捷亚。

【药理作用】本品为第一个血管紧张素Ⅱ受体(氯沙坦)拮抗剂和利尿药(氢氯噻嗪)的复方制剂。对降低血压有相加作用,氢氯噻嗪利尿,增加血浆肾素活性,增加醛固酮分泌,降低血钾,增加血管紧张素Ⅱ水平。氯沙坦可阻断所有与血管紧张素Ⅱ有关的生理作用,并通过抑制醛固酮而减少与利尿药相关的钾丢失。氯沙坦有轻微和短暂的促尿酸尿作用。氢氯噻嗪可引起尿酸中度升高,联合使用氯沙坦和氢氯噻嗪可减轻利尿药所致的高尿酸血症。抗高血压作用可持续24小时。

【适应证】高血压,适用于联合用药治疗的患者。

【禁忌】对本品过敏者、无尿患者、对其他磺胺类药物过敏的患者、血容量不足的患者（如服用大剂量利尿药治疗的患者）、严重的肾功能不全（肌酐清除率≤30ml/min）或肝功能不全的患者不推荐使用本品。

【药代动力学】参见氯沙坦、氢氯噻嗪。

【用法用量】口服，每日1次，每次1片（氯沙坦钾/氢氯噻嗪50/12.5mg）。对反应不足的患者，剂量可增加至每日1次，每次2片（氯沙坦钾/氢氯噻嗪片50/125mg）或1片（氯沙坦钾/氢氯噻嗪100/25mg），且此剂量为每日最大服用剂量。通常在开始治疗的3周内获得抗高血压效果。老年患者不需要调整起始剂量。可以和其他抗高血压药物联合服用。可与食物同服或单独服用。

【不良反应】耐受性良好。绝大多数的不良反应是轻微和短暂的，不需要中断治疗。参见氯沙坦和氢氯噻嗪。

【药物相互作用】参见氯沙坦、氢氯噻嗪。

【药师特别提示】参见氯沙坦、氢氯噻嗪。

■ 缬沙坦氨氯地平片（Ⅰ）[Valsartan and Amlodipine Tablets（Ⅰ）]

【其他名称】倍博特。

【药理作用】缬沙坦和氨氯地平两种降压活性成分的作用机制互补，氨氯地平属于钙通道阻滞药，缬沙坦属于血管紧张素Ⅱ拮抗剂。合用的降压效果优于其中任一成分单药治疗。年龄、性别和种族不会影响本品的疗效。

【适应证】治疗原发性高血压。本品用于单药治疗不能充分控制血压的患者。

【禁忌】对本品过敏者、孕妇和哺乳期妇女、遗传性血管性水肿患者、服用 ACEI 或血管紧张素Ⅱ受体拮抗剂治疗早期即发展成血管性水肿的患者禁用。目前尚无重度肾功能损伤(肌酐清除率 <10ml/min)患者的用药数据。

【药代动力学】缬沙坦和氨氯地平都呈线性药代动力学。口服缬沙坦氨氯地平片后,缬沙坦和氨氯地平的血浆浓度分别在 3 小时和 6~8 小时内达峰。本品的吸收速度和程度与单独服用缬沙坦片和氨氯地平片时的生物利用度相当。

【用法用量】口服,氨氯地平治疗高血压的有效剂量为每日 1 次 2.5~10mg,缬沙坦的有效剂量为 80~320mg。用单药治疗不能充分控制血压的患者,可以改用本品。

1. 氨氯地平单药治疗或缬沙坦单药治疗时,未能充分控制血压的患者或发生剂量限制性不良反应的患者可以改用本品,以较低剂量的单药成分联合另一成分来达到血压控制效果。

2. 接受氨氯地平和缬沙坦单药联合治疗的患者可以改用相同剂量的本品进行治疗,氨氯地平和缬沙坦均可在进食或空腹状态下服用。

3. 轻、中度肾功能损伤的患者无需调整剂量;重度肾功能损伤、肝损伤或胆道阻塞性疾病则应慎用。

【不良反应】通常轻微且短暂,只有极少数情况下需要停药。不良反应的总体发生率为非剂量依赖性,且与性别、年龄和种族均无关。

【**药物相互作用**】参见缬沙坦和氨氯地平。

【**药师特别提示**】参见缬沙坦和氨氯地平。

■ **培哚普利吲达帕胺片**（Perindopril and Indapamide Tablets）

【**其他名称**】百普乐。

【**药理作用**】本品为血管紧张素转化酶抑制剂培哚普利叔丁胺盐和利尿药吲达帕胺的复合制剂。它的药理特性来自于其两种成分的各自药理特性及两者联合使用产生的正协同作用。

【**适应证**】原发性高血压。适用于单独服用培哚普利不能完全控制血压的患者。

【**禁忌**】对本品过敏者；严重的肾功能不全者（肌酐清除率 <30ml/min）；有与使用血管紧张素转化酶抑制剂相关的血管神经性水肿（奎根水肿）的既往病史；遗传性或特发性血管神经性水肿；肝性脑病；严重的肝功能损伤；低钾血症患者禁用。由于缺少相关的资料，不能用于透析患者、未经治疗的失代偿性心功能不全患者。

【**药代动力学**】联合使用培哚普利和吲达帕胺与分别单独使用相比，无药代动力学的改变。

【**用法用量**】口服，成人每日 1 次，每次 1 片，最好在清晨餐前服用。建议依据个体情况对用药剂量进行逐步调整，适当时可以考虑由单药治疗直接转为本品治疗。不应用于儿童。

【不良反应】服用培哚普利可抑制肾素-血管紧张素-醛固酮轴而使吲达帕胺所致的失钾减少、低钾血症(钾离子水平 <3.4mmol/L),以及胃肠道、呼吸系统、心血管系统、皮肤、神经系统、肌肉系统、血液系统的反应。

【药物相互作用】参见培哚普利和吲达帕胺。

【药师特别提示】参见培哚普利和吲达帕胺。

■ 马来酸依那普利叶酸片(Enalapril Maleate and Folic Acid Tablets)

【其他名称】依叶。

【药理作用】马来酸依那普利为第二代血管紧张素转化酶抑制剂,口服后在体内快速而完全地水解为依那普利拉,通过抑制肾素-血管紧张素-醛固酮系统而产生降低血压的作用。叶酸为机体细胞生长和繁殖必需的物质,叶酸经二氢叶酸还原酶及维生素 B_2 的作用形成四氢叶酸,参与体内的很多重要反应及核酸和氨基酸的合成。外源性补充叶酸能够促进同型半胱氨酸的甲基化过程,降低血浆同型半胱氨酸。

【适应证】伴有血浆同型半胱氨酸水平升高的原发性高血压。马来酸依那普利降低高血压患者的血压,叶酸可以降低血浆同型半胱氨酸水平。

【禁忌】对本品过敏者,或以前曾用某一血管紧张素转化酶抑制剂治疗发生血管神经性水肿的患者,以及遗传性或自发性血管神经性水肿患者禁用。

【药代动力学】健康志愿者单次口服马来酸依那普

利叶酸片 5/0.4mg、10/0.8mg 和 20/1.6mg 时,依那普利及活性代谢产物依那普利拉的药代动力学过程呈现良好的线性关系。依那普利的 t_{max} 为 0.83~1.1 小时,$t_{1/2}$ 为 0.92~2.24 小时;依那普利拉的 t_{max} 为 3.8~4.4 小时,$t_{1/2}$ 为 7.47~9.98 小时。药代动力学过程无性别差异。依那普利在体内主要经肾脏排泄。饮食有可能降低依那普利的吸收。

【用法用量】口服,起始剂量为每日 5/0.4mg,根据血压控制情况选择不同规格的马来酸依那普利叶酸片。肝、肾功能异常患者和老年患者酌情减量。

【不良反应】与单用马来酸依那普利的不良反应相似,主要为咳嗽、头痛、口干、疲劳、上腹不适、恶心、心悸、皮疹等。大多数不良反应轻微而短暂,不需终止治疗。

【药物相互作用】参见马来酸依那普利。

【药师特别提示】参见马来酸依那普利。

■ 复方盐酸阿米洛利片(Compound Amiloride Hydrochloride Tablets)

【其他名称】武都力、蒙达清、安利亚。

【药理作用】本品为阿米洛利和氢氯噻嗪的复方制剂,具有保钾利尿和抗高血压等协同作用。对肾小管远端和近端同时具有排钠利尿作用,既能保钾又能利尿,并可避免单用氢氯噻嗪引起低钾和阿米洛利利尿能力较弱的缺陷。阿米洛利为保钾利尿药,作用于肾远曲小管,阻断钠 - 钾交换机制,促使钠、氯排泄而减少钾、氢离子分泌。其作用不依赖于醛固酮,本身的促尿钠排泄和抗高血压活性较弱。

【适应证】原发性高血压、心力衰竭及肝硬化等病所致的水肿和腹水。

【禁忌】高钾血症、严重的肾功能减退患者禁用。

【药代动力学】口服后迅速吸收,2小时内起效,血清浓度达峰时间为3~4小时,半衰期为6~9小时,有效作用时间为6~10小时。约50%以原形药从小便中排泄,40%从大便中排泄。长期服用无药物蓄积作用。

【用法用量】口服,一次1~2片,一日1次,必要时早、晚各1次,与食物同服。

【不良反应】口干、恶心、腹胀、头昏、胸闷等,一般不需停药。

【药物相互作用】不宜与其他保钾利尿药或钾盐合用。

【药师特别提示】与食物同服;运动员慎用。

■ **复方利血平片(Compound Reserpine Tablets)**

【其他名称】复方降压片。

【药理作用】该复方制剂含利血平、氢氯噻嗪、维生素 B_6、泛酸钙、三硅酸镁、氯化钾、维生素 B_1、硫酸双肼屈嗪和盐酸异丙嗪。利血平为肾上腺素能神经抑制药,可阻止肾上腺素能神经末梢内介质的贮存,将囊泡中具有升压作用的介质耗竭。硫酸双肼屈嗪为血管扩张药,可松弛小动脉平滑肌,降低外周阻力。氢氯噻嗪则为利尿降压药。三药联合应用有显著的协同作用,促进血压下降,提高了疗效,从而降低了各药的剂量和不良反应;同时,氢氯噻嗪能增加利血平和硫酸双肼屈嗪的降压作用,还能降低它们的水钠潴留副作用。

【适应证】早期和中期原发性高血压。

【禁忌】对本品过敏者、胃及十二指肠溃疡患者禁用。

【药代动力学】未进行该项实验且无可靠的参考文献。

【用法用量】口服,一次 1~2 片,一日 3 次。

【不良反应】鼻塞、胃酸分泌增多及大便次数增多等副交感神经功能占优势的现象,以及乏力、体重增加等。

【药物相互作用】利血平化患者加用洋地黄可能突发心跳停止或心律失常,宜加注意。

【药师特别提示】用药期间出现明显的抑郁症状,即应减量或停药。运动员慎用。

■ **复方利血平氨苯蝶啶片**(Compound Reserpine and Hydrochlorothiazide Tablets)

【其他名称】北京降压 0 号。

【药理作用】本品为复方制剂,每片含氢氯噻嗪 12.5mg、氨苯蝶啶 12.5mg、硫酸双肼屈嗪 12.5mg 和利血平 0.1mg。氢氯噻嗪和氨苯蝶啶为利尿药,合用能增强利尿作用,减少各自的剂量,互相拮抗副作用。硫酸双肼屈嗪和利血平是降压药,扩张细小动脉而使血压下降。利血平能使交感神经节后纤维末梢贮存的传导介质去甲肾上腺素减少乃至耗竭,产生抑制去甲肾上腺素能神经作用,血压下降。合用降压效果有协同作用。

【适应证】轻、中度高血压,对重度高血压需与其他降压药合用。

【禁忌】对本品过敏者;活动性溃疡、溃疡性结肠炎、抑郁症、严重的肾功能障碍者;孕妇及哺乳期妇女禁用。

【药代动力学】未进行该项实验且无可靠的参考文献。

【用法用量】口服,常用量为一次 1 片,一日 1 次;维持量为一次 1 片,每 2~3 日 1 次。

【不良反应】偶有恶心、头胀、乏力、鼻塞、嗜睡等,减量或停药后即可消失。

【药物相互作用】未进行该项实验且无可靠的参考文献。参见相关药物。

━ ● 药师特别提示 ● ━

1. 过量可引起明显的低血压,应停药,尽早洗胃,给予支持、对症处理,并密切注意血压、电解质和肾功能的变化情况。

2. 胃与十二指肠溃疡患者、高尿酸血症或有痛风病史者、心律失常和有心肌梗死病史的患者慎用。

■ 复方卡托普利片(Compound Captopril Tablets)

【其他名称】开富特。

【药理作用】本品为竞争性血管紧张素转化酶抑制剂卡托普利和利尿药氢氯噻嗪的复方制剂,两种药物合并应用能明显增强降压作用。参见卡托普利和氢氯噻嗪。

【适应证】高血压,可单独应用或与其他降压药合用;心力衰竭,可单独应用或与强心利尿药合用。

【禁忌】对本品过敏者、孕妇禁用。

【药代动力学】参见卡托普利和氢氯噻嗪。

【用法用量】口服,给药剂量须遵循个体化原则,按疗效而予以调整。成人常用量为高血压一次 1~2 片,每日 2~3 次,可加用其他降压药。心力衰竭开始一次 1~2 片,每日 2~3 次。对近期大量服用利尿药、处于低钠 / 低血容量,而血压正常或偏低的患者,初始剂量宜用半片,每日 3 次,逐步增加至常用量。小儿常用量为开始按体重 0.3mg/kg(以卡托普利计算),每日 3 次,必要时每隔 8~24 小时增加 0.3mg/kg。

【不良反应】皮疹,可能伴有瘙痒和发热,常发生于治疗后的 4 周内,呈斑丘疹或荨麻疹,减量、停药或给抗组胺药后消失;心悸、胸痛、咳嗽、味觉迟钝等。较少见蛋白尿、眩晕、头痛、昏厥、血管性水肿、心率快而不齐、面部潮红或苍白等。少见白细胞与粒细胞减少等。

【药物相互作用】

1. 与利尿药同用使降压作用增强,但应避免引起严重的低血压,故原用利尿药者宜停药或减量。本品开始用小剂量,逐渐调整剂量。

2. 与其他扩血管药同用可能致低血压,如拟合用,应从小剂量开始。

3. 与潴钾药物如螺内酯、氨苯蝶啶、阿米洛利同用可能引起血钾过高。

4. 与内源性前列腺素合成抑制剂如吲哚美辛同用，可使本品的降压作用减弱。

5. 与其他降压药合用降压作用加强；与引起肾素释出或影响交感神经活性的药物合用呈相加作用；与 β 受体阻断药合用呈小于相加的作用。

● 药师特别提示 ●

1. 餐前 1 小时服药。

2. 过量可致低血压，应立即停药，并扩容以纠正。

3. 定期复查血钾、血肌酐。

4. 自身免疫性疾病如严重的系统性红斑狼疮、骨髓抑制、脑动脉或冠状动脉供血不足、血钾过高、肾功能障碍、主动脉瓣狭窄、严格饮食限制钠盐或透析的患者应慎用；哺乳期妇女慎用。

■ **氨氯地平阿托伐他汀钙片**（Amlodipine Besylate and Atorvastatin Calcium Tablets）

【其他名称】多达一。

【药理作用】本品为氨氯地平和阿托伐他汀的复方剂型。氨氯地平是二氢吡啶类钙拮抗剂，可抑制钙离子跨膜内向进入血管平滑肌和心肌，抗高血压和抗心绞痛。阿托伐他汀是选择性 3- 羟基 -3- 甲基戊二酰辅酶 A（HMG-CoA）还原酶抑制剂，将羟甲基戊二酸单酰辅酶 A 转化成甲羟戊酸，即包括胆固醇在内的固醇前体，降胆固醇。

【适应证】适用于需氨氯地平和阿托伐他汀联合治

疗的患者。

【禁忌】对于伴有活动性肝脏疾病或原因不明的肝脏氨基转移酶持续升高的患者;孕妇或可能受孕的育龄女性;已知对本品中的任何成分过敏的患者禁用。

【药代动力学】口服,氨氯地平和阿托伐他汀的血药浓度达峰时间分别为 6~12 小时和 1~2 小时,两者的生物利用度与单独给药比较无明显差异。食物不影响氨氯地平的生物利用度,参见氨氯地平。阿托伐他汀的吸收率和吸收程度受食物影响分别降低约 32% 和 11%,但同单独服用时相似。平均分布容积约为 381L,血浆蛋白结合率≥98%。经肝脏和(或)肝外代谢后经胆汁清除,无明显的肝肠循环。平均血浆消除半衰期约 14 小时,但因其活性代谢产物的作用,对 HMG-CoA 还原酶抑制活性的半衰期为 20~30 小时。尿中回收率不到给药量的 2%。

【用法用量】治疗高血压或心绞痛合并高脂血症时治疗剂量应个体化,根据患者对于每一种成分的治疗效果和耐受性而相应调整。本品的使用与它的两种组成成分的单独使用作用相当,可以相互替换。可在使用本品的基础上加用氨氯地平或阿托伐他汀或两者同时加量。可用于高血压或心绞痛伴有高脂血症的患者的初始治疗,推荐的起始剂量应该根据每一种单药治疗的推荐剂量进行适当组合。氨氯地平的最大剂量可达 10mg,每日 1 次;阿托伐他汀的最大剂量可达 80mg,每日 1 次。

【不良反应】耐受性良好,对大多数患者不良反应为轻到中度。参见氨氯地平和阿托伐他汀。

【药物相互作用】参见氨氯地平、阿托伐他汀。

【药师特别提示】参见氨氯地平、阿托伐他汀。

九、妊娠高血压常用药物药品说明书和药师特别提示

■ **硫酸镁注射液**(Magnesium Sulfate Injection)

略,见其他降高血压药物中的硫酸镁注射液。

■ **盐酸拉贝洛尔片**(Labetalol Hydrochloride Tablets)

【药理作用】本品具有选择性 α_1 受体和非选择性 β 受体拮抗作用,两种作用均有降压效应,口服时两种作用之比约为 1:3,大剂量时具有膜稳定作用,内源性拟交感活性甚微。本品的降压强度与剂量有关,不伴反射性心动过速和心动过缓,立位血压下降较卧位明显。

【适应证】用于各种类型的高血压。

【禁忌】

1. 支气管哮喘患者禁用。

2. 病态窦房结综合征、心传导阻滞(二~三度房室传导阻滞)未安装起搏器的患者禁用。

3. 重度或急性心力衰竭、心源性休克患者禁用。

4. 对本品过敏者禁用。

【药代动力学】本品口服后 60%~90% 可迅速从胃肠道吸收。绝对生物利用度(F)为 25%,长期用药生物利用度可逐渐增加至 70%。服药后 1~2 小时血药浓度达峰值。

半衰期($t_{1/2}$)为6~8小时,55%~60%的原形药物和代谢产物由尿排出。血液透析和腹膜透析均不易清除。

【用法用量】口服,一次100mg(2片),每日2~3次,2~3天后根据需要加量;常用维持量为200~400mg(4~8片),每日2次,饭后服;极量为每日2400mg(48片)。

【不良反应】偶有头昏、胃肠道不适、疲乏、感觉异常、哮喘加重等症。个别患者有直立性低血压。

【药物相互作用】

1. 本药与三环抗抑郁药同时应用可产生震颤。

2. 西咪替丁可增加本品的生物利用度。

3. 本品可减弱硝酸甘油的反射性心动过速,但降压作用可协同。

4. 与维拉帕米类钙拮抗剂联用时需十分谨慎。

5. 甲氧氯普胺(胃复安)可增强本品的降压作用。

6. 本品可增强氟烷对血压的作用。

● **药师特别提示** ●

1. 有下列情况应慎用,如过敏史、充血性心力衰竭、糖尿病、肺气肿或非过敏性支气管炎、肝功能不全、甲状腺功能低下、雷诺综合征或其他周围血管疾病、肾功能减退。少数患者可在服药后的2~4小时出现直立性低血压,因此用药剂量应该逐渐增加。

2. 本品可安全有效地用于妊娠高血压,不影响胎儿的生长发育。乳汁中的浓度为母体血液的22%~45%,哺乳期妇女慎用。

3. 老年人用本品的生物利用度高,因此可适当减少用药剂量。

■ **盐酸拉贝洛尔注射液**(Labetalol Hydrochloride Injection)

【药理作用】本品具有选择性 α_1 受体和非选择性 β 受体拮抗作用,两种作用均有降压效应,静脉时两种作用之比约为 1∶6.9,大剂量时具有膜稳定作用,内源性拟交感活性甚微。本品的降压强度与剂量有关,不伴反射性心动过速和心动过缓,立位血压下降较卧位明显。

【适应证】用于各种类型的高血压。

【禁忌】

1. 支气管哮喘患者禁用。

2. 病态窦房结综合征、心传导阻滞(二~三度房室传导阻滞)未安装起搏器的患者禁用。

3. 重度或急性心力衰竭、心源性休克患者禁用。

4. 对本品过敏者禁用。

【药代动力学】在血浆中与蛋白的结合率约 50%。大多数药物在肝中被代谢。半衰期($t_{1/2}$)为 6~8 小时,其原形药物和代谢产物由尿排出。血液透析和腹膜透析均不易清除。V_d 为 11.2L/kg。

【用法用量】

1. 静脉推注 一次 25~50mg 加入 10% 葡萄糖注射

液 20ml 中,于 5~10 分钟内缓慢推注,如降压效果不理想可于 15 分钟后重复 1 次,直至产生理想的降压效果。总剂量不应超过 200mg(4 支),一般推注后 5 分钟内出现最大作用,约维持 6 小时。

2. 静脉滴注 本品 100mg(2 支)加 5% 葡萄糖注射液或 0.9% 氯化钠注射液稀释至 250ml,静脉滴注速度为 1~4mg/min,直至取得较好效果,然后停止滴注。有效剂量为 50~200mg(1~4 支),但对嗜铬细胞瘤患者可能需 300mg(6 支)以上。

【不良反应】偶有头昏、胃肠道不适、疲乏、感觉异常、哮喘加重等症。个别患者有直立性低血压。

【药物相互作用】

1. 本药与三环抗抑郁药同时应用可产生震颤。

2. 西咪替丁可增加本品的生物利用度。

3. 本品可减弱硝酸甘油的反射性心动过速,但降压作用可协同。

4. 与维拉帕米类钙拮抗剂联用时需十分谨慎。

5. 甲氧氯普胺(胃复安)可增强本品的降压作用。

6. 本品可增强氟烷对血压的作用。

● 药师特别提示 ●

1. 有下列情况应慎用,如过敏史、充血性心力衰竭、糖尿病、肺气肿或非过敏性支气管炎、肝功能不全、甲状腺功能低下、雷诺综合征或其他周围血管疾病、肾功能减退。少数患者可在服药后的2~4小时出现直立性低血压，因此用药剂量应该逐渐增加。

2. 本品可安全有效地用于妊娠高血压，不影响胎儿的生长发育。乳汁中的浓度为母体血液的22%~45%，哺乳期妇女慎用。

3. 老年人用本品的生物利用度高，因此可适当减少用药剂量。

4. 药物过量尚不明确。

■ **甲磺酸酚妥拉明注射液**（Phentolamine Mesylate Injection）

略，见 α 受体阻断药类中的酚妥拉明。

■ **注射用硝普钠**（Sodium Nitroprusside for Injection）

略，见其他降高血压药物中的硝普钠。

■ **硝酸甘油注射液**（Nitroglycerin Injection）

【药理作用】

1. 主要药理作用是松弛血管平滑肌。硝酸甘油释放氧化氮（NO），NO 与内皮舒张因子相同，激活鸟苷酸环化酶，使平滑肌和其他组织内的环鸟苷酸（cGMP）增多，导致肌球蛋白轻链去磷酸化，调节平滑肌收缩状态，引起血管扩张。

2. 硝酸甘油扩张动、静脉血管床，以扩张静脉为主，其作用强度呈剂量相关性。外周静脉扩张，使血液潴留在外周，回心血量减少，左室舒张末压（前负荷）降低。扩张动脉使外周阻力（后负荷）降低。动、静脉扩张使心肌耗氧量减少,缓解心绞痛。对心外膜冠状动脉分支也有扩张作用。

3. 治疗剂量可降低收缩压、舒张压和平均动脉压,有效冠状动脉灌注压常能维持,但血压过度降低或心率增快使舒张期充盈时间缩短时,有效冠状动脉灌注压则降低。

4. 使增高的中心静脉压与肺毛细血管楔嵌压、肺血管阻力与体循环血管阻力降低。心率通常稍增快,估计是血压下降的反射性作用。心脏指数可增加、降低或不变。左室充盈压和外周阻力增高伴心脏指数低的患者,心脏指数可能会有增高;相反,左室充盈压和心脏指数正常者,静脉注射用药可使心脏指数稍有降低。

5. 尚无评价其致癌性的长期动物实验。

【适应证】用于冠心病心绞痛的治疗及预防,也可用于降低血压或治疗充血性心力衰竭。

【禁忌】禁用于心肌梗死早期(有严重的低血压及心动过速时)、严重贫血、青光眼、颅内压增高和已知对硝酸甘油过敏的患者。还禁用于使用枸橼酸西地那非的患者,后者增强硝酸甘油的降压作用。

【药代动力学】静脉滴注即刻起作用。主要在肝脏代谢,迅速而近乎完全,中间产物为二硝酸盐和单硝酸盐,终产物为甘油。两种主要活性代谢产物 1,2- 和 1,3- 硝酸甘油与母体药物相比,作用较弱,半衰期更长。代谢后经肾脏排出。

【用法用量】用 5% 葡萄糖注射液或氯化钠注射液稀释后静脉滴注,开始剂量为 5μg/min,最好用输液泵恒速输入。用于降低血压或治疗心力衰竭可每 3~5 分钟增加 5μg/min,如在 20μg/min 时无效可以 10μg/min 递增,以后可 20μg/min。患者对本药的个体差异很大,静脉滴注无固定的适合剂量,应根据个体的血压、心率和其他血流动力学参数来调整用量。

【不良反应】

1. 头痛,可于用药后立即发生,可为剧痛和呈持续性。

2. 偶可发生眩晕、虚弱、心悸和其他直立性低血压的表现,尤其在直立、制动的患者。

3. 治疗剂量可发生明显的低血压反应,表现为恶心、呕吐、虚弱、出汗、苍白和虚脱。

4. 晕厥、面红、药疹和剥脱性皮炎均有报告。

【药物相互作用】

1. 中度或过量饮酒时使用本药可致低血压。

2. 与降压药或血管扩张药合用可增强硝酸盐的致直立性低血压作用。

3. 阿司匹林可减少舌下含服硝酸甘油的清除,并增强其血流动力学效应。

4. 使用长效硝酸盐可降低舌下用药的治疗作用。

5. 枸橼酸西地那非加强有机硝酸盐的降压作用。

6. 与乙酰胆碱、组胺及拟交感胺类药合用时疗效可能减弱。

● 药师特别提示 ●

1. 应使用能有效缓解急性心绞痛的最小剂量，过量可能导致耐受现象。

2. 小剂量可能发生严重低血压，尤其在直立位时。

3. 应慎用于血容量不足或收缩压低的患者。

4. 发生低血压时可合并心动过缓，加重心绞痛。

5. 加重梗阻性肥厚型心肌病引起的心绞痛。

6. 易出现药物耐受性。

7. 如果出现视力模糊或口干，应停药。

8. 剂量过大可引起剧烈头痛。

9. 静脉滴注本品时，由于许多塑料输液器可吸附硝酸甘油，因此应采用非吸附本品的输液装置，如玻璃输液瓶等。

10. 静脉使用本品时须采用避光措施。

11. 孕妇及哺乳期妇女用药　不知是否引起胎儿损害或者影响生育能力，故仅当确有必要时方可用于孕妇；亦不知是否从人乳汁中排泄，故哺乳期妇女静脉用药时应谨慎。

12. 儿童用药　儿童患者用药的安全性和效果尚不确定。

13. 老年患者用药　尚不明确。

14. 药物过量　过量可引起严重的低血压、心动过速、心动过缓、传导阻滞、心悸、循环衰竭导致死亡、晕厥、持续搏动性头痛、眩晕、视力障碍、颅内压增高、瘫痪和昏迷并抽搐、脸红与出汗、恶心与和呕吐、腹部绞痛与腹泻、呼吸困难与高铁血红蛋白血症。

■ **硝苯地平片**（Nifedipine Tablets）、**硝苯地平控释片**（Nifedipine Controlled-Release Tablets）

略，见 CCB 类药物中的硝苯地平。

■ **尼莫地平片**（Nimodipine Tablets）

【其他名称】尼膜同。

【药理作用】本品为钙通道阻滞药，它通过抑制钙离子进入细胞而抑制血管平滑肌细胞的收缩。尼莫地平因其有较高的亲脂性而易透过血脑屏障，从而对脑动脉有较强的作用。尼莫地平通过对与钙通道有关的神经元受体和脑血管受体的作用，保护神经元的功能，改善脑供血，增加脑的缺血耐受力。另外的研究表明这种作用不会引起盗血现象。临床总体印象评分、个体功能障碍、行为观察以及心理学测试都证实，尼莫地平对其他类型的症状也有良好的作用。对急性脑血流障碍患者的研究表明，尼莫地平能扩张脑血管和改善脑供血，且对大脑既往损伤区灌流不足部位灌注量的增加通常高于正常区域。尼莫地平能明显地降低蛛网膜下腔出血患者的缺血性神经损伤及病死率。

【适应证】

1. 作为尼莫地平注射液预先使用后的继续治疗，可预防和治疗由于动脉瘤性蛛网膜下腔出血后脑血管痉挛引起的缺血性神经损伤。

2. 治疗老年性脑功能障碍,如记忆力减退、定向力和注意力障碍及情绪波动。治疗前,应确定这些症状不是由需要特殊治疗的潜在疾病引起的。

【禁忌】

1. 尼莫地平与利福平联合应用会显著降低尼莫地平的疗效,因此尼莫地平禁止与利福平联合应用。

2. 口服尼莫地平与抗癫痫药苯巴比妥、苯妥英或卡马西平联合应用显著降低尼莫地平的疗效,因此禁止联合应用。

3. 用于治疗老年性脑功能障碍时,对于肝功能严重不良的患者特别是肝硬化患者,由于首过效应和代谢清除率减少,可能使尼莫地平的生物利用度增加,因此肝功能严重不良的患者禁用(例如肝硬化)。

【药代动力学】

1. 吸收　口服给药几乎完全吸收,服药 10~15 分钟后能在血浆中检测到原形及首过效应代谢产物。多次给药(每次 30mg,每天 3 次),老年个体服药 0.6~1.6 小时后血药浓度达峰值,C_{max} 为 7.3~43.2ng/ml。单剂量 30 和 60mg 给药,在年轻受试者中的平均血药浓度分别为 (16 ± 8)ng/ml 和 (31 ± 12)ng/ml。在最高剂量 90mg 以下,血药浓度峰值和药 - 时曲线下面积与剂量增加成正比。注射给药的分布容积(V_{ss},二室模型)为 0.9~1.61/kg 体重,总清除率(全身)为 0.6~1.91/h/kg。

2. **蛋白结合率及分布** 尼莫地平与血浆蛋白的结合率为 97%~99%。动物实验表明能通过胎盘屏障,虽缺乏人体试验资料,但分布可能与此类似,尚未经试验证实。尼莫地平及其代谢产物在大鼠乳汁中的浓度比在母体血浆中高,药物原形在人乳汁中的浓度与母体血浆中相同。口服或静脉给药在脑脊液中能检测到的浓度为血浆中浓度的 0.5%,与在血浆中的游离浓度大致相同。

3. **代谢、消除和排泄** 尼莫地平通过细胞色素 P450 3A4 系统代谢消除,主要通过双氧吡啶环脱氧和去甲基氧化进行。酯键氧化裂解、2- 和 6- 甲基羟基化及葡萄糖醛酸结合反应亦为进一步的代谢步骤。血浆中的 3 个主要代谢产物呈现无或不重要的残留治疗作用。尚不知本品是否对肝药酶呈诱导或抑制作用。人体中的代谢产物 50% 从肾脏排泄,30% 从胆汁排泄。消除动力学呈线性,尼莫地平的半衰期为 1.1~1.7 小时,5~10 小时的终末半衰期对说明书中建立的给药间隔无参考意义。

4. **生物利用度** 由于首过效应,尼莫地平片的绝对生物利用度为 5%~15%。

【用法用量】口服。

1. **动脉瘤性蛛网膜下腔出血** 除非特殊处方,否则推荐采用下述用法用量:使用尼莫地平注射液治疗 5~14 天,继以尼莫地平片每次 60mg(2 片),每日 6 次,服用 7 天。少量水送服完整片剂,与饭时无关。连续服药的间隔时间不少于 4 小时。发生不良反应的患者应减量或中断治疗。严重的肝功能不良尤其是肝硬化,由于首过效应的降低和代谢清除率的下降,导致尼莫地平生物利用度的升高,疗效和副作用尤其是血压下降就会更明显。在这种情况下,根据血压情况适当减量,如有必要,也应考虑中断治疗。

2. 老年性脑功能障碍　除非特殊处方,推荐剂量为每次 30mg(一次 1 片),每日 3 次。少量水送服完整片剂,与饭时无关。口服尼莫地平片数月后,必须重新评价是否仍存在治疗的适应证。

【不良反应】常见低血压、血管扩张。少见血小板减少症、过敏反应、皮疹、头痛、心动过速、心悸、恶心、眩晕、头晕、运动功能亢进、水肿、便秘、腹泻、胃肠胀气。

【药物相互作用】

1. 尼莫地平通过肠黏膜和肝脏的细胞色素 P450 3A4 系统代谢消除,因此对细胞色素 P450 3A4 系统有抑制或诱导作用的药物可能改变尼莫地平的首过效应或清除率。尼莫地平与下列细胞色素 P450 3A4 系统抑制剂联合应用时应监测血压,如有必要,应考虑减少尼莫地平的服用剂量:①大环内酯类抗生素(例如红霉素):某些大环内酯类抗生素抑制细胞色素 P450 3A4 系统,因此大环内酯类抗生素不能与尼莫地平合用。阿奇霉素虽在结构上属于大环内酯类抗生素,但对细胞色素 P450 3A4 系统无抑制作用。②抗 -HIV 蛋白酶抑制剂(例如利托那韦):此类药物为细胞色素 P450 3A4 系统的强效抑制剂。因此合并应用此类蛋白酶抑制剂可能使尼莫地平的血浆浓度显著增加。③吡咯类抗真菌药(例如酮康唑):吡咯类抗真菌药对细胞色素 P450 3A4 系统有抑制作用,有报道其他二氢吡啶钙拮抗剂与尼莫地平该类药物出现各种相互作用。因此,此类药物与口服尼莫地平合并用药时,可能由于首过效应减少使尼莫地平的生物利用度增加。④奈法唑酮:此抗抑郁药是细胞色素 P450 3A4 系统的强效抑制剂,因此合并应用奈法唑酮可能使尼莫地平的血浆浓度显著增加。⑤氟西汀:合并应用抗抑郁药氟西汀可使尼莫地平的稳态血浆浓度提高 50%;氟西汀明显减少,而其活性代谢产物去甲氟西汀不受影响。⑥奎奴普丁／达福普汀:根据钙拮抗剂的用药经验,奎奴普丁／达福普汀与尼莫地平联合应用可能使尼莫地平的血浆浓度增加。⑦西咪替丁:H_2受体拮抗剂西咪替丁与尼莫地平联合应用会增加尼莫地平的血浆浓度。⑧丙戊酸:抗惊厥药丙戊酸与尼莫地平联合应用会增加尼莫地平的血浆浓度。

2. 去甲替林　去甲替林与尼莫地平同时给药,尼莫地平的血药浓度稍有减少,而去甲替林的血浆浓度不受影响。

3. 降压药物　尼莫地平与降压药物合并应用时可能增强降压效果,如果这种合并治疗确实不可避免,则须对患者进行密切监测。

4. 齐多夫定(叠氮胸苷)　实验猴同时应用抗 -HIV 药物齐多夫定注射液和尼莫地平注射液可导致齐多夫定

的 *AUC* 显著升高,但其分布容积与清除率显著减低。

5. 西柚汁　西柚汁可抑制细胞色素 P450 3A4 系统,减少首过效应或清除率,故同时摄入西柚汁和尼莫地平可导致血药浓度增加,并延长尼莫地平的作用。服用西柚汁后,血压下降作用增强,此作用可持续至少 4 天,因此应用尼莫地平时应避免摄入西柚汁。

● 药师特别提示 ●

1. 使用本品治疗老年性脑功能障碍时,患有多种疾病的老年患者,如伴有严重的肾功能不全(肾小球滤过率 <20ml/min)、严重的心功能不全时应定期随访检查。

2. 使用本品预防和治疗由于动脉瘤性蛛网膜下腔出血后脑血管痉挛引起的缺血性神经损伤时,虽然未显示应用尼莫地平与颅内压升高有关,但推荐对于颅内压升高或脑水肿患者应进行密切的监测。

3. 低血压患者(收缩压低于 100mmHg)须慎用。在不稳定型心绞痛患者中或者在急性心肌梗死患者患病的前 4 周之内,医师应当权衡潜在的风险(例如减少冠状动脉灌注和心肌缺血)与收益(例如脑灌注的改善)。

4. 对于孕妇尚无足够的研究,拟在妊娠期应用本品时,必须依临床的严重程度审慎权衡利弊。尼莫地平及其代谢物能进入人类乳汁中,浓度与母体中血浆浓度的水平相同,建议哺乳期妇女应用本品时避免喂哺婴儿。个别体外受精的案例中,钙拮抗剂与精子头部的可逆性生化改变有关,可能导致精子功能损害。

5. 急性过量中毒的症状表现为明显的血压下降、心动过缓或心动过速、胃肠道不适和恶心。中毒的治疗:一旦发现尼莫地平片急性过量,必须立即停药,根据症状作出判断,药用炭吸附剂洗胃可作为一种抢救手段。如果有明显的血压下降,可静脉给予多巴胺或去甲肾上腺素。因无特效的解毒剂,对其他副作用的治疗应根据情况对症处理。

■ **尼莫地平注射液(Nimodipine Injection)**

【其他名称】尼膜同。

【药理作用】尼莫地平对大脑有抗血管收缩和抗缺血作用,尼莫地平体外能防止或消除各种血管活性物质(如5-羟色胺、前列腺素和组胺)或血液及其降解产物引起的血管收缩,尼莫地平还有神经和精神药理学特性。尼莫地平通过对与钙通道有关的神经元受体和脑血管受体的作用,保护神经元,稳定神经元的功能,改善脑血流,增加脑的缺血耐受力。尼莫地平能明显地降低蛛网膜下腔出血患者的缺血性神经损伤及病死率。另外的研究表明这种作用不会引起窃血现象。临床研究证实尼莫地平可以改善脑功能障碍患者的记忆和注意力。

【适应证】预防和治疗动脉瘤性蛛网膜下腔出血后

脑血管痉挛引起的缺血性神经损伤。

【禁忌】对本品或本品中任何成分过敏者禁用。

【药代动力学】

1. 吸收　口服给药几乎全部吸收,服药 10~15 分钟后在血浆中能检测到活性成分及首过效应代谢产物。多次给药(每日 3 次,每次 30mg),老年个体服药 0.6~1.6 小时后血药浓度达峰值(7.3~43.2ng/ml)。单剂量 30 和 60mg 给药,在年轻受试者中的平均血药浓度分别为 (16 ± 8)ng/ml 和 (31 ± 12)ng/ml。在最高剂量 90mg 以下,血药浓度峰值和药 - 时曲线下面积与剂量增加成正比。注射给药的分布容积(V_{ss},二室模型)为 0.9~1.61/kg 体重,总清除率(全身)为 0.6~1.9l/h/kg。

2. 蛋白结合率及分布　尼莫地平与血浆蛋白的结合率为 97%~99%。动物实验表明能通过胎盘屏障,人体分布与此类似,但未经实验证实。尼莫地平及其代谢产物在大鼠乳汁中的浓度比母体血浆中高,药物原形在乳汁中的浓度与母体血浆中相同。口服或静脉给药,在脑脊液中能检测到的浓度为血浆中浓度的 0.5%,与在血浆中的游离浓度大致相同。

3. 代谢、消除和排泄　尼莫地平通过细胞色素 P450 3A4 系统代谢消除,主要通过二氢吡啶环脱氢和氧合代谢进行。血浆中的代谢产物的残留作用对治疗几乎无影响。肝脏中酶的诱导或抑制作用不明确。人体中代谢产物 50% 从肾脏排泄,30% 从胆汁排泄。消除动力学呈线性,尼莫地平的半衰期为 1.1~1.7 小时,终末半衰期为 5~10 小时,对建立给药间隔无参考意义。在静脉给药 0.015mg/kg 1 小时后(24 例老年志愿者)口服尼莫地平片 30mg,平均血药浓度上升。

4. 生物利用度 由于首过效应,尼莫地平的绝对生物利用度为 5%~15%。

【用法用量】体重低于 70kg 或血压不稳的患者,治疗开始的 2 小时可按照每小时 0.5mg 尼莫地平给药[相当于尼莫地平注射液 2.5ml/h,剂量约为 7.5μg/(kg·h)];如果耐受性良好,尤其血压无明显下降时,2 小时后剂量可增至 1mg 尼莫地平[相当于尼莫地平注射液 5ml/h,剂量约为 15μg/(kg·h)]。体重 >70kg 的患者,剂量宜从每小时 1mg 尼莫地平开始[相当于尼莫地平注射液 5ml/h,剂量约为 15μg/(kg·h)],2 小时后如无不适可增至 2mg [相当于尼莫地平注射液 10ml/h,剂量约为 30μg/(kg·h)]。对于发生不良反应的患者,有必要减小剂量或中断治疗。严重的肝功能不良尤其是肝硬化,由于首过效应的降低和代谢清除率的下降,导致尼莫地平的生物利用度的升高,疗效和不良反应尤其是血压下降更明显。在这种情况下,根据血压情况适当减量,如有必要,也应考虑中断治疗。治疗期:①预防性用药:静脉治疗应在出血后的 4 天内开始,并在血管痉挛最大危险期连续给药,例如持续到蛛网膜下腔出血后的 10~14 天。如果在预防性应用尼莫地平注射液期间,出血原因经外科手术治疗,术后应继续静脉输注本品至少持续 5 天。静脉治疗结束后,建议继续口服尼莫地平片 7 天,每隔 4 小时服用 1 次(一次 60mg,每天 6 次)。②治疗性用药:如果蛛网膜下腔出血后已经出现血管痉挛引起的缺血性神经损伤,治疗应尽早开始,并应持续给药至少 5 天,最长 14 天。其后建议口服尼莫地平片 7 天,每隔 4 小时服用 1 次(一次 60mg,每天 6 次)。如果在治疗性用尼莫地平注射液期间,出血原因经外科手术治疗,术后应继续静脉输注本品至少持续 5 天。

【不良反应】少见血小板减少症、过敏反应、皮疹、头痛、心动过速、低血压、血管扩张、恶心。

【药物相互作用】

1. 氟西汀　合并应用抗抑郁药氟西汀可使尼莫地平的稳态血药浓度提高 50%;氟西汀显著减少,而其活性代谢产物去甲氟西汀不受影响。

2. 去甲替林　去甲替林与尼莫地平同时给药,尼莫地平的血药浓度稍有减少,而去甲替林的血浆浓度不受影响。

3. 降压药物　尼莫地平与降压药物合并应用时可能增强降压效果,如果这种合并治疗确实不可避免,则须对患者进行密切监测。同时静脉给予 β 肾上腺素受体阻断药可导致共同增强负性肌力作用,直至非代偿性心力衰竭。

4. 同时服用具有肾毒性的药物(如氨基糖苷类药物、头孢菌素类药物、呋塞米)或已有肾功能损害的患者可引起肾功能减退,此时须密切监测肾功能。如发现肾功能减退,应考虑停药。

5. 齐多夫定(叠氮胸苷) 在猴身上同时应用抗-HIV药物齐多夫定注射液和尼莫地平注射液可导致齐多夫定的 *AUC* 显著升高,相反的是其分布容积与清除率显著减低。

6. 因为本品含有 23.7%(*V/V*)乙醇,与乙醇呈配伍禁忌的药物亦同本品相互作用。

7. 长期定量服用尼莫地平与氟哌啶醇并不出现相互作用。

● 药师特别提示 ●

1. 虽然未显示应用尼莫地平与颅内压升高有关,但建议对于颅内压升高或脑水肿患者应进行密切的监测。

2. 低血压患者(收缩压低于 100mmHg)须慎用。

3. 在不稳定型心绞痛患者中或者在急性心肌梗死患者患病后的 4 周之内,医师应当权衡潜在的风险(例如减少冠状动脉灌注和心肌缺血)与收益(例如脑灌注的改善)。

4. 本品含有 23.7% (*V/V*)乙醇,即每日最大摄入量为 50g(250ml),这可能对乙醇中毒或乙醇代谢受损的患者有害。本品中的乙醇可能对其他药物产生影响。

5. 对于孕妇尚无足够的研究,拟在妊娠期应用本品时,必须依临床的严重程度审慎权衡利弊。尼莫地平及其代谢物能进入人类乳汁中,浓度与母体中血浆浓度的水平相同,建议哺乳期妇女应用本品时避免喂哺婴儿。个别体外受精的案例中,钙拮抗剂与精子头部的可逆性生化改变有关,可能导致精子功能损害。

6. 急性药物过量的症状有血压明显下降、心动过速或心动过缓,以及胃肠道不适和恶心(口服后)。中毒的治疗:急性药物过量时必须立即停药,根据中毒症状采取紧急措施。如果为口服,应考虑采用药用炭洗胃作为紧急治疗措施。如血压明显下降,可静脉给予多巴胺或去甲肾上腺素。因无特效的解毒剂,对其他不良反应的治疗应予以对症处理。

■ **盐酸尼卡地平缓释胶囊**(Nicardipine Hydrochloride Sustained Release Capsules)、**盐酸尼卡地平注射液**(Nicardipine Hydrochloride Injection)

略,见 CCB 类药物中的尼卡地平。

■ **甘油果糖注射液**(Glycerin and Fructose Injection)

【其他名称】固利压、布瑞得、甘果糖、甘瑞宁。

【药理作用】本品为高渗制剂,通过高渗透性脱水,能使脑内的水分含量减少,降低颅内压。本品的降低颅内压作用起效较缓,持续时间较长。

【适应证】用于脑血管病、脑外伤、脑肿瘤、颅内炎症及其他原因引起的急、慢性颅内压增高,脑水肿等症。

【禁忌】

1. 遗传性果糖不耐受症患者禁用。

2. 对本品中的任一成分过敏者禁用。

3. 高钠血症、无尿和严重脱水者禁用。

【药代动力学】本品经血液进入全身组织内,其分布于 2~3 小时内达到平衡。进入脑脊液及脑组织较慢,清除也较慢。本品大部分代谢为 CO_2 及水排出。

【用法用量】静脉滴注,成人一般一次 250~500ml,一日 1~2 次。每 500ml 需滴注 2~3 小时,250ml 需滴注 1~1.5 小时。根据年龄、症状可适当增减。

【不良反应】本品一般无不良反应,偶有瘙痒、皮疹、头痛、恶心、口渴和出现溶血现象。

【药物相互作用】尚不明确。

● 药师特别提示 ●

1. 循环系统功能障碍、尿崩症、糖尿病和溶血性贫血患者慎用。严重的活动性颅内出血患者无手术条件时慎用。

2. 疑有急性硬膜下、硬膜外血肿时应先处理出血,确认无再出血时方使用本品。

3. 本品含 0.9% 氯化钠,用药时须注意患者的食盐摄入量。

4. 孕妇及哺乳期妇女用药的安全性尚不明确,不推荐使用。

5. 应注意观察老年患者的病情,慎重用药。一般老年患者的身体功能减退,所以一旦发现水、电解质水平出现异常,应在监护下应用本品。

6. 药物过量尚不明确。

■ **甲基多巴片**（Methyldopa Tablets）

【其他名称】甲多巴。

【**药理作用**】

1. 甲基多巴为芳香氨酸脱羧酶抑制剂。

2. 仅甲基多巴的左旋异构体对人有抗高血压活性，消旋体（dl-α-甲基多巴）需要 2 倍剂量方可达到相同的降压作用。其抗高血压作用可能是通过其活性代谢产物甲基去甲肾上腺素刺激中枢的抑制性 α-肾上腺素受体和假性神经递质，减少血浆肾素活性，从而降低动脉血压。

3. 甲基多巴可以降低组织中的 5-羟色胺、多巴胺、去甲肾上腺素、甲基肾上腺素浓度。

4. 甲基多巴对心脏功能没有直接影响，通常也不减少肾小球滤过率、肾血流量和滤过分数。

5. 心排血量在正常心率时保持不变，部分患者出现心率减慢。

6. 治疗过程中血浆肾素活性降低。

7. 甲基多巴可降低卧位和立位血压，很少出现直立性低血压，罕见日间运动时低血压。

【适应证】高血压。

【禁忌】

1. 活动性肝脏疾病，如急性肝炎活动性肝硬化患者禁用。

2. 直接抗球蛋白（Coombs）试验阳性者禁用。

【**药代动力学**】甲基多巴口服吸收不一，约 50%，与血浆蛋白结合不到 20%。单次口服后 4~6 小时降压作用达高峰,作用持续 12~24 小时;多次口服后 2~3 天作用达高峰,并持续至停药后的 24~48 小时。一旦达到有效降压剂量,大多数人可产生 12~24 小时的平稳降压效应。停药后的 24~48 小时血压恢复。血浆半衰期约为 1.7 小时,无尿时为 3.6 小时。药物主要在肝脏代谢,产生甲基去甲肾上腺素等多种代谢产物,近 70% 以原形和少量代谢物的形式经尿排泄。正常人肾清除率约 130ml/min,肾功能不全时下降。口服 36 小时后体内基本完全清除。

【用法用量】口服。

1. 成人常用量　250mg/ 次,分 2~3 次 / 日。每 2 天调整剂量 1 次,至达预期疗效。一般晚上加量以减少药物的过度镇静作用。若与噻嗪类利尿药合用需减量,起始剂量控制在 500mg/d,但利尿药的剂量可不变。维持剂量为 0.5~2g/d,分 2~4 次口服;最大剂量不宜超过 3g/d。因甲基多巴的作用时间较短,停药后的 48 小时内需给予其他降压治疗。用药 2~3 个月后可产生耐药性,给利尿药可恢复疗效。

2. 儿童常用量　每日 10mg/kg 或按体表面积 300mg/m^{2}给药,分 2~4 次口服。每 2 天调整剂量 1 次,至达到要求的疗效。最大剂量不超过 65mg/kg 或 3g/d。

【不良反应】

1. 镇静、头疼和乏力多于开始用药和加量时出现,通常是一过性的。

2. 较常见的有水钠潴留所致的下肢水肿、口干。

3. 较少见的有药物热或嗜酸性粒细胞增多、肝功能变化(可能属免疫性或过敏性)、精神改变(抑郁或焦虑、梦吃、失眠)、性功能减低、腹泻、乳房增大、恶心、呕吐、晕倒。

4. 偶有加重心绞痛和心力衰竭。

5. 少见的有延长颈动脉窦敏感性和直立性低血压时间,体重增加,窦性心动过缓,肝功能损害,胰腺炎,结肠炎唾液腺炎,舌痛或舌黑,便秘,腹胀,排气,高泌乳素血症,骨髓抑制,血小板减少,溶血性贫血,白细胞减少,抗核抗体、LE 细胞、类风湿因子阳性,直接抗球蛋白(Coombs)试验阳性,心肌炎,心包炎,血管炎,狼疮样综合征,帕金森病,反应迟钝,不自觉舞蹈症,脑血管供血不足的症状,精神错乱如多梦、镇静、衰弱、感觉异常,尿素氮(BUN)升高,关节痛,可伴关节肿胀,肌肉痛,鼻塞,表皮坏死,皮疹,闭经,男性乳腺发育,泌乳。

6. 罕见的有粒细胞减少症,停药后即恢复正常;致命性肝细胞坏死。

【药物相互作用】

1. 本品可增加口服抗凝药的作用。

2. 本品可加强中枢神经抑制剂的作用。

3. 三环类抗抑郁药、拟交感胺类药和非甾体抗炎止痛药可减弱本品的降压作用。

4. 本品可使血泌乳激素浓度增高并干扰溴隐亭的作用。

5. 与其他抗高血压药合用有协同作用。

6. 与左旋多巴合用可加强中枢神经毒性作用。

7. 与麻醉药合用须减少麻醉药的剂量。

8. 与锂剂合用时须防备锂剂的毒性作用。

● **药师特别提示** ●

1. 直接抗球蛋白（Coombs）试验阳性、溶血性贫血、肝功能异常可能与服用甲基多巴密切相关，偶可致死亡。因此，用药前和用药过程中应定期检查血常规、Coombs 试验和肝功能。若发生溶血性贫血应立即停药，通常贫血很快好转，否则应使用皮质类固醇激素治疗。该类患者不能再次使用甲基多巴。直接抗球蛋白（Coombs）试验阳性在停用甲基多巴数周或数月后可转为正常。

2. 如果直接和间接抗球蛋白（Coombs）试验均阳性，主侧交叉配血将出现问题，应请教血液学或输血专家解决。

3. 由于甲基多巴主要通过肾脏排出，肾功能不全者慎用。

4. 须定期检查肝功能，尤其在用药的头 2~3 个月内。发现问题立即停药者体温和肝功能可恢复。该类患者不能再次使用甲基多巴。甲基多巴慎用于有肝脏疾病和肝功能不全的患者。

5. 服用甲基多巴出现水肿或体重增加的患者可用利尿药治疗，一旦水肿进行性加重或有心力衰竭的迹象应停服本品。

6. 透析过程中甲基多巴被排出体外,将偶有血压回升的现象。

7. 患有严重双侧脑血管病者若服药过程中发生不自主性舞蹈症,须立即停药。

8. 甲基多巴可以影响下列试验室的检查值,如磷酸钨酸盐法测尿酸、苦味酸盐法测肌酐、比色法测SGOT。

9. 甲基多巴可使荧光法测定尿样本中的儿茶酚胺假性升高,干扰嗜铬细胞瘤的诊断。

10. 嗜铬细胞瘤者慎用。

11. 本品能通过胎盘,在人体的研究尚不充分。已有的研究显示孕妇服药后对胎儿没有明显有害的影响,因此在必要的情况下甲基多巴可用于孕妇。甲基多巴可排入乳汁中,但未有对婴儿影响的报道,尽管如此,哺乳期妇女仍应慎用。

12. 老年人对降压作用敏感,且肾功能较差,须酌减药量。

13. 甲基多巴可通过透析排出。药物过量将产生急性低血压伴脑和胃肠道功能紊乱的各种反应,如过度镇静、虚弱、心动过缓、眩晕、反应迟钝、便秘、腹胀、排气、腹泻、恶心、呕吐等。治疗应采取对症疗法。

■ **甘露醇注射液(Mannitol Injection)**

【药理作用】甘露醇为单糖,在体内不被代谢,经肾小球滤过后在肾小管内甚少被重吸收,起到渗透利尿作用。

1. 组织脱水作用　提高血浆渗透压,导致组织内(包括眼、脑、脑脊液等)的水分进入血管内,从而减轻组织水肿,降低眼压、颅内压和脑脊液容量及其压力。

2. 利尿作用　甘露醇的利尿作用机制分为两个方面:①甘露醇增加血容量,并促进前列腺素 I_2 分泌,从而扩张肾血管,增加肾血流量包括肾髓质血流量。肾小球入球小动脉扩张,肾小球毛细血管压升高,皮质肾小球滤过率升高。②本药自肾小球滤过后极少(<10%),由肾小管重吸收,故可提高肾小管内液的渗透浓度,减少肾小管对水及 Na^+、Cl^-、K^+、Ca^{2+}、Mg^{2+} 和其他溶质的重吸收。

【适应证】

1. 组织脱水药。用于治疗各种原因引起的脑水肿,降低颅内压,防止脑疝。

2. 降低眼压。可有效降低眼压,应用于其他降眼压药无效时或眼内手术前准备。

3. 渗透性利尿药。用于鉴别肾前性因素或急性肾衰竭引起的少尿,亦可应用于预防各种原因引起的急性肾小管坏死。

4. 作为辅助性利尿措施治疗肾病综合征、肝硬化腹水,尤其是当伴有低蛋白血症时。

5. 对某些药物逾量或毒物中毒(如巴比妥类药物、锂、水杨酸盐和溴化物等),本药可促进上述物质的排泄,并防止肾毒性。

6. 作为冲洗剂,应用于经尿道内做前列腺切除术。

7. 术前肠道准备。

【禁忌】①已确诊为急性肾小管坏死的无尿患者,包括对试用甘露醇无反应者,因甘露醇积聚引起血容量增多,加重心脏负担;②严重失水者;③颅内活动性出血者,因扩容加重出血,但颅内手术时除外;④急性肺水肿或严重的肺淤血。

【药代动力学】甘露醇口服吸收很少,静脉注射后迅速进入细胞外液而不进入细胞内。但当血甘露醇浓度很高或存在酸中毒时,甘露醇可通过血脑屏障,并引起颅内压反跳。利尿作用于静脉注射后 1 小时出现,维持 3 小时;降低眼压和颅内压作用于静脉注射后 15 分钟内出现,达峰时间为 30~60 分钟,维持 3~8 小时。本药可由肝脏生成糖原,但由于静脉注射后迅速经肾脏排泄,故一般情况下经肝脏代谢的量很少。本药的 $t_{1/2}$ 为 100 分钟,当存在急性肾衰竭时可延长至 6 小时。肾功能正常时,静脉注射甘露醇 100g,3 小时内 80% 经肾脏排出。

【用法用量】

1. 成人常用量 ①利尿:常用量为按体重 1~2g/kg,一般用 20% 溶液 250ml 静脉滴注,并调整剂量使尿量维持在每小时 30~50ml。②治疗脑水肿、颅内高压和青光眼:按体重 0.25~2g/kg,配制为 15%~25% 浓度于 30~60 分钟内静脉滴注。当患者衰弱时,剂量应减小至 0.5g/kg。严密随访肾功能。③鉴别肾前性少尿和肾性少尿:按体重 0.2g/kg,以 20% 浓度于 3~5 分钟内静脉滴注。如用药后 2~3 小时以后每小时尿量仍低于 30~50ml,最多再试用 1 次,如仍无反应则应停药。已有心功能减退或心力衰竭者慎用或不宜使用。④预防急性肾小管坏死:先给予 12.5~25g,10 分钟内静脉滴注;若无特殊情况,再给 50g,1 小时内静脉滴注;若尿量能维持在每小时 50ml 以上,则可继续应用 5% 溶液静脉滴注;若无效则立即停药。⑤治疗药物、毒物中毒:50g 以 20% 溶液静脉滴注,调整剂量使尿量维持在每小时 100~500ml。⑥肠道准备:术前 4~8 小时 10% 溶液 1000ml 于 30 分钟内口服完毕。

2. 小儿常用量 ①利尿:按体重 0.25~2g/kg 或按体表面积 60g/m²,以 15%~20% 溶液于 2~6 小时内静脉滴注。②治疗脑水肿、颅内高压和青光眼:按体重 1~2g/kg 或按体表面积 30~60g/m²,以 15%~20% 浓度溶液于 30~60 分钟内静脉滴注;患者衰弱时剂量减至 0.5g/kg。③鉴别肾前性少尿和肾性少尿:按体重 0.2g/kg 或按体表面积 6g/m²,以 15%~25% 浓度静脉滴注 3~5 分钟;如用药后 2~3 小时尿量无明显增多,可再用 1 次,如仍无反应则不再使用。④治疗药物、毒物中毒:按体重 2g/kg 或按体表面积 60g/m² 以 5%~10% 溶液静脉滴注。

【不良反应】

1. 水和电解质紊乱最为常见。①快速大量静脉注射甘露醇可引起体内甘露醇积聚,血容量迅速大量增多(尤其是急、慢性肾衰竭时),导致心力衰竭(尤其有心功能损害时)、稀释性低钠血症,偶可致高钾血症;②不适当的过度利尿导致血容量减少,加重少尿;③大量细胞内液转移至细胞外可致组织脱水,并可引起中枢神经系统症状。

2. 寒战、发热。

3. 排尿困难。

4. 血栓性静脉炎。

5. 甘露醇外渗可致组织水肿、皮肤坏死。

6. 过敏引起皮疹、荨麻疹、呼吸困难、过敏性休克。

7. 头晕、视力模糊。

8. 高渗引起口渴。

9. 渗透性肾病(或称甘露醇肾病),主要见于大剂量快速静脉滴注时。其机制尚未完全阐明,可能与甘露醇引起肾小管液渗透压上升过高,导致肾小管上皮细胞损伤有关。病理表现为肾小管上皮细胞肿胀、空泡形成。临床上出现尿量减少,甚至急性肾衰竭。渗透性肾病常见于老年肾血流量减少及低钠、脱水患者。

【药物相互作用】

1. 可增加洋地黄的毒性作用,与低钾血症有关。

2. 增加利尿药及碳酸酐酶抑制剂的利尿和降眼压作用,与这些药物合并时应调整剂量。

● **药师特别提示** ●

1. 除做肠道准备用外,均应静脉内给药。

2. 甘露醇遇冷易结晶,故应用前应仔细检查,如有结晶,可置热水中或用力振荡待结晶完全溶解后再使用。当甘露醇浓度高于 15% 时,应使用有过滤器的输液器。

3. 根据病情选择合适的浓度,避免不必要地使用高浓度和大剂量。

4. 使用低浓度和含氯化钠溶液的甘露醇能降低过度脱水和电解质紊乱的发生机会。

5. 用于治疗水杨酸盐或巴比妥类药物中毒时,应合用碳酸氢钠以碱化尿液。

6. 下列情况慎用 ①明显的心肺功能损害者,因本药所致的突然血容量增多可引起充血性心力衰竭;②高钾血症或低钠血症;③低血容量,应用后可因利尿而加重病情,或使原来的低血容量情况被暂时性扩容所掩盖;④严重的肾衰竭而排泄减少使本药在体内积聚,引起血容量明显增加,加重心脏负荷,诱发或加重心力衰竭;⑤对甘露醇不能耐受者。

7. 给大剂量的甘露醇不出现利尿反应,可使血浆渗透浓度显著升高,故应警惕血高渗的发生。

8. 随访检查 ①血压;②肾功能;③血电解质浓度,尤其是 Na^+ 和 K^+;④尿量。

9. 孕妇及哺乳期妇女用药 甘露醇能透过胎盘屏障,是否能经乳汁分泌尚不清楚。

10. 老年人应用本药较易出现肾损害,且随年龄增长,发生肾损害的机会增多,应适当控制用量。

11. 药物过量 应尽早洗胃,给予支持、对症处理,并密切随防血压、电解质和肾功能。

■ **呋塞米注射液**(Furosemide Injection)

略,见利尿药中的呋塞米注射液。

缩写	英文	中文
ACEI	angiotensin converting enzyme inhibitor	血管紧张素转化酶抑制剂
ACTH	adreno-cortico-tropic-hormone	促肾上腺皮质激素
AHI	apnea hypopnea index	呼吸暂停低通气指数
ARB	angiotensin receptor blocker	血管紧张素受体拮抗剂
ARB	angiotension Ⅱ receptor blocker	血管紧张素Ⅱ受体拮抗剂
ARR	aldosterone-to-renin activity ratio	醛固酮与肾素活性比
BMI	body mass index	体质量指数
CBG	cortico steroid-binding globulin	皮质类固醇结合蛋白
CCB	calcium channel blocker	钙通道阻滞药

缩写	英文	中文
CPAP	continuous positive airway pressure	持续气道正压通气
CRH	corticotropin releasing hormone	促肾上腺皮质激素释放激素
DBP	diastolic blood pressure	舒张压
E	epinephrine	肾上腺素
eGFR	estimated glomerular filtration rate	估算的肾小球滤过率
ERP	effective refractory period	有效不应期
FMD	fibromuscular dysplasia	纤维肌性发育不良
HDDST	high-dose dexamethasone suppression test	大剂量地塞米松抑制试验
HDL-C	high density lipoprotein-cholesterol	高密度脂蛋白胆固醇
HDP	hypertensive disorder complicating pregnancy	妊娠高血压疾病
LDDST	low-dose dexamethasone suppression test	小剂量地塞米松抑制试验
LDL-C	low density lipoprotein-cholesterol	低密度脂蛋白胆固醇
MDRD	modification of diet in renal disease study	肾脏病膳食改良试验
MIBG	meta iodo benzyl guanidine	间位碘代苄胍
MN	metanephrine	甲氧肾上腺素
NE	norepinephrine	去甲肾上腺素

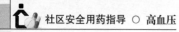

续表

缩写	英文	中文
NMN	normetanephrine	甲氧去甲肾上腺素
OSAHS	obstructive sleep apnea-hypopnea syndrome	阻塞性睡眠呼吸暂停低通气综合征
OTC	over-the-counter	非处方药
PPNAD	primary pigmented nodular adrenal disease	原发性色素结节性肾上腺病
PSG	polysomnography	多导睡眠监测
PST	postural stimulation test	体位刺激试验
RAAS	renin-angiotensin-aldosterone system	肾素-血管紧张素-醛固酮系统
RVH	renal arterial stenosis	肾动脉狭窄
SBP	systolic blood pressure	收缩压
Scr	serum creatinine	血肌酐
SLE	systemic lupus erythematosus	系统性红斑狼疮
TOD	target organ damage	靶器官损害
UFC	urinary free cortisol	尿游离皮质醇
VMA	vanillylmandelic acid	3-甲基-羟基-4-苦杏仁酸

降压药物 FDA 妊娠分级

药品名称	英文名称	用药方式	妊娠期使用分级
β 受体阻断药			
阿替洛尔	Atenolol	口服给药	D
		眼部给药	C
倍他洛尔	Betaxolol	口服给药	C
			D- 如在妊娠中、晚期用药
比索洛尔	Bisoprolol	口服给药	C
			D- 如在妊娠中、晚期用药
醋丁洛尔	Acebutolol	口服给药	B
			D- 如在妊娠中、晚期用药
卡替洛尔	Carteolol	口服给药	C
			D- 如在妊娠中、晚期用药
拉贝洛尔	Labetalol	口服给药	C
			D- 如在妊娠中、晚期用药

续表

药品名称	英文名称	用药方式	妊娠期使用分级
拉贝洛尔	Labetalol	肠道外给药	C D- 如在妊娠中、晚期用药
美托洛尔	Metoprolol	口服给药	C D- 如在妊娠中、晚期用药
		肠道外给药	C D- 如在妊娠中、晚期用药
纳多洛尔	Nadolol	口服给药	C D- 如在妊娠中、晚期用药
普萘洛尔	Propranolol	口服给药	C D- 如在妊娠中、晚期用药
		肠道外给药	C D- 如在妊娠中、晚期用药
塞利洛尔	Celiprolol	口服给药	B D- 如在妊娠中、晚期用药
噻吗洛尔	Timolol	眼部给药	C
		口服给药	C D- 如在妊娠中、晚期用药
氧烯洛尔	Oxprenolol	口服给药	C D- 如在妊娠中、晚期用药
吲哚洛尔	Pindolol	口服给药	B D- 如在妊娠中、晚期用药

续表

药品名称	英文名称	用药方式	妊娠期使用分级
左布诺洛尔	Levobunolol	眼部给药	C
卡维地洛	Carvedilol	口服给药	C D- 如在妊娠中、晚期用药
钙通道拮抗剂			
硝苯地平	Nifedipine	口服给药	C
氨氯地平	Amlodipine	口服给药	C
伊拉地平	Isradipine	口服给药	C
尼卡地平	Nicardipine	口服给药	C
尼莫地平	Nimodipine	口服给药	C
		肠道外给药	C
地尔硫䓬	Diltiazem	口服给药	C
		肠道外给药	C
维拉帕米	Verapamil	口服给药	C
		肠道外给药	C
非洛地平	Felodipine	口服给药	C
血管紧张素转化酶抑制剂及血管紧张素受体拮抗剂			
贝那普利	Benazepril	口服给药	C D- 如在妊娠中、晚期用药
卡托普利	Captopril	口服给药	C D- 如在妊娠中、晚期用药
西拉普利	Cilazapril	口服给药	C D- 如在妊娠中、晚期用药

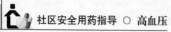

续表

药品名称	英文名称	用药方式	妊娠期使用分级
依那普利	Enalapril	口服给药	C D- 如在妊娠中、晚期用药
福辛普利	Fosinopril	口服给药	C D- 如在妊娠中、晚期用药
赖诺普利	Lisinopril	口服给药	C D- 如在妊娠中、晚期用药
培哚普利	Perindopril	口服给药	C D- 如在妊娠中、晚期用药
喹那普利	Quinapril	口服给药	C
雷米普利	Ramipril	口服给药	C D- 如在妊娠中、晚期用药
群多普利	Trandolapril	口服给药	C D- 如在妊娠中、晚期用药
氯沙坦	Losartan	口服给药	C D- 如用于妊娠高血压患者
缬沙坦	Valsartan	口服给药	C D- 如在妊娠中、晚期用药
坎地沙坦	Candesartan	口服给药	C D- 如在妊娠中、晚期用药

续表

药品名称	英文名称	用药方式	妊娠期使用分级
厄贝沙坦	Irbesartan	口服给药	C D- 如在妊娠中、晚期用药
替米沙坦	Telmisartan	口服给药	C D- 如在妊娠中、晚期用药
伊贝沙坦	Irbesartan	口服给药	C D- 如在妊娠中、晚期用药
奥美沙坦酯	Olmesartan Medoxomil	口服给药	C
坎地沙坦西酯	Candesartan Cilexetil	口服给药	C D- 如在妊娠中、晚期用药
利尿药			
氨苯蝶啶	triamterene	口服给药	C D- 如用于妊娠高血压患者
呋塞米	furosemide	口服给药	C D- 妊娠前3个月应避免应用
螺内酯	Spironolactone	口服给药	C D- 如用于妊娠高血压患者
吲达帕胺	Indapamide	口服给药	B D- 如用于妊娠高血压患者

续表

药品名称	英文名称	用药方式	妊娠期使用分级
其他			
硝普钠	Sodium nitro-prusside	静脉滴注	C
利血平	Reserpine	口服给药	C
		肠道外给药	C
甲基多巴	Methyldopa	口服给药	B
哌唑嗪	Prazosin	口服给药	C
盐酸特拉唑嗪	Terazosin Hydrochloride	口服给药	C
二氮嗪	Diazoxide	静脉滴注	C

备注:美国 FDA 关于孕妇用药分级

A 类:妊娠期患者可安全使用。在设对照组的药物研究中,在妊娠首 3 个月的妇女未见到药物对胎儿产生危害的迹象(并且也没有在其后的 6 个月具有危害性的证据),该类药物对胎儿的影响甚微。

B 类:有明确指征时慎用。在动物繁殖研究中(未进行孕妇的对照研究),未见到药物对胎儿的不良影响;或在动物繁殖性研究中发现药物有副作用,但这些副作用并未在设对照组的、妊娠首 3 个月的妇女中得到证实(也没有在其后的 6 个月具有危害性的证据)。

C 类:在确有应用指征时,充分权衡利弊决定是否选用。动物研究证明药物对胎儿有危害性(致畸或胎儿死亡等),或尚无设对照的妊娠妇女研究,或尚无妊娠妇女及动物进行研究。只有在权衡对孕妇的益处大于对胎儿的危害之后,方可使用。

D类:避免应用,但在确有应用指征、且患者受益大于可能的风险时严密观察下慎用。已有明确证据显示,药物对人类胎儿有危害性,但尽管如此,孕妇用药后绝对有益(如该类药物用于挽救孕妇的生命,或治疗用其他较安全的药物无效的严重疾病)。

X类:禁用。对动物和人类的药物研究或人类的用药经验表明,药物对胎儿有危害,而且孕妇应用这类药物无益,因此禁用于妊娠和可能怀孕的患者。

附录四
我国高血压相关指南及各国高血压指南一览

一、我国高血压指南

1. 面向社区

- 2009 年基层版《中国高血压防治指南》

- 2014 年修订版《中国高血压基层管理指南》

2. 面向 2~3 级医院

- 2010 年修订版《中国高血压防治指南》

3. 面向医务人员

- 2011 年 12 月发表《中国血压测量指南》

4. 面向患者

- 2013 年 9 月发布《中国高血压患者教育指南》

二、美国高血压指南

- 2014 evidence-basedguideline for the management of high blood pressure in adults：report from the panelmembersappointed to the Eighth Joint National Committee（JNC 8）

三、欧洲高血压指南

- 2013 ESH/ESC Guidelines for the management of arterial hypertension

四、南非高血压指南

- South African hypertension practice guideline 2014

五、加拿大高血压指南

- 2009 CHEP Recommendations for the Management of Hypertension

附录五
药品名称索引

G

H

J

K

L

X

Y